宫廷正骨

溥任

继承宫廷正骨医术

发扬中西结合精神

溥任

爱新觉罗·溥任题字

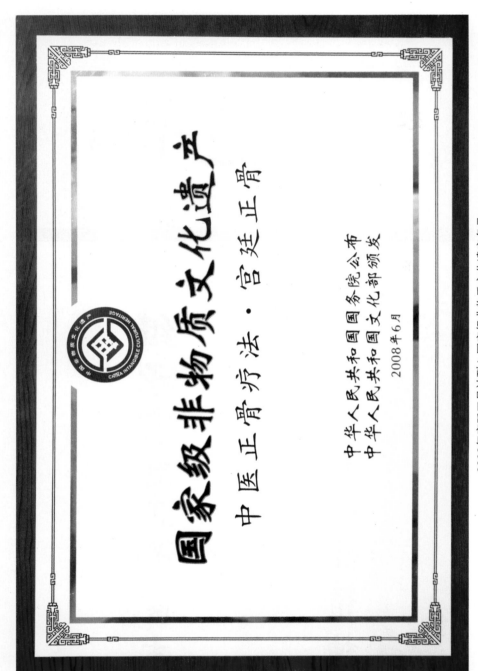

国家级非物质文化遗产

中医正骨疗法·宫廷正骨

中华人民共和国国务院公布
中华人民共和国文化部颁发
2008年6月

2008年宫廷正骨被列入国家级非物质文化遗产名录

宫廷正骨

　　祖国骨科有两千年历史，沿至清代发展更盛。溯十七世纪满族去东北典起，满蒙骑兵在与明王朝战争中常发生各类骨伤。当时有位蒙古人绰尔济·墨尔根氏以其高超之正骨医术医救骨伤将士，因而为清太祖努尔哈赤所重视。继而将此正骨医术传授大批满蒙骨医。骨医满语称之为"绰班"。康熙年代将御马监改为上驷院（宫廷养马组织）绰班医生归此管辖。道光年代上驷院设绰班处为清廷骨科机构兼以教学培训骨医。

　　光绪年间绰班处御医夏锡五先生，继承祖师们学术思想刻意钻研，其其门业，走向成熟，形成流派，名为《松山堂夏氏功法》将此秘法系统的归结为学术思想功法。其施术要旨……机触于外，巧生于内，手随心转，法从手出。成为绰班"正骨心法"学说特征。

　　民国年间夏氏悬壶于北京市朝阳门内北小街宝玉胡同内《夏锡五正骨诊所》以宫廷正骨闻名遐迩。

　　吴定寰教授受业其岳父夏锡五。夏先生每临证施术吴教授必躬身侍奉。口授心传以是濡染其间遂成终身之业受之弥笃承前启后，斯入手风，贯彻中西结合，施以现代化科学诊断，调以宫廷正骨秘方，昔为今用，堪称独步。

　　本文摘撰自：

　　《清史稿》《医宗金鉴·正骨心法要旨》

　　《太医院志》《绰班处花名册》等史料。

爱新觉罗·杰照书 〔印〕〔印〕

一九九四年甲戌秋

爱新觉罗·杰照题写的宫廷正骨介绍

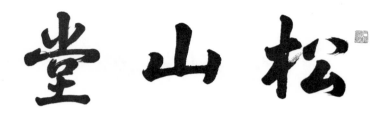

爱新觉罗·杰照为夏锡五先生开办的松山堂题写牌匾

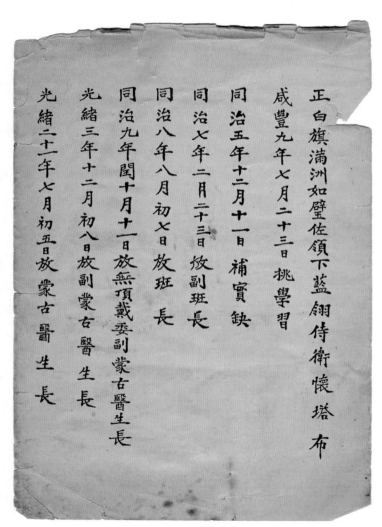

正白旗满洲如璧佐领下蓝翎侍卫怀塔布

咸丰九年七月二十三日挑学习

同治五年十二月十一日补实缺

同治七年二月二十三日放副班长

同治八年八月初七日放班长

同治九年闰十月十一日放无顶戴委副蒙古医生长

光绪三年十二月初八日放副蒙古医生长

光绪二十一年七月初五日放蒙古医生长

《绰班处花名册》记载第一位上驷院绰班处御医为
"正白旗满洲如璧佐领下蓝翎侍卫怀塔布"

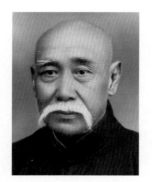

宫廷正骨第三代传承人夏锡五先生

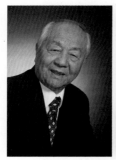 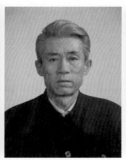 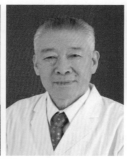 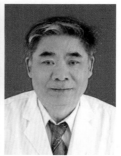

宫廷正骨第四代　　　宫廷正骨第四代　　　宫廷正骨第四代　　　宫廷正骨第四代
传承人吴定寰教授　　传承人冯诩教授　　　传承人周玉宗教授　　传承人郭宪和教授

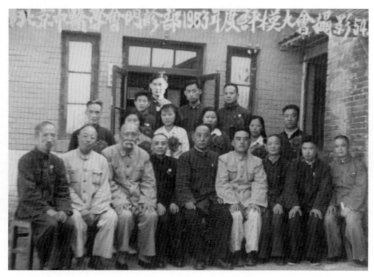

北京中医学会门诊部 1953 年度评模大会合影（第一排左三为夏锡五先生）

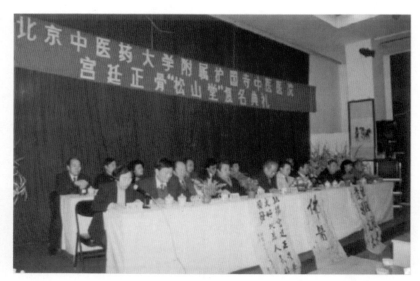

宫廷正骨"松山堂"复名典礼

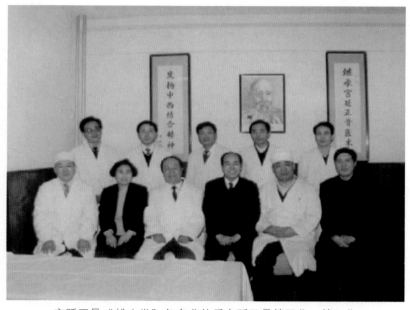

宫廷正骨"松山堂"复名典礼后宫廷正骨第四代、第五代
传承人及北京中医药大学附属护国寺中医医院领导合影

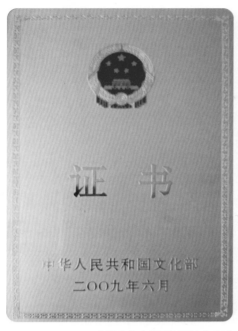
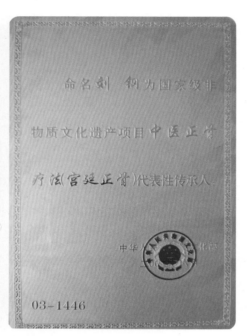

2009年刘钢教授被命名为国家级非物质文化遗产项目
"中医正骨疗法（宫廷正骨）"代表性传承人

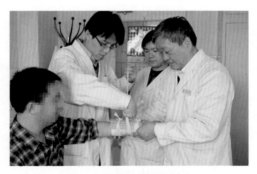

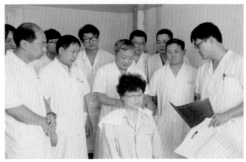

刘钢教授在中医宫廷正骨诊疗中心开展临床教学

中医骨伤科学是中医药学的一个重要组成部分，历史悠久，渊源流长，是我国国粹中之精华。宫廷正骨学派，在全国是很有特色的正骨流派。它具有过硬的正骨技术，显著的疗效，有完整的学术思想及理论体系。经过300多年历史长河的验证，确系中医正骨优秀流派之一。宫廷正骨学派在护国寺中医医院领导的支持下，骨科骨科著名专家吴定环老教授的带领下，日益兴旺发达。本科有雄厚的中青年技术骨干，结构合理，年富力强，事业心强，具备了科研技术的实力，并在科研上初步取得了成果。继承上突出宫廷正骨特色，成为该院重点发展科室，就诊率有上升势头，具有很好的社会效益和经济效益。为开发特色专科——中医宫廷正骨诊疗中心已具备了基本条件。所提出的三年基本规划，除药物的开发还需进一步投入人力和财力外，其它部分合理可行。希望在领导的大力支持下，以使宫廷正骨技术更好地发扬，并祈造福于人民。

孙呈祥　二〇〇一年4月5日

宫廷正骨是祖国医学的一份宝贵遗产。清末宫廷御医夏锡五先生是上驷院蒙古……一任蒙古医生，是北京地区著名骨伤医生，有很高的造诣。其嫡传弟子吴定寰教授 患得是老真传，技艺精湛，全面继承了宫廷正骨学派的学术思想及治疗技艺，并又有创新和发展。但由于历史的进步、现代医学的发展和古与对疾病的认识及病名的不同，对其进行系统地整理，使其进一步规范化，使祖国医学这一瑰宝更易于被现代医生所理解和接受，便于在全国推广，走向世界，为更多的患者去除病痛，非常必要。

我国中医院中医宫廷正骨诊疗中心在吴教授带领下，经多年的学科建设，已形成合理的种种梯队，具有很强的科研基础和能力。他们能够完成历史赋予他们的加挖掘、整理、提高宫廷正骨传统的任务，使之更系统化、规范化。其科研设计合理、可行，建议予以资助

尚天裕 2001.4.5.

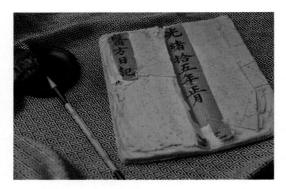

夏锡五先生的诊疗记录——《医方日记》

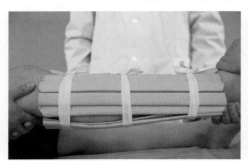
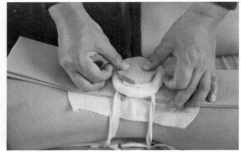

宫廷正骨特色固定器具——元书纸排子

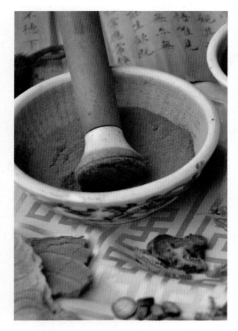

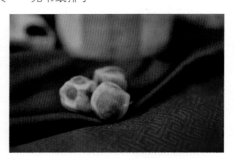

宫廷正骨特色用药——正骨紫金丹

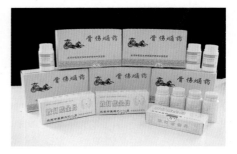

宫廷正骨特色制药器具——研钵

改良的宫廷正骨特色制剂

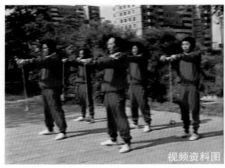
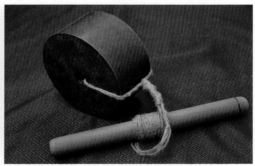

腕力功法——拧棒功二式（提卷铜砣）　　　腕力功法——拧棒功二式（提卷铜砣）用的铜砣

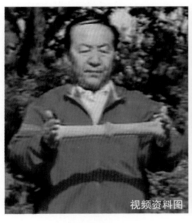
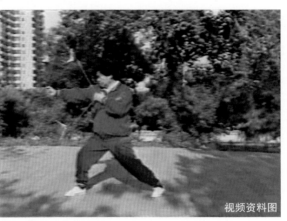

如意棒练功法　　　　　　　　　　臂力功法——拉弓

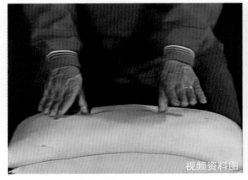
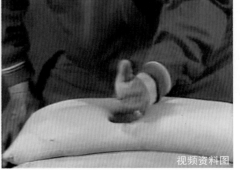

沙袋练习法——马裆式指力功　　　　沙袋练习法——马裆式掌力功

宫廷正骨功力训练的自我健身功法

燕京医学

国家级非物质文化遗产丛书

宫廷正骨

吴定寰流派传人
刘钢临证经验集萃

刘　钢　叶海东

胡勇文

王　琪

◎ 主编

北京科学技术出版社

图书在版编目（CIP）数据

宫廷正骨：吴定寰流派传人刘钢临证经验集萃 ／ 刘
钢等主编． — 北京：北京科学技术出版社，2023.12
（燕京医学：国家级非物质文化遗产丛书）
ISBN 978 - 7 - 5714 - 2805 - 1

Ⅰ．①宫… Ⅱ．①刘… Ⅲ．①正骨疗法—经验—中国
—现代 Ⅳ．①R274.2

中国版本图书馆 CIP 数据核字（2022）第 253627 号

策划编辑：侍　伟　吴　丹
责任编辑：刘　雪　庞璐璐　杨朝晖
文字编辑：王明超　李小丽
责任校对：贾　荣
责任印制：李　茗
出 版 人：曾庆宇
出版发行：北京科学技术出版社
社　　址：北京西直门南大街 16 号
邮政编码：100035
电　　话：0086 - 10 - 66135495（总编室）　0086 - 10 - 66113227（发行部）
网　　址：www.bkydw.cn
印　　刷：北京捷迅佳彩印刷有限公司
开　　本：710 mm × 1 000 mm　1/16
字　　数：346 千字
印　　张：19
版　　次：2023 年 12 月第 1 版
印　　次：2023 年 12 月第 1 次印刷
ISBN 978 - 7 - 5714 - 2805 - 1

定　　价：128.00 元

编 委 会

序

宫廷正骨学术流派为北京地区中医骨科重要的学术流派，源自清末上驷院绰班处。因蒙医擅长正骨医术，清军在同周边民族的作战过程中，就选拔了大批蒙医随军出征，为将士治伤。清军入关问鼎中原后，清政府开设了阿敦衙门（后更名为上驷院），随军蒙医任职于此，从而形成了太医院正骨科与上驷院蒙医正骨科共存的局面。

清代嘉庆六年（公元1801年），太医院正骨科划归上驷院绰班处，自此上驷院绰班处成为清代宫廷唯一的正骨机构。绰班处由蒙古医生长带领蒙古医士值勤，负责治疗皇亲国戚的骨伤疾病及绰班处医生的教学培训。最后一任上驷院绰班处蒙古医生长夏锡五先生，在清朝灭亡后，出宫开设松山堂正骨科诊所，悬壶行医，将上驷院绰班处的正骨技法传至民间。

吴定寰教授作为夏锡五先生的女婿，传承了夏锡五先生的正骨技艺，箕裘相继，刻苦钻研，继承了"知详备细，心慈术狠"的学术思想，秉承着"机触于外，巧生于内，手随心转，法从手出"的施术要旨，遵循着"正、整、接、实"的治疗原则，形成了"轻、柔、透、巧"的手法特点，创立了宫廷正骨学术体系。

清代道光年间的德寿田为目前可考证到的最早的上驷院绰班处御医，其正骨技法传承至今共6代。宫廷正骨于2006年被列入北京市西城区级非物质文化遗产名录，2007年被列入北京市级非物质文化遗产名录，2008年被列入国家级非物质文化遗产名录。骨科专家尚天裕认为，宫廷正骨是祖国医学的宝贵遗产，夏锡五先生的嫡传弟子吴定寰教授深得夏老真传，技艺精湛，在全面继承宫廷正骨学术思想及治疗技艺的基础上又有创新和发展。

本人有幸于20世纪70年代末投师吴定寰教授门下，在跟师学习的几十年中，不但佩服老师精湛的医术，更敬佩老师高尚的医德。老师作为著名中医骨科专家，性格平易近人，看诊时不论疾病大小都向病人做细致的问诊，细心解答病人的问题，认真施术，以期达到满意的疗效，因此，他深受国内

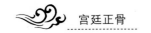

外病人的爱戴。老师为了传承、发展宫廷正骨医术，虽然年近八十，仍坚持每周出诊，定期开办讲座，最终由于工作繁重累倒在了工作岗位上。

光阴荏苒，老师去世已十余年，但我时刻谨记老师的教诲，为传承、发扬宫廷正骨医术不遗余力，坚持出诊、带徒、做讲座、下基层传授和指导宫廷正骨的适宜技术，并根据老师及我自己几十年的临床经验，研制出6种骨科煨药及多种用于治疗骨折、软组织损伤、颈椎病、腰椎病及膝关节病等的膏药，这些药物经十余年的临床验证均有显著的疗效。

为弘扬宫廷正骨医术，在北京中西医结合学会领导的帮助指导下，我组建了北京中西医结合学会宫廷正骨学术研究专业委员会。我认真总结老师的经验，努力提高医术，为传承宫廷正骨医术，特与徒弟们共同编写了这本《宫廷正骨——吴定寰流派传人刘钢临证经验集萃》，以供同仁参阅。

刘钢

目　　录

上篇　宫廷正骨概述

中篇　宫廷正骨的临床应用

下篇　宫廷正骨的传承与发展

上　篇
宫廷正骨概述

第一章　宫廷正骨学术渊源

第一节　上驷院绰班处的萌芽

一、上驷院绰班处的形成

上驷院是清代特设机构，为内务府所属三院七司之一，负责管理皇家马匹。满族擅长骑射，故非常重视马匹。上驷院衙署"设于东华门内太和殿左翼门外"。在内务府及其所属三院七司中，只有上驷院及其他少数机构设在紫禁城内，由此可见清代政府对上驷院的重视程度。

《钦定大清会典事例》记载："上驷院初名御马监，顺治十八年改名为阿敦①衙门……康熙十六年改为上驷院。"

受蒙古族生活习惯和生产方式的影响，蒙医骨科形成较早，发展较快，在治疗骨折筋伤方面具有非常丰富的实践经验。因满、蒙两族关系密切，清军在同周边民族的作战中，选拔大批蒙医随军出征，为将士治伤。清军入关问鼎中原后，依明朝旧制设立太医院。据《太医院志》记载，太医院分11科，其中包括正骨科。因随军蒙医的学术特点及治疗风格独特，故清政府又设立上驷院，形成了太医院正骨科与上驷院蒙医正骨科共存的局面。

有学者认为，蒙医经常随同骑兵一起行动，主要为受伤的将士治伤，因此归上驷院管辖。上驷院的蒙医被称为蒙古医生或蒙古医士，习称"绰班儿"。"绰班"在满语中为"正骨"之意，绰班处即专门治疗跌打损伤、骨折脱位的医疗机构。

二、上驷院绰班处萌芽时期的学术特点

早期上驷院正骨医生多为蒙医，笔者认为上驷院绰班处萌芽时期的学术

---

① 阿敦，是满语 adun 的音译，意思是牧群或马群。

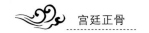

思想以蒙医正骨为主要内容。

（一）对骨和骨折愈合的认识

蒙医以赫依、希拉、巴达干三根理论为基础解释人体的生理和病理现象。赫依是人体生理功能的动力，支配思维、语言、动作及各脏器的功能活动；希拉是人体内的热性物质，主要作用于机体温度、精神情志和器官能量；巴达干是人体内具有寒性特征的黏液物质，支配机体的水液代谢。蒙医将人的体质分为赫依型体质、希拉型体质、巴达干型体质、赫依－希拉混合型体质、赫依－巴达干混合型体质、希拉－巴达干混合型体质及赫依－希拉－巴达干并列聚合的聚合型体质 7 种，以食物精华、血、肉、脂、骨、骨髓、精液为七素，认为骨是七素的重要组成部分，是三根之"正常赫依"的居所，临床上骨折多与赫依有密切的关系。

蒙医骨科将骨折愈合过程分为血肿期、血痂期、软骨痂期、骨痂期，认为骨折愈合的速度取决于各期向下期质变的早晚，治疗骨折时尤其重视血痂的形成与质变，并力争在血痂形成前将骨折一次性整复到位。同时，蒙医认为彻底制动会使骨折断端的骨质与软组织产生负向压力，造成气血运行不畅，延长骨折愈合时间。

（二）骨折治疗的基本原则

蒙医传统整骨术治疗骨折始终坚持动静结合的原则，认为功能锻炼要在骨折固定后立即开始，并贯穿全部治疗过程，即骨折早期做远节关节活动、中期做近节关节活动、后期做损伤肢体及关节的活动。除此之外，还要从固定之日起，每日在损伤肢体及关节部位、夹板之间、置垫之处进行喷酒按摩（根据骨折的不同部位及不同时期采用不同的手法进行按摩），从而达到加强局部固定、加速气血流通、防止肌肉萎缩、促进骨折愈合、保证肢体功能恢复的目的。

（三）骨折治疗的方法

蒙医治疗骨折的方法包括复位、固定、喷酒按摩、药物治疗、调护、功能锻炼六大内容。

蒙医常用的复位手法有 10 余种，治疗骨折时应综合选用 10 余种手法进行复位。

骨折固定一般分为夹板固定与沙袋固定。夹板固定是选用长短、宽窄适度，既干又轻的柳木等材料制作的各种型号的夹板，以厚薄适度的毡子、皮毛等做压垫，采用三点包扎固定法（一种三点挤压伤部的杠杆固定方法）进行固定的一种方法。根据骨折部位和脱位程度选择所用夹板的数量，也可不用夹板。肱骨、桡骨、尺骨、股骨骨折，一般用 4 块夹板置于伤部四侧；小腿骨折用 5 块夹板，后、内、外侧各 1 块夹板，胫骨前嵴两侧各 1 块窄板；腕舟骨骨折、指骨骨折和脱位仅用 1 块夹板；前臂青枝骨折，在掌、背侧各放置 1 块夹板即可达到固定目的。下肢骨折还可以配合大小不等的沙袋进行固定。

喷酒按摩是蒙医骨科的一种独特疗法，也是手法复位的辅助手段之一。在进行治疗时，需在施用手法的部位喷洒白酒，确保覆盖较大的面积。喷酒按摩法体现了"血受养于食物精华，血随气行"观点，既可防止伤热内陷、筋腱拘紧，又可加快骨折愈合和肢体功能恢复。蒙医传统骨折喷酒按摩法共有 14 种，分别为摩将法、抟摩法、按压法、揉摩法、摇晃法、搓合法、抖动法、挤推法、攥捏法、掐摩法、押摩法、搓摩法、掐入法、蹭摩法。

蒙医药物治疗骨折时，初期根据病证选用七宝汤、七雄丸、二十五味樟脑散、珍珠丸；中期宜散瘀清热、接骨，选用九味秘方散、六味青铜散、八味朱砂散、六味石决明散；后期宜强筋养骨、补元、镇赫依、舒筋，选用健脾归津散、二十五味大汤散、十五味沉香散等。

在调护方面，蒙医主张饮食上以炒米，黄豆，牛羊软骨、肝、肾和骨髓汤等为主。

蒙医认为，功能锻炼是骨折治疗过程中不可或缺的环节，可以改善局部和全身的血液循环，有助于患处获得营养物质，加速骨痂的形成。功能锻炼力量应由轻到重，范围应由小到大、由远及近。如四肢骨折病人功能锻炼时，初期以轻微力度活动骨折远端关节；中期除了增加锻炼力量外，还应适当活动骨折近端关节；后期要增大活动量，配合全身运动。

（四）蒙医正骨的其他特点

蒙医治疗骨折时在动与静的辩证规律指导下，在通过纠正反常起居，采用主动法或被动法使移位的骨折断端复位的同时，还鼓励病人进行积极的功能锻炼来促进骨伤愈合和减少后遗症。同时蒙医还注重治疗手段与病人心理动态相结合，将病人骨折后、接受治疗时必然出现的心理活动及由此产生的

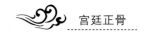

本能反应与治疗手段有机地结合起来，以达到事半功倍的效果。

三、上驷院绰班处萌芽时期的代表医家

这一时期的代表医家为蒙古族人伊桑阿。《清史稿·卷五百零二·列传二百八十九》记载："觉罗伊桑阿，乾隆中，以正骨起家，至钜富。其授徒法，削笔管为数段，包以纸，摩挲之，使其节节皆接合，如未断者然，乃如法接骨，皆奏效。故事，选上三旗士卒之明骨法者，每旗十人，隶上驷院，名蒙古医士。凡禁庭执事人有跌损者，命医治，限日报痊，逾期则惩治之。侍郎齐召南坠马，伤首，脑出。蒙古医士以牛脬蒙其首，其创立愈。时有秘方，能立奏效，伊桑阿名最著。"

第二节　上驷院绰班处的发展

一、上驷院绰班处地位的确立

随着上驷院绰班处的不断发展，据《太医院志》记载，至清代嘉庆六年（公元1801年）"旨以正骨科划归上驷院蒙古医生长兼充"，太医院不再设立正骨科，上驷院绰班处成为清代宫廷唯一的正骨机构。

上驷院绰班处的具体形成时间无法考证，明确记载"绰班处"的可考文献仅有《绰班处花名册》，据考证，第一位上驷院绰班处御医为"正白旗满洲如璧佐领下蓝翎侍卫怀塔布"。

上驷院绰班处最后一任蒙古医生长夏锡五先生的师祖德寿田于清代道光中期入上驷院绰班处学习时，已有"绰班处"之牌匾悬挂于门外。据已有史料推断，上驷院绰班处应形成于清代康熙十六年（公元1677年）至清代嘉庆六年（公元1801年）之间。也有观点认为上驷院绰班处成立于清代道光初期。

上驷院绰班处从形成到地位确立经历了较长的时间，各时期的职责权限也有所不同。早期绰班处的医疗职责为"凡禁庭执事人有跌损者，命医治，限日报痊，逾期则惩治之"。清代嘉庆六年（公元1801年）太医院正骨科划归上驷院绰班处后，上驷院绰班处御医与太医院其他科御医同样日常轮班侍值宫中，治疗皇室成员及禁庭执事的各类跌打损伤和骨折脱位，且对于病人所患疾病及治疗方法均须明晰回奏。

上驷院绰班处医术传承的模式为师徒相承、口传心授，且对老师和学员都有严格的要求。《钦定大清会典事例·卷一千一百七十一》记载："十一年①奏准，于蒙古医生内拣选医道优长、堪充教习者，授为蒙古医生头目二人，给予八品虚衔顶戴，令其教习蒙古医生，仍食原饷。"《清史稿·卷五百零二·列传二百八十九》记载："故事，选上三旗士卒之明骨法者，每旗十人，隶上驷院，名蒙古医士。"即使上三旗宫廷侍卫要入选绰班处学习，也必须有人担保，完全采用"保送"法。据清代上驷院绰班处最后一任蒙古医生长夏锡五先生的口述，清代咸丰年间（具体时间不详），八旗侍卫均可入选绰班处学习，并按月领取四两月银的辅助费（当时称"钱粮"），出师考试合格者才有资格逐级晋升。

目前已考证的上驷院绰班处蒙古医生有"正白旗满洲如璧佐领下蓝翎侍卫怀塔布""正蓝旗满洲福长佐领下护军景隆""正红旗满洲德来佐领下蓝翎侍卫荣志""镶黄旗蒙古恩厚佐领下崔海映""正白旗蒙古成纲佐领下护军秀成""正红旗蒙古文弼佐领下蓝翎侍卫桂林""镶黄旗蒙古德崇佐领下护军文华"等。

上驷院绰班处技术等级最高者为蒙古医生长，其次分别为副蒙古医生长、无顶戴委副蒙古医生长、绰班长、副班长、蒙古医生。清代乾隆十一年（公元1746年）设蒙古医生长2人，乾隆四十三年（公元1778年）额定3人。一般蒙古医生和学员总数共计30人，由内务府所辖上驷院直接管理。上驷院绰班处蒙古医生的晋升共分6个阶段，即蒙古医生、副班长、绰班长、无顶戴委副蒙古医生长、副蒙古医生长、蒙古医生长。绰班学员的学习时间与晋升年限无统一规定，受天资悟性、医术水平、功过奖惩、师承辈分等因素影响。一般从蒙古医生晋升至副蒙古医生长需要25年以上的时间。

上驷院绰班处御医在入绰班处学习之前都已具有八旗侍卫品衔，在绰班处学习期间，仍用八旗制军衔品级，品服、薪俸不变，日后升至蒙古医生长时才由八旗制军衔品级变为绰班处御医品级。

二、上驷院绰班处学术体系的发展

清代乾隆七年（公元1742年）由吴谦等人编纂的《医宗金鉴》刊行，该书是奉旨编修的，故又名《御纂医宗金鉴》。该书收集了春秋战国至明清时期

---

① 十一年，指清代乾隆十一年（公元1746年）。

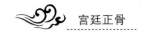

历代医书中的精华，并集内务府藏书和天下家藏秘籍于一体，分门别类，去其驳杂，采其精粹，发其余韵，补其未备。

《医宗金鉴》成书后，清政府规定此书为御医必读之书，《医宗金鉴·正骨心法要旨》更是被上驷院绰班处视为金科玉律。《医宗金鉴·正骨心法要旨》系统地总结了我国历代相传的正骨理论与技术，并将上驷院绰班处的丰富经验融汇其中。该书对上驷院绰班处经验理论的总结标志着清代上驷院绰班处学术思想的形成。

（一）辨证思路

上驷院绰班处认为骨为立身主干，并内藏精髓，与肾气关系密切。肾藏精，精生髓，髓养骨，肾气影响骨的生长、壮健与再生。《黄帝内经》中有"骨为干""肾主身之骨髓""骨者，髓之府，不能久立，行则振掉，骨将惫矣"等记载。《素问·生气通天论》中的"因而强力，肾气乃伤，高骨乃坏"，说明肾气损可伤骨。因此，上驷院绰班处在治疗骨折时，重视肾骨同治。

上驷院绰班处认为"损伤之证专从血论"，筋骨损伤可致血脉受损，从而导致血瘀、血虚、血热、血脱等证候。论治时须根据不同的证候采用活血化瘀、补血养血、益气摄血和清热凉血等不同的治疗方法。如《医宗金鉴·正骨心法要旨》记载："有瘀血者，宜攻利之；亡血者，宜补而行之。但出血不多，亦无瘀血者，以外治之法治之，更察其所伤上下轻重浅深之异，经络气血多少之殊，必先逐去瘀血，和荣止痛，然后调养气血，自无不效。"

在内伤治疗方面，上驷院绰班处在从血论治的同时还注重行气，认为"凡跌打损伤，坠堕之证，恶血留内，则不分何经，皆以肝为主"。吴定寰教授认为，损伤后肝阴受损，肝阴虚不能制约肝阳而致肝阳上亢，可引起烦躁易怒、头晕头涨等表现，甚则引起肝风内动之象。损伤后期，气血尚未恢复，肝气不畅，横犯脾胃，则纳差纳呆、脘腹胀满。治疗时多辅以行气、理气之品。

（二）确立手法为临证之首务

上驷院绰班处继承蒙医的治疗理念，注重手法，以《医宗金鉴·正骨心法要旨·手法总论》为指导，认为"诚以手本血肉之体，其宛转运用之妙，可以一己之卷舒，高下疾徐，轻重开合，能达病者之血气凝滞，皮肉肿痛，筋骨挛折，与情志之苦欲也……是则手法者，诚正骨之首务哉"。绰班处御医以手法释义中的正骨八法（摸法、接法、端法、提法、按法、摩法、推法、拿法）为纲，除熟练掌握各类手法外，还"须心明手巧，既知其病情，复善用夫手法"，施术前"必素知其体相，识其部位"，"手法亦不可乱施……此所以尤当审慎者也"。上驷院绰班处的这种施术要旨为后世手法适应证的确立奠定了理论基础。

清代末期，上驷院绰班处更重视"心法"的运用，要求绰班处御医务必做到心明手巧。《医宗金鉴·正骨心法要旨·手法总论》记载的"一旦临证，机触于外，巧生于内，手随心转，法从手出……法之所施，使患者不知其苦""盖正骨者，须心明手巧，既知其病情，复善用夫手法，然后治自多效"，均表明了"心法"的实用意义。上驷院绰班处的治疗手法在这个时期发展较快，形成了"以心法统手法"的特点。

有观点认为，上驷院绰班处中期的一个主要学术特点为技巧与功力并重，将手法分为技巧型和功力型，但实际上二者没有十分明确的界限，只是侧重点有所不同。因上驷院绰班处留世文献资料较少，笔者认为此观点有待商榷。

上驷院绰班处尤其重视正骨八法中的摸法，在长期的临床实践中，积累了丰富的经验。摸法亦为绰班处御医学习正骨技艺的重要内容，《清史稿·列传二百八十九》记载："觉罗伊桑阿，乾隆中，以正骨起家，至钜富。其授徒法，削笔管为数段，包以纸，摩挲之，使其节节皆接合，如未断者然，乃如法接骨，皆奏效。"由此可知，绰班处御医能凭借双手扪摸，了解损伤的性质、程度，判断有无骨折、脱位，以及判断骨折、脱位的移位方向等，确保"识其体相""识其部位""知其病情"。正如《医宗金鉴·正骨心法要旨》所言："用手细细摸其所伤之处，或骨断、骨碎、骨歪、骨整、骨软、骨硬、筋强、筋柔、筋歪、筋正、筋断、筋走、筋粗、筋翻、筋寒、筋热，以及表里虚实，并所患之新旧也。先摸其或为跌扑，或为错闪，或为打撞，然后依法治之。"

上驷院绰班处在原有蒙医正骨技术和《医宗金鉴·正骨心法要旨》的影响下，提出"心法引导技法"的观点（即"机触于外，巧生于内，手随心转，法从手出"），认为心法与技法相合才能做到"法之所施，使患者不知其苦"，方称为手法也。

（三）治疗器具与药物的发展

1. 治疗器具

上驷院绰班处在传统中医小夹板固定和蒙医夹板固定的基础上，以元书纸为原材料，独创了元书纸排子，可用于各类四肢骨折的固定。元书纸排子的具体出现时间无法考证，最早记载元书纸排子的文献为夏锡五先生口述的《中医正骨科史话》，夏锡五先生的治疗记录《医方日记》中也有应用元书纸排子的记录。

元书纸原称赤亭纸，系宋代纸名。元书纸呈米黄色，纤维结构松软，帘纹明显，吸墨性较强，乃选当年生嫩毛竹所做。

根据骨折的部位、类型及伤处肌肉的张力、牵拉力，将元书纸排子反复折叠数十层，使之呈长方形或长条状，剪圆四角，周边剪成犬牙状。在骨折整复后，用绷带缠裹 1～2 层，随后放置加压垫或分骨垫（也用元书纸同法制作成方圆形或长圆形），再沿肢体长轴，放大纸排子 2 个，大纸排子外面放置小纸排子 4～6 个，最后以寸带捆扎 3 道，将纸排子固定。

元书纸排子质地轻柔，有一定的弹性和韧性，与人体皮肤表面较为接近，很少引起压伤。纸排子对肌肉的有益收缩活动影响较小，可把造成骨折再移位的消极因素转化为维持固定、矫正残余畸形的积极因素。大、小纸排子分两层使用，既能维持固定的强度，又能减小对肢体血液循环的影响。纸排子质地轻柔，并具弹性，可随骨折后肢体粗细的变化而自动塑形，做到"随骨随形"。根据骨折愈合的情况，可随时增减纸排子的数目，做到"随松随紧"。

2. 治疗药物

上驷院绰班处除了注重手法外，还重视药物治疗。绰班处将药物按用法分为内服药和外用药。上驷院绰班处内服药的功效不外乎通络止痛、养筋消肿、祛瘀接骨，应用时要根据具体症状辨证施治，灵活选用紫金丹、舒筋壮力丸、七厘散等常用验方。外用药以膏剂为主，根据炮制方法不同大致分为 2 种：一种为直接熬制而成的，如乌龙膏、生肌膏等；另一种是预先碾成粉末，临用之时需用酒、醋或油脂调制的，如酒调接骨散、醋调化筋散。

跌打万应膏（散）为上驷院绰班处治疗跌打损伤、骨折脱位的常用外用药剂，沿用至今。膏剂可用于软组织损伤，散剂用于骨折后治疗，二者均具有活血化瘀、消肿止痛、促进骨折愈合的功效，使用时将膏剂敷于患处，或将散剂用酒或水调成糊状敷于患处，外用纱布缠绕即可，隔日换药 1 次。

熥（熨）药是清末上驷院绰班处特色药剂之一，在《中医正骨科史话》与《刘寿山正骨经验》中均有记载。药物粉碎成糙末后加一两（约 50 g）大青盐、二两（约 100 ml）烧酒，搅拌均匀，装入长 33.3 cm、宽 16.7 cm 的布袋内，然后将药包放在蒸锅内，蒸热后（约10分钟），待温度适宜时放在患处，两个药包交替使用，治疗时间以1~2小时为宜，此疗法即中药熥敷法。笔者对熥（滕）药使用方法进行深入研究后，认为该疗法是上驷院绰班处御医将中医骨科热敷疗法与蒙医喷酒疗法有机结合而成。酒为百药之长，可活血化瘀、温经通络，与其他中药配合使用可提高药效。

中药熥敷法可单独应用，也可配合手法、内服药使用。应用此法时可根据疾病部位、病程长短对熥敷药方进行加减化裁，跌打损伤、瘀血严重者早期应以活血化瘀、消肿止痛的药物为主；骨折中后期及软组织损伤中后期要以疏通经络、接骨续筋的药物为主；损伤后期关节强直活动不利，应以疏通筋脉的药物为主。针对不同的病位还要选择相关的引经药物，以引药力直达病所。

（四）与民间名医上工交流

清代雍正元年（公元1723年），太医院已开始广招民间良医，许多民间的灵丹妙法被太医院采用。清代嘉庆六年（公元1801年），上驷院绰班处开始负责为诸王、公主、文武大臣等诊治骨伤类疾病。至清代道光年间，屡有京外大臣保举各地名医来京为皇家效力。上驷院绰班处御医既可在宫内与各地名医进行交流，又可在出宫行医时与民间正骨医师进行交流，这使得绰班处御医汲取了许多的民间正骨经验，丰富了上驷院绰班处的正骨理论体系。

三、上驷院绰班处发展时期的代表医家

这一时期上驷院绰班处的代表医家为御医德寿田，因其医术高超，人送绰号"绰班德"。德寿田于清代道光中期入上驷院绰班处学习，后很快晋升为蒙古医生长，其门下弟子有桂祝峰、怀塔布、景隆、荣志、崔海映等。因为有关德寿田的留世文献稀少，所以无法对他进一步详尽研究。

第三节　上驷院绰班处的后世传承

清朝灭亡后，众多上驷院绰班处御医出宫开设诊所悬壶济世。虽然上驷院绰班处随同清朝的覆灭一并消失，但其学术思想却由最后一代御医传承下来，并形成了不同的脉系分支。其中，以夏锡五、吴定寰为代表的夏氏支脉是比较有代表性的一支。

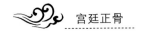
清代上驷院绰班处御医夏锡五脉系源流

附："一指禅推拿法" 江南传人李鉴臣师徒关系表

传承脉系图

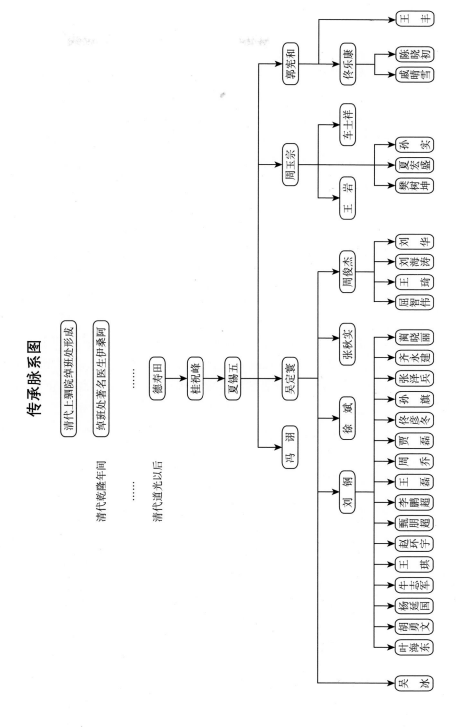

清代上驷院绰班处形成 —— 清代乾隆年间

绰班处著名医生伊桑阿

清代道光以后

德寿田 → 桂祝峰 → 夏锡五 → 吴定寰

夏锡五 → 冯诩

吴定寰 → 刘钢、徐斌、张秋实、周俊杰

冯诩 → 周玉宗、郭宪和

周玉宗 → 王岩、车士祥

车士祥 → 樊树坤、夏宏盛、孙实

郭宪和 → 佟乐康

佟乐康 → 戚晴雪、陈晓初

郭宪和 → 王丰

周俊杰 → 屈智伟、王琦、刘海涛、刘华

刘钢 → 叶海东、胡勇文、杨延国、牛志军、王琪、赵环宇、甄朋超、李鹏超、王磊、周乔、贾磊、佟廖冬、孙旗、张泽兵、齐永建、蔺晓丽

刘钢 → 吴冰

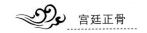

一、夏锡五

夏锡五，字常福，满族正白旗人，生于1880年，卒于1960年，原籍为辽宁省沈阳市。光绪二十五年（公元1899年），夏锡五被选入上驷院绰班处学习，成为桂祝峰的入室弟子。夏锡五因聪颖好学，肯下苦功，深受师祖德寿田的喜爱，并破例得到他的亲传。在绰班处学习的6年中，夏锡五成绩优秀，医术日渐精湛，后逐级晋升为蒙古医生、副班长、绰班长、无顶戴委副蒙古医生长、副蒙古医生长。至辛亥革命前夕，夏锡五已晋升为蒙古医生长、正白旗护军六品校尉衔御医。

清朝灭亡后，夏锡五出宫，在朝阳门内北小街宝玉胡同2号开设松山堂正骨科诊所，悬壶行医直至1949年。1949年后，夏锡五积极参与筹备成立北京中医学会的工作，任正骨委员会主任委员，并参与北京中医学会门诊部正骨科的工作。为了落实中医政策，夏锡五带头组建了北京中医医院中医骨科及北京积水潭医院中医骨科，并兼任中医骨科顾问。当时国家卫生部还任命其为华北地区中医骨科医师行医资格考试主考官。在北京中医学会门诊部工作期间，夏锡五经常与当时的北京大学第一医院骨科主任杨克勤和主治医师田武昌等同志进行交流，探讨中西医结合发展问题。夏锡五从事中医正骨事业达60年，一生收徒4人（分别是吴定寰、冯诩、周玉宗、郭宪和），对传承和弘扬中医正骨这一宝贵的医学财富起到了承前启后的历史作用。

夏锡五先生继承了清代上驷院绰班处的学术思想，治疗骨折尤其是近关节骨折时，强调"正、整、接、实"的治疗原则，并结合多年临床经验，提出了"知详备细，心慈术狠"的学术思想。

二、吴定寰

吴定寰，字于一，满族镶黄旗人，中国共产党党员、农工民主党党员，生于1928年，卒于2008年，原籍为吉林省吉林市。1948年成为夏锡五先生的女婿，跟随夏锡五先生学习医术，得其真传。

1954年，吴定寰跟随夏锡五先生在北京中医学会门诊部工作，任骨科医生。1958年，北京中医学会门诊部更名为护国寺中医门诊部，吴定寰任骨科负责人。1974年，护国寺中医门诊部再次更名为西城中医院（现北京中医药大学附属护国寺中医医院），并迁址于现在的北京市西城区护国寺大街棉花胡同，吴定寰任骨科主任；同年，吴定寰任北京中医学会常务理事、北京中医学会正骨按摩委员会主任委员。1987年，吴定寰晋升为主任医师，任北京中医学院（现北京中医药大学）教授；同年，吴定寰担任北京市卫生局高级职称评审委员会委员。1992年，吴定寰担任北京市级老中医药专家学术经验继承工作指导老师。1996年，吴定寰担任国家级老中医药专家学术经验继承工作指导老师。吴定寰还被国务院评为有特殊贡献的科学家，享受国务院政府特殊津贴。

在学术上，吴定寰师古而不泥古，继承了夏锡五先生的正骨技艺，对《医宗金鉴·正骨心法要旨》提出了自己深刻而独到的见解，并完成了《夏锡五治疗骨折特点》、《关节内骨折的治疗》、《中医按摩》（法文版）等著作，还参与并指导完成了《清代上驷院绰班处正骨手法传人夏锡五脉系源流的文献研究》（科研项目）及《夏氏宫廷正骨手法荟萃》（录像）。吴定寰一生收徒4人，他们分别是刘钢、周俊杰、张秋实、徐斌。

吴定寰治疗骨伤疾病，以手法为主，药物为辅。手法在骨伤疾病的治疗中起着重要的作用，通过手法的技巧与功力的实施可使骨折的移位对合如初。吴定寰认为：凡是骨折，伤筋在先，诸筋均附着于骨，骨伤则筋必伤；外力作用于肢体时，肌肉、韧带、血管、关节囊等组织首当其冲，外力进一步作用才造成骨的损伤。因此，必须把筋与骨的治疗放到同等的地位，筋骨并治的治疗思想应贯穿于骨折发生到愈合、功能恢复的全过程。

三、刘钢

刘钢，男，汉族，生于1952年，中国共产党党员，主任医师，北京中医药大学兼职教授，首都名中医，国家级非物质文化遗产项目"中医正骨疗法（宫廷正骨）"代表性传承人，2021年被北京中西医结合学会授予"终身成就专家"的荣誉称号。刘钢教授师从著名中医、骨伤名家吴定寰教授，从事中医正骨工作40余年，曾任北京中医药大学附属护国寺中医医院（以下简称"我院"）副院长、骨科主任，国家中医药管理局"十一五"重点专科（专病）协作组负责人；退休后受聘担任我院骨科学术带头人，并任我院宫廷正骨研究室主任，国家发展改革委药品价格评审中心专家，北京市级老中医药专家学术经验继承工作指导老师，北京中西医结合学会宫廷正骨学术研究专业委员会主任委员，北京中医药学会骨伤科专业委员会常务委员，北京市高级职称评审委员会委员（专家）。

刘钢教授对宫廷正骨学术思想有着深刻的理解，仿效吴定寰教授的辨证

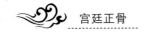
思路，遵循"知详备细，心慈术狠"的学术思想，秉承"正、整、接、实"的治疗原则，坚持"手法为主，药物为辅，佐之以器具"的治疗理念，擅长采用宫廷正骨传统内、外治法综合治疗各类颈椎病、腰椎病、四肢骨折及关节脱位。刘钢教授师古而不泥古，对宫廷正骨学术体系提出了独到的见解。他在传统宫廷正骨骨科熥药和跌打万应膏的基础上改进、研制出适用于不同疾病、不同部位的外用药，如颈肩外用热敷药，腰膝外用热敷药，泡手、泡脚外用药，以及针对颈、腰、膝的外用膏药和夏季贴敷膏药，这些药在临床上均有较好的疗效。刘钢教授还运用中药内服与外敷治疗1期、2期股骨头坏死，均取得了显著的效果。

第二章　宫廷正骨学术体系与特色

吴定寰教授传承了夏锡五先生的正骨技艺，箕裘相继，刻苦钻研，继承了"知详备细，心慈术狠"的学术思想，秉承"机触于外，巧生于内，手随心转，法从手出"的施术要旨，遵循"四诊合参，正整接实"的治疗原则，形成了"轻、柔、透、巧"的手法特点，并创立了宫廷正骨学术体系。中医正骨疗法（宫廷正骨）于 2006 年被列入北京市西城区级非物质文化遗产名录，2007 年被列入北京市级非物质文化遗产名录，2008 年被列入国家级非物质文化遗产名录。

第一节　宫廷正骨的学术思想

宫廷正骨的学术思想为"知详备细，心慈术狠"。

一、知详

知详是指对病人的病情要有详细的了解，做到心中有数。手法治疗前必须要对病情有全面客观的了解，并做出明确的诊断，对损伤局部要认真地望、摸、比，做到手摸心会，心中有数。《医宗金鉴·正骨心法要旨·手法总论》云："盖一身之骨体，既非一致，而十二经筋之罗列序属，又各不同，故必素知其体相，识其部位……"说明只有准确了解损伤的具体部位、性质、变化等条件，才能准确运用手法。

对于不全骨折、关节错缝等隐匿损伤，除详细询问病史、细致观察症状外，最重要的是通过摸法来详细了解损伤局部的情况。对于骨折、脱位和软组织损伤等明显损伤，医者需要以手扪之，从而进一步了解损伤的情况，真正做到"素知其体相，识其部位"。《医宗金鉴·正骨心法要旨·手法总论》云："骨之截断、碎断、斜断，筋之弛、纵、卷、挛、翻、转、离、合，虽在肉里，以手扪之，自悉其情。"这提示我们摸法是手法的基本功，摸法可以在

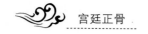

诊断时为我们提供非常重要的参考资料。

二、备细

备细是指对拟施手法的力度、方向要胸有成竹，对拟用的药物、器具要仔细准备，放在手边。

三、心慈

心慈是指要充分考虑到病人对所施手法的可能反应，施术时密切观察病人的反应，尽量减少病人的痛苦。

四、术狠

术狠是指在知详、备细和心慈的基础上，施术要大胆、准确、迅速、彻底。

"知详备细，心慈术狠"的学术思想也即《医宗金鉴·正骨心法要旨》所说"故必素知其体相，识其部位，一旦临证，机触于外，巧生于内，手随心转，法从手出……使患者不知其苦，方称为手法也"。

第二节　宫廷正骨的治疗原则

宫廷正骨的治疗原则为"四诊合参，正整接实"。

一、四诊合参

（一）望诊

正骨科望诊包括望全身和望局部，除对全身的神色形态与舌苔进行全面的观察外，对损伤局部及其临近部位也须认真观察。《伤科补要》云："凡视重伤，先解开衣服，遍观伤之重轻。"上肢受伤后，一般以健侧托扶患侧，局部畸形或肿胀；下肢受伤后，行路困难，身体多向健侧倾斜，局部畸形或肿胀。

（二）闻诊

正骨科闻诊除了听闻病人的语言、呼吸、喘息、咳嗽、呕吐、呃逆等一般内容以外，还应注意听骨擦音、入臼声、筋的响声、呻吟声及啼哭声。

（三）问诊

正骨科辨证时除了应询问诊断学中的"十问"等内容及一般情况外，还须重点询问以下几个方面：受伤时的体位；受伤的过程与受伤的部位；受伤的时间；受伤后曾否晕厥、晕厥的时间，以及醒后有否再晕厥等；疼痛的程度是麻木、酸痛或剧痛；受伤后肢体的功能情况；是否经过治疗等。在问诊中，受伤时的体位最为重要，受伤时的体位不同，伤情和受伤部位不同。

（四）切诊

正骨科的切诊包括脉诊和摸诊两个重要内容。脉诊主要是掌握机体内部的气血、虚实、寒热等变化；摸诊主要是鉴别外伤的轻重、深浅。其中，摸诊更为重要，是伤科诊断的重要环节之一。对损伤局部的认真触摸，可帮助医者了解损伤的性质，有否骨折、脱臼。从摸得的形态、移位等情况可以判断骨折的性质；在脱臼诊断的基础上，摸出的凹陷或突出可以判别脱出的方向。

二、正整接实

（一）正

正是骨折整复的前提，也是整复的重要内容，其内涵非常丰富。

正的第一层含义是针对拔伸而言的。唐代蔺道人的《仙授理伤续断秘方》云："凡拔伸，且要相度左右骨如何出，有正拔伸者，有斜拔伸者。"正拔伸、斜拔伸都是为了正，初以病人为正，中以上骨为正，后以旧位为正。治疗前医者要让病人将身体摆正；骨折开始拔伸时要以病人患肢当时的姿势为正，目的是按患肢当时的姿势顺势拔伸；开始复位时，拔伸的方向要以骨折近端的方向为正，医者和助手的每个拔伸牵引动作和整复动作都要使患处的骨骼与肌肉趋向于"正"位，即自然的解剖位，逐渐使骨折远端与骨折近端对正；拔伸的方向要以骨折前患肢的位置方向为正，通过拔伸和其他手法使患肢恢复到受伤前的位置上。

正的第二层含义是整复时病人的体位要正，助手（拔伸牵引者）拔伸牵引的姿势和方向要正。病人在治疗时，由于疼痛等原因会出现弯腰屈背、辗转扭动等动作，这不利于复位的进行。拔伸牵引过程中保持正确的牵引姿势和方向，有助于减轻病人的疼痛，维持"正"的体位。

正的第三层含义是以病人为正，强调病人的主动配合。中医拔伸与西医的牵引不完全相同。拔是医者的主动动作，伸是病人的主动动作。在治疗骨折前，医者将治疗目的和方法向病人和助手进行详细说明，让助手顺着病人主动伸出的方向拔，并嘱咐病人顺着助手拔的方向伸展患肢。拔伸牵引时用力要均匀，力度应由小到大，循序渐进，以减少骨折断端对周围肌肉、肌腱等软组织的刺激，减轻病人的痛苦；反之，如果拔伸力量不均，忽大忽小，骨折断端则会刺激周围软组织，增加病人的痛苦。病人密切配合，肌肉容易松弛，不仅拔者省力，还可减少整复过程中病人的痛苦，且不易发生附加损伤，正如"十斤硬拔不如一两伸"。

（二）整

整是指具体的骨折或脱臼整复，根据具体情况或推或挤，或拔伸或牵引，多用于骨折有移位或近关节骨折的整复。近关节骨折复位时首先要使骨折远、近端尽量接近，形成一个整体后再矫正骨折的旋转与成角。近关节骨折大致可以分为单轴型关节近关节骨折和多轴型关节近关节骨折两种。

单轴型关节近关节骨折一般只在一个平面上发生移位，如伸直型肱骨髁上骨折，需在适当拔伸下屈肘，使骨折远、近端形成一个整体后再进行提端旋转复位。多轴型关节近关节骨折一般在矢状面、冠状面、水平面3个平面上移位，复位时需要分别或同时改变几个方向，使骨折远、近端形成一个整体，才能复位。如肱骨外科颈内收型骨折，复位时要先顺势拔伸，然后在拔伸的同时内收、内旋，使骨折远、近端形成一个整体，最后外展、前屈、上旋，才能矫正骨折端的嵌插、重叠、向外向前的成角和旋转移位。

（三）接

接即接骨。《医宗金鉴·正骨心法要旨·手法释义》明确指出："接者，谓使已断之骨合拢一处，复归于旧也。凡骨之跌伤错落，或断而两分，或折而陷下，或碎而散乱，或歧而旁突，相其形势，徐徐接之，使断者复续，陷者复起，碎者复完，突者复平。或用手法，或用器具，或手法、器具分先后而兼用之，是在医者之通达也。"接是各种复位手法的目的，正、整均为接的一部分，为接创造了有利条件。

（四）实

实有两层含义，其一是指在使用各种手法时要准确、彻底，要善其法，尽其法；其二是指骨折重叠、旋转成角矫正后，还要仔细检查有无侧方移位，若有侧方移位，则以双手或拿或抱，挤推复位。前方移位则在适当拔伸下用端、提、按等法使之复位。总而言之，实是指骨折的复位要准确。

第三节　宫廷正骨的诊疗手法

一、宫廷正骨诊疗手法的特点

（一）轻

轻指医者的动作要轻，避免使用暴力手法，达到治疗目的的同时，病人在心理上更易于接受。

（二）柔

柔是指手法用力柔和，强调刚中有柔，柔中有刚，刚柔相济。手法的力道要根据病人的病情并结合医者自身的功力综合运用。对新伤用力要轻，动作要缓；对陈旧伤要逐步加重用力。对于体质较弱、病情较重的病人，治疗时要徐徐用力，以病人能耐受为限；对于身体强壮、病情较轻的病人，用力时使病人患处有沉重感或酸痛感即可。

（三）透

透是指手法的力量要直达病所，使每一个手法都起到治疗的作用。手法深透除了需要平时的刻苦磨炼，还需治疗时精神集中。医者用双手"体会"病人患处损伤的情况是治疗的基础，用"心"指导双手施术是治疗的核心。医者将双手置于患处做机械运动是手法治疗的外在体现，用"心"在患处进行"治疗"是手法治疗的本质。中医正骨的手法治疗不仅仅是用双手做简单、重复性的机械运动，更是在"心"的指引下用双手进行的一种能量的输出。心手并用才能使手法的力量直达病所，充分发挥手法的作用。正如《医宗金鉴·正骨心法要旨·手法总论》记载："机触于外，巧生于内，手随心转，法从手出。"在"心"的指导下施用手法，手法自然就会刚柔相济、和缓深透，

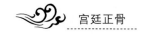

达到"法之所施，使患者不知其苦"的效果，避免因手法过重、过猛、过生硬而造成局部肌肉、筋腱等软组织损伤。无"心"之手法亦如无源之水，力度难以维持；有"心"之手法犹如有源之川，力量连绵不绝。

（四）巧

巧是指利用医生娴熟的技术、医患之间的相互配合，用最小的气力和简便的手法矫正骨折、脱位。吴定寰宫廷正骨手法在正骨或治疗脱位时着重突出"巧"字，主张用"巧劲"进行骨折和脱位的整复，并巧妙利用病人的心理配合治疗。拔伸是治疗骨折、脱位的必要手段，欲合先离，离而复合。吴定寰宫廷正骨手法在拔伸的具体使用上具有独特之处，如骨折重叠移位明显者，须对骨折处进行平稳、持续、有力的牵引；对成角畸形者，应以轻轻牵引矫正为主；对骨折断端有软组织嵌入者，用力牵引会造成肌肉或软组织的损伤，须轻轻试用不同方向的牵引和抖动，如此方可使嵌入的软组织解脱而成功复位。

二、宫廷正骨的基本诊疗手法

手法在骨伤科的治疗中占有重要地位，骨折整复的基本手法又称正骨手法，在宫廷正骨学术体系中亦占据着主要地位。早在唐代，蔺道人《仙授理伤续断秘方》已总结出揣摸、拔伸、捺正、撙平、拔、屈伸等手法。清代吴谦吸取了历代的经验，在《医宗金鉴·正骨心法要旨》中提出："夫手法者，谓以两手安置所伤之筋骨，使仍复于旧也。"该书记载了"摸、接、端、提、推、拿、按、摩"之正骨八法，并详细阐述了手法的适应证、作用及操作要领。宫廷正骨学术体系以正骨八法为基础，进行骨折、脱位的整复及筋伤的手法治疗。

（一）核心手法——正骨八法

1. 摸法

摸法主要是通过医者之手，接触病人患处，细细循摸，以了解损伤的轻重及深浅，被列为正骨八法之首。骨折发生后，骨折端移位的情况十分复杂，"或断而两分，或折而陷下，或碎而散乱，或歧而旁突"，因此摸法常需与其他诊察方法相结合，从而为治疗提供诊断依据。

《医宗金鉴·正骨心法要旨·手法释义》记载："摸者，用手细细摸其所伤之处，或骨断、骨碎、骨歪、骨整、骨软、骨硬、筋强、筋柔、筋歪、筋正、筋断、筋走、筋粗、筋翻、筋寒、筋热，以及表里虚实，并所患之新旧也。先摸其或为跌扑，或为错闪，或为打撞，然后依法治之。"

2. 接法

接法是各种骨折复位方法的总称，目的是"使断者复续，陷者复起，碎者复完，突者复平"。

《医宗金鉴·正骨心法要旨·手法释义》记载："接者，谓使已断之骨合拢一处，复归于旧也。凡骨之跌伤错落，或断而两分，或折而陷下，或碎而散乱，或歧而旁突，相其形势，徐徐接之，使断者复续，陷者复起，碎者复完，突者复平。或用手法，或用器具，或手法、器具分先后而兼用之，是在医者之通达也。"

3. 端法

端法主要是通过手法操作来加大骨折端角度及扩大畸形以使骨折复位的一种治疗骨折脱位的方法。

《医宗金鉴·正骨心法要旨·手法释义》记载："端者，两手或一手擒定应端之处，酌其重轻，或从下往上端，或从外向内托，或直端、斜端也。盖骨离其位，必以手法端之，则不待旷日迟久，而骨缝即合，仍须不偏不倚，庶愈后无长短不齐之患。"

4. 提法

提法又称牵引法，是治疗筋骨损伤及关节脱位的必施之法。此法是筋骨取直之法，凡搭叠之骨离此不能复位，粉碎之骨离此不能完整，脱臼之骨或筋胞离此不能复归。在临床具体应用时，医者应本着"轻者不重提，重者不轻提"的原则进行灵活治疗。

《医宗金鉴·正骨心法要旨·手法释义》记载："提者，谓陷下之骨，提出如旧也。其法非一，有用两手提者，有用绳帛系高处提者，有提后用器具辅之不致仍陷者，必量所伤之轻重浅深，然后施治。倘重者轻提，则病莫能愈；轻者重提，则旧患虽去，而又增新患矣。"

5. 推法和拿法

推法是指医者用手缓缓推动患处肌肉，使推动之力作用于皮肤肌肉之间，起疏通气血、缓解肌肉痉挛、消肿止痛的作用。拿法是指医者用手指挟住患处肌肉进行一提一放的操作手法，起调理气血、通经活络、散瘀止痛的作用。推、拿两法主要用于各种软组织损伤的治疗。临证时，两法多联合应用，或

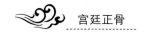

与按、摩手法结合使用。

《医宗金鉴·正骨心法要旨·手法释义》："推者，谓以手推之，使还旧处也。拿者，或两手一手捏定患处，酌其宜轻宜重，缓缓焉以复其位也。若肿痛已除，伤痕已愈，其中或有筋急而转摇不甚便利，或有筋纵而运动不甚自如，又或有骨节间微有错落不合缝者，是伤虽平，而气血之流行未畅，不宜接、整、端、提等法，惟宜推拿，以通经络气血也。盖人身之经穴，有大经细络之分，一推一拿，视其虚实酌而用之，则有宣通补泻之法，所以患者无不愈也。"

6. 按法和摩法

按法是指医者用双手向下按压损伤之部位，起祛瘀消肿、活血止痛的作用。摩法是指医者用手徐徐揉摩患处，起通经活络、祛瘀止痛的作用。临证时，按、摩两法常联合使用，多用于软组织损伤、骨折及脱位后期的治疗。

《医宗金鉴·正骨心法要旨·手法释义》记载："按者，谓以手往下抑之也。摩者，谓徐徐揉摩之也。此法盖为皮肤筋肉受伤，但肿硬麻木，而骨未断折者设也。或因跌扑闪失，以致骨缝开错，气血郁滞，为肿为痛，宜用按摩法，按其经络，以通郁闭之气，摩其壅聚，以散瘀结之肿，其患可愈。"

（二）衍生手法

1. 正骨手法

（1）拔伸牵引。此手法是整复骨折、脱位的基本方法，主要作用是矫正骨折的重叠移位及成角移位，把持骨折远、近端或调整力线，以配合其他手法的施行。

整复骨折时，根据"欲合先离，离而复合"的原则，医者于骨折远、近端，做对抗持续牵引。牵引开始时，应沿骨折原始畸形的方向进行拔伸，即顺畸形位牵引，然后依据骨折远端对近端的原则，将骨折远端置于与骨折近端纵轴一致的方向上进行牵引。

整复脱位时，助手固定脱位关节近端，医者握住患肢远端做对抗牵引，牵引的方向和力量要根据脱位的部位、类型、程度，以及患肢肌肉的丰厚程度、紧张程度而定。为避免单纯手力牵引力量不足及长时间牵引易疲劳，可使用宽布带及墙钩做对抗牵引，下肢脱位还可用宽布带将骨盆固定于复位床上做对抗牵引。

（2）旋转。此手法的作用是整复骨折的旋转移位，使螺旋形骨折断面紧扣。

操作时，在适度牵引的前提下，助手固定骨折近端不动，医者把持骨折远端，依据骨折远端旋转移位的方向，逆向旋转。

（3）回绕。此手法的作用是矫正螺旋形骨折、斜形骨折的背向移位，或解脱两骨折断端嵌夹的软组织。

操作时，医者一手固定骨折近端，另一手持骨折远端，根据"逆损伤机制施行手法"的原理，按原来骨折移位方向逆向回绕骨折两端。回绕时，两骨折端应紧密相贴，以免缠绕软组织，如遇有阻力，说明回绕方向判定不准，应立即改变方向，切不可施用暴力强行复位，否则将造成骨膜广泛撕脱和血管神经损伤。施行回绕手法时，应减少使用或不使用牵引，此时牵引仅起维持两骨折端对线的作用，如牵引过大，则会影响回绕手法的施行。此外，有肌肉组织嵌入的横断骨折须先加重牵引，使两骨折端分离，则嵌入的肌肉可自行解脱，然后缓慢放松牵引，再施行其他手法。

（4）折顶。此手法又称成角折顶，主要用于重叠移位明显的横形骨折或锯齿形骨折单纯靠手牵引难以矫正者。本法可同时矫正骨折的重叠移位和侧方移位，简化复位步骤，用于肱骨干横断骨折时，还可避免因大力牵引造成的骨折后期分离移位。

操作时，医者两拇指抵压于突出的骨折端，其余四指环抱下陷骨折端，在持续牵引的基础上加大原有成角，当骨折远、近端的凹侧皮质相顶触时，拇指按住成角处不动，将环抱的骨折远端反折伸直，使两骨折端对正。若用于肌肉丰厚的股骨干骨折时，需两人操作，医者和助手分别握持骨折的远、近端，同时将骨折远、近端向同一方向加大成角，待两骨折端凹侧皮质相顶触时再反折伸直。施行折顶手法时，凸侧骨膜多已断裂，成角容易，因此要向骨折成角方向加大成角，不可向凹侧成角，否则不仅无法加大成角，还有损伤凹侧软组织的风险。

（5）分骨。此手法用于整复两骨或两骨以上并列部位的骨折，如尺桡骨骨折、掌骨及跖骨骨折。由于暴力作用及肌肉或骨膜间牵拉造成骨折端侧方移位或成角移位而相互靠拢，施用此手法可使骨间膜紧张，骨间隙扩大，上、下骨折断端的距离相等且较稳定，则骨折整复较容易。

整复前臂骨折时，医者双手拇指和示、中、环三指形成钳形，分别置于骨折部的掌、背侧，增大相互靠拢的两骨之间的间隙，并用力夹挤，使两骨相互分开。为增强分骨效应，可在钳夹挤捏两骨的同时向两侧牵拉两骨。

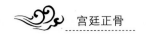

（6）提按、横挤。此手法用于矫正骨折的前后（掌背）或内外（左右）侧方移位。

操作时，医者双手拇指按于突起的骨折端，其余四指环抱（托提）下陷的骨折端，拇指和其余四指相对用力，以矫正骨折的前后（掌背）侧方移位。施行横挤手法时，医者用双手手掌或拇指分别置于骨折侧方移位的局部，同时相对挤压以矫正骨折的内外（左右）侧方移位。

（7）屈伸、收展。此手法用于配合提按或横挤手法以矫正骨折的侧方移位或成角移位，亦可用于配合提按手法以整复关节脱位。

操作时，在牵引的基础上，远端助手将关节屈曲（或伸直）、内收（或外展），以配合医者的手法，协助矫正骨折的侧方移位或成角移位。施行屈伸或收展手法时，医者与助手之间要紧密配合，协调一致，屈伸、收展要达到一定的幅度，方能取得效果。如矫正伸直型肱骨髁上骨折前后移位时，医者提按骨折远、近端的同时，由助手缓慢屈曲肘关节，并超过90°；反之，矫正屈曲型肱骨髁上骨折前后移位时须将肘关节伸直。又如，整复外展型肱骨外科颈骨折向内成角移位时，医者提按骨折端的同时，助手内收患肢；反之，整复内收型肱骨外科颈骨折则须外展患肢。

（8）摇摆。此手法适用于横形骨折、短斜形骨折和锯齿形骨折手法整复后，骨折端对位对线虽可，但骨折面交错不平而未完全吻合、仍存在间隙的情况。

操作时，医者双手环抱骨折部固定断端，助手在维持牵引的同时使骨折远端轻轻做内外或前后方向摇摆，如骨折端的骨擦音逐渐变小且消失，则说明骨折断端已紧密吻合，此时轻轻提按骨折部，可感到骨折部较稳定。施行此手法时，要妥善固定好骨折部，摇摆骨折远端时幅度一定要小，且必须在一定力量的牵引下施行方可成功。不稳定骨折忌用此手法。

（9）叩挤（合拢）。纵向叩挤法用于矫正横形骨折的纵向分离移位或使骨折干骺端紧密嵌合，仅用于骨干或干骺端横形骨折或锯齿形骨折，不可用于斜形骨折或螺旋形骨折。横向叩挤法用于矫正骨端"T"形骨折、"Y"形骨折或粉碎性骨折的横向分离移位。

施行纵向叩挤法时，医者双手环抱骨折部肢体或外固定夹板，助手用掌根或拳叩击肢体末端或屈曲关节后叩击关节部位，使两骨折端分离消失，嵌合紧密。施行横向叩挤法时，医者双手交叉，手掌和拇指分别置于骨折部的两侧，向中心相对叩挤，使两骨折端贴合，如肱骨髁间骨折的抱髁手法。

2. 整复脱位手法（上髁手法）

（1）屈伸收展与旋转回绕。

1）单独运用。屈曲、伸直、内收、外展、旋转等手法，可分别与牵引手法结合使用以整复关节脱位，如应用拔伸屈肘的手法整复肘关节后脱位。

2）联合运用。系上述数种手法的有机结合，操作时同时在三个轴位上被动运动脱位关节，适用于肩、髋等关节脱位的整复。临床上，当脱位的骨端关节头被关节囊、肌腱、韧带等软组织卡锁住时，手法牵引往往会加剧软组织的紧张，以致复位困难。此时，应联合使用屈伸收展与旋转回绕手法，促使脱位的关节头循原路复位。如肩关节前脱位时，先在牵引下外展、外旋患肢，然后逐渐使之内收、内旋，利用杠杆作用力促使关节复位；髋关节脱位时，操作须先在屈髋屈膝位牵引患肢，然后内收、屈曲大腿，再外展、外旋、伸直患肢。

（2）端提捺正。此手法是端、提、捺正（挤、按）法的综合应用，亦可单用其中一法。此手法适用于各种脱位，常与拔伸牵引配合使用。如整复肩关节前下脱位时，用手端托肱骨头使其复位；整复下颌关节脱位时，双手上提下颌骨；整复桡骨头半脱位时，拇指向内下按压桡骨头。

（3）足蹬膝顶。此手法可以加大牵引力量，减少操作人员数量。此手法的原理是在对抗牵引的同时，利用足蹬或膝顶形成杠杆支点，从而在牵引下，利用杠杆作用力整复关节脱位。

1）足蹬法。常用于肩关节和髋关节前脱位。如整复肩关节前脱位时，病人取仰卧位，医者立于患侧，双手握住患肢腕部，将患肢伸直并外展，医者脱去鞋子，用与患侧同侧的足跟部蹬于患侧腋下，然后足蹬手拉，缓慢用力拔伸牵引，并在此基础上使患肢外旋、内收，同时足跟轻轻用力向外支撑肱骨头，使肩关节复位。

2）膝顶法。多用于肩关节、肘关节脱位。如整复肘关节后脱位时，病人取坐位，医者立于患侧，双手分别握住患肢上臂和腕部，然后将一侧足蹬于病人座椅上，同时将膝屈曲置于患肢肘前，向下顶压，握腕之手沿前臂方向用力牵引并屈曲肘关节，使之复位。

（4）杠杆支撑。此手法系利用木棍、立柱、椅背或软木块等作为杠杆支撑点，以增大复位的杠杆作用力，多用于难以整复的肩关节脱位或陈旧性脱位及下颌关节脱位等。以肩关节脱位之卧位杠杆复位法为例。病人取仰卧位，在复位床旁竖立一木棍（中间部位以棉垫裹好），使之卡在患侧腋下，第一助手用宽布带套住病人胸廓向健侧牵引，第二助手一手扶住木棍，另一手固定健侧肩部，第三助手握患肢远端徐徐牵引并外展至120°左右，医者双手环抱肱骨上端，三个助手协调配合用力，在第三助手缓慢内收患肢时，医者双手向外上方拉肱骨上端，利用木棍形成的杠杆支点，迫使肱骨头复位。

3. 理筋手法

（1）推法、捋法。推法是临床常用手法之一，用指推称指推法，用掌推称掌推法，用肘推称肘推法，用拳推称拳推法，起疏通经络、理筋活血、消瘀散结、缓解痉挛的作用。操作时，用指、掌、肘或拳背（2~5 近侧指间关节背侧）等部位，着力于治疗部位，由肢体远端向肢体近端推动。推法的动作要领是指、掌、肘或拳要紧贴体表，用力要稳，速度要缓慢而均匀。捋法是指用指、掌、肘或拳背（2~5 近侧指间关节背侧）等部位由肢体近端向肢体远端推动的手法，其手法及劲力与推法相同，仅有向心和离心方向（推上去或捋下来）上的区别。

推法和捋法临床多用于腰背部及四肢部，常用于治疗风湿痛、各种慢性劳损、筋肉拘急、感觉迟钝等。

（2）摩法。此手法起镇静止痛、消瘀退肿、缓解紧张的作用。操作时，用示、中、环三指指腹或手掌面附着于施术部位上，做以腕关节为中心的环形而有节奏的抚摸动作。其动作要领为肘关节自然屈曲，腕部放松，指掌自然伸直，动作要缓和而协调。摩法分为轻度按摩法和深度按摩法，此两法基本为推、摩二法的联合运用。

1）轻度按摩法（浅表抚摸法）。此手法即将单手或双手的手掌或示、中、环三指指腹并拢贴附于患处，稍用力做轻柔缓慢的来回直线或环形的抚摸动作。

2）深度按摩法（推摩法）。此手法即用手指、掌根、全掌或双手重叠在一起进行推摩。力量较轻度按摩法大，作用力达深部软组织。摩动的频率根据病情、体质而定。动作要协调，力量要均匀。

摩法临床多用于胸、腹、背、腰部，因其手法轻柔，常作为理筋开始阶段的手法，作为后面强手法的过渡；或作为结束阶段的手法，以缓和强手法的刺激。

（3）揉法。此手法起活血祛瘀、消肿止痛、放松肌肉、缓解痉挛的作用。操作时，用手指指腹、大鱼际或掌根吸定于体表，做轻柔缓和的回旋运动。动作要领是腕部放松，以前臂带动腕和掌指活动，着力部位一般不移开接触的皮肤，仅使该处的皮下组织随手指或手掌的揉动而滑动。此手法刺激缓和，全身各部位均可应用。

揉法临床常用于缓和强手法刺激，可用于治疗外伤肿痛、慢性劳损、风湿痹痛等。

（4）按压法（按法、压法）。按法、压法均起松弛肌肉、开通闭塞、活血止痛、温经散寒的作用。按法操作时，用拇指指端或指腹、掌根、鱼际、全掌或双掌重叠按压体表部位，着力部位要紧贴体表，不可移动，用力要由轻而重，不可暴力猛然按压。压法的动作姿势与按法相同，故二法可合称按压法。但一般认为压法力量比按法重，除可用拇指、手掌着力外，还常以肘部按压，即肘压法。拇指按压法适用于全身穴位，手掌按压法常用于腰背部和胸腹部，肘压法仅适用于肌肉丰厚的部位，如腰臀部。

按压法临床常用于治疗急慢性腰腿痛、肌肉痉挛、筋脉拘紧等。

（5）擦法。此手法起活血散瘀、消肿止痛、温经通络、松解粘连、软化瘢痕的作用。操作时，用大、小鱼际或全掌附着在体表部位，做上下或左右直线往返摩擦动作。动作要领为腕关节伸直，手指自然伸开，着力部位要贴住体表，但压力不宜太大，移动时用上臂带动手掌，往返距离要长而直，动作要均匀连续，施行手法时宜先涂抹润滑剂，以防擦破皮肤。此手法通过手掌和体表的直接摩擦，使体表产生一定的热量，从而起到柔和而温热的刺激作用。

擦法临床用于治疗腰背部等肌肉丰厚部位的慢性劳损和风湿痹痛等。

（6）滚法。此手法起调和营卫、疏通经络、祛风散寒、解痉止痛的作用。操作时，肩臂放松，肘部微屈，手呈半握拳状，以小鱼际尺侧缘及第3～5掌指关节的背侧贴附于患处，通过腕关节的屈伸和前臂旋转，做复合的连续往返运动（前臂旋后时屈腕并用力下压，旋前时伸腕且减小压力）。动作要领为滚动时手背部要紧贴体表，从而使产生的压力轻重交替而持续不断地作用于治疗部位，不可跳动或拖拉摩擦。滚动幅度控制在120°左右，并注意动作的协调性及节律性。

滚法临床适用于肩背、腰臀、四肢等肌肉丰厚的部位，可用于治疗因陈旧伤、劳损引起的筋骨酸痛、麻木不仁、肢体瘫痪等。

（7）拿捏法、捻法。两种手法均起缓解肌肉痉挛、松解粘连、活血消肿、祛瘀止痛的作用。拿捏法操作时，拇指与其余四指呈钳形，一紧一松相对用力，挤捏肌肉、韧带等软组织。动作要领为腕关节放松，用指腹着力，用力要由轻至重再由重至轻,不可突然用力。此手法的刺激较强,常与其他手法配合使用,如结合揉法,可同时起到揉、捏两种手法的作用。根据拿捏的部位和动作,可分为三指拿捏法、四指拿捏法和五指拿捏法。拿捏法以颈项部、肩部和四肢部最为常用。捻法操作时用拇指和示指的指腹相对捏住某一部位(常为手指等小关节),稍用力做对称的揉搓动作,如捻线状。捻法以指间关节最为常用。

(8)弹筋法(提弹法)。此手法起缓解肌肉痉挛、剥离粘连、活血祛瘀、消肿止痛、促进萎缩肌肉功能恢复的作用。操作时,用拇指和示、中指指腹相对用力,将肌束、肌腱等组织捏紧并用力提拉,然后迅速放开(像射箭时拉弓放箭样,使组织弹回)。操作要领为动作要迅速有力,快提快放。从弹筋法的劲力上看,有提、弹两种劲力,故又称提弹法。

弹筋法临床常用于颈项、腰部及四肢部,适用于急、慢性筋伤所致的肌肉痉挛、疼痛或粘连。

(9)拨络法。此手法具有缓解痉挛、松解粘连、振奋经络的作用。操作时,以拇指或其余四指的指尖或指腹紧按于患处,取与肌束、肌腱、韧带垂直方向,做单向或往复揉拨动作。操作要领为施术时宜加大劲力,使指上有肌腱、肌束、韧带等被牵拉又滑弹的感觉,不可在皮肤上来回摩蹭。

拨络法临床常用于腰背部、四肢部,适用于急、慢性筋伤所致肌束、肌腱、韧带等挛缩或粘连。

(10)拍击法。此手法起疏通气血、消除疲劳、舒筋通络、祛风散寒的作用,又分为拍打法和击法。用虚掌拍打体表为拍打法;用拳背、掌根小鱼际尺侧、指尖或桑枝棒击打体表为击法,击法又可分为拳击法、掌击法、指尖击法和棒击法。拍击时要求蓄劲收提,即用力轻巧而有反弹感,以免病人产生震痛感。动作要有节奏,快慢适中,不能有拖抽动作。拍打时,手指自然并拢,关节微屈,用虚掌拍打。拳击时,手握空拳,腕伸直,用拳背平击;掌击时,手指自然松开,腕伸直,用掌根叩击,侧击时,手指自然伸直,腕略背伸,用单手或双手的小鱼际击打;指尖击时,手指轻屈,腕放松,运用腕关节的屈伸,以指端击打;棒击时,桑枝棒与体表的着力面要大,主要以桑枝棒前半段击打。

拍打法临床常用于肩部、腰臀部及下肢部,可用于治疗胸胁部岔气。击法适用于风湿酸痛及症见局部感觉迟钝、麻木不仁、肌肉痉挛等。

(11)点压法(点穴法)。此手法是根据经络循行路线选择适当穴位,用手指在经穴上点穴按摩，又称穴位按摩。因用手指点压经穴，与针刺疗法颇为相似，故又称为指针疗法。点压法所取穴位基本与针灸学中的穴位相同，在治疗外伤时，除采用"以痛为输"的取穴方法外还可以循经取穴。点压法起疏通经络、宣通气血、调和脏腑、平衡阴阳的作用。操作方法有以中指为主的一指点法，用拇指、示指、中指的三指点法，或用五指捏合成梅花状的五指点法。医者应用点压法治疗时，应将自身气力运到指上，为增强指力，指与病人的皮肤呈 60°～90°角，用力大小可分为轻、中、重三种。

1）轻点。以腕关节为活动中心，主要用腕部力量，与肘和肩关节活动协调配合，用力轻而有弹性，是一种轻度刺激手法，多用于小儿及老年体弱者。

2）中点。以肘关节为活动中心，主要用前臂的力量，腕关节固定，肩关节协调配合，是一种中度刺激手法。

3）重点。以肩关节为活动中心，主要用上臂的力量，腕关节固定，肘关节协调配合，刺激较重，多用于青壮年及肌肉丰厚的部位。

点压法临床多用于胸腹部内伤、腰背部劳损、截瘫与神经损伤、四肢损伤及损伤疾病伴有内证者。

（12）抖法。此手法起松弛肌肉、关节，减轻手法反应，增强患肢舒适感的作用。操作时，用双手握住病人上肢或下肢远端，稍用力做连续的小幅度上下快速抖动。操作要领为抖动幅度要小，频率要快，用劲要巧，并嘱病人充分放松肌肉。

抖法临床多用于四肢关节，常用于上肢，且常与揉法、摩法及搓法配合，多为治疗的结束手法。

（13）搓法。此手法起调和气血、舒筋活络、放松肌肉的作用。操作时，用双手掌面夹住肢体两侧，快速用力做前后或内外方向的搓揉，并同时做上下往返移动。操作要领为双手用力要对称，搓动要快，移动要慢。

搓法临床多用于腰背、胁肋及四肢部，以上肢最为常用，一般与抖法配合，为理筋手法的结束手法。

（14）屈伸收展法。此手法是帮助关节做被动屈曲、伸直或内收、外展活动的一种手法，起舒筋活络、松解粘连、滑利关节的作用。操作时，一手握住关节远端肢体，一手固定关节近端，然后缓慢、均匀、持续有力地帮助关节做适度的屈曲、伸直或内收、外展活动。在活动关节时，可稍做拔伸牵引或施加一定的压力，活动幅度可逐渐加大，以克服软组织和肌肉的粘连及挛缩。此手法用力须恰到好处，刚柔相济，避免暴力推扳造成骨折脱位或血管、神经损伤。

屈伸收展法临床多用于膝、踝、肩、肘等关节损伤后筋络挛缩粘连所致的关节屈伸、收展活动障碍。

（15）旋转摇晃法。此手法是帮助关节做被动旋转、摇晃活动的一种方法，常与屈伸法配合应用，起松解粘连、滑利关节、促进关节功能恢复的作用。操作方法依应用部位的不同，而有较大的区别。四肢旋转摇晃法为用一手固定关节近端，另一手握住关节远端肢体，做来回旋转及摇晃动作；操作要领为旋转摇晃幅度必须由小到大，动作要缓和，用力要稳，幅度的大小应根据关节功能活动的范围及关节功能障碍的程度而定。颈部旋转法操作时，一手托住下颌，另一手扶住头后，向上轻轻托起头部，做颈部缓慢的回旋环转运动。腰部旋转法操作时，令病人取坐位，腰部放松，助手固定病人下肢，医者抱住病人躯干，做回旋环转运动。

旋转摇晃法临床适用于四肢关节及颈椎、腰椎的关节僵硬、活动障碍。

（16）颈椎旋转扳法（颈椎旋转复位法）。此手法起调正骨缝、整复错位、滑利关节的作用。操作方法分为定位旋转复位法和快速旋转复位法。

1）定位旋转复位法。以向左旋转复位为例，病人取坐位，颈前屈 20° ~ 30°，医者站其身后左侧，用右手拇指顶住病人棘突，左手托住病人面颊部，使病人头部缓慢向左侧旋转，当旋转至有阻力时，左手随即用力做一个有控制的短暂而快速的旋转扳动，右手拇指同时将病人颈部向对侧推压。此时常可闻及"咔"的声响，同时右手拇指下有棘突"跳动"感，说明复位成功。此手法的优点是定位准确，安全性高。

2）快速旋转复位法。病人取坐位，医者立其身后，一手扶住病人后枕部，另一手托住病人下颌部，双手轻轻上提，环转摇晃颈部数次，待病人颈部肌肉已完全放松时，将病人头部向一侧缓慢旋转至有阻力位置时，稍作停顿后，随即双手交错用力做一个有控制的短暂而快速的旋转扳动。此时常可闻及多个椎体的"咔"声，左右可各旋转一次。此手法易获成功，但定位的准确性较差。

颈椎旋转扳法临床主要用于颈椎后关节错缝、颈椎病及落枕等。

（17）腰部旋转扳法。此手法起调正骨缝、整复错缝、滑利关节的作用。操作方法分为腰椎斜扳法和腰椎旋转复位法。

1）腰椎斜扳法（腰椎旋转法）。病人取侧卧位，患侧下肢在上，屈髋屈膝各90°，健侧下肢伸直，腰部放松。医者面对病人（或立其身后），双手

（或两肘）分别扳推病人的肩前部及臀上部，先轻使腰部扭转数次，然后双手交错扳推，待感到旋转有明显阻力时，再突然施加一个增大旋转幅度的猛推，此时可闻及"格嗒"声，提示手法成功。此手法操作容易，但定位准确性较差。

2）腰椎旋转复位法。以向右侧旋转为例，病人坐于方凳上，腰部放松，两足分开，与肩同宽，助手面对病人站立，用两腿夹住病人大腿，双手按住病人大腿根部，以稳定病人坐姿。医者坐（或弯腰站立）于病人右后侧，右手自病人右腋下穿过，绕至颈后，以手掌扶住其颈项，左手拇指向左顶椎体偏歪的棘突，然后先使病人腰椎慢慢前屈至一特定角度（拇指下有棘突活动感）时，右手用力将腰椎向右侧屈旋转，左手拇指同时用力向左顶椎体棘突。此时常可闻及"格嗒"声并感到拇指下有棘突"跳动"感，提示复位成功。此手法定位准确性较好，但操作较困难。

腰部旋转扳法临床可用于腰部扭伤、腰椎后关节紊乱及腰椎间盘突出症。

（18）腰部背伸法。此手法起松弛腰肌、调正骨缝、牵伸脊椎的作用。操作方法分为立位法（背法）和卧位法（推腰扳腿法）。

1）立位法（背法）。医者与病人背对背紧贴站立，并与病人双肘屈曲相互反扣，然后医者屈膝、弯腰挺臀，将病人反背起，使其双足离地，先做上下或左右晃动，待感到病人腰部放松时，随即着力做一快速的伸膝挺臀动作，使病人脊椎被牵拉过伸。操作时，臀部的晃动要和挺臀及两膝屈伸动作协调一致。

2）卧位法（推腰扳腿法）。病人取俯卧位或侧卧位，医者一手按压病人腰部，另一手托住病人双侧或一侧下肢快速用力向后扳拉，双手协调动作，使腰部过伸。

腰部背伸法临床可用于急性腰扭伤、腰椎后关节紊乱、腰椎间盘突出症等。

（19）踩跷法。此手法起通络止痛、放松肌肉、松解粘连的作用。操作时，病人取俯卧位，在胸部及大腿部各垫枕头数只，使腰（腹）部悬空。医者双手扶住预先设置好的横木架，以控制自身体重及踩踏力量，然后以单足或双足前部着力于患部，并做适当的弹跳动作，弹跳时足尖不要离开腰部。根据病人的体质和病情，控制踩踏力量及弹跳幅度，同时嘱病人要随着弹跳的起落调整呼吸（踩踏时呼气，跳起时吸气），切忌屏气。踩踏速度要均匀而有节奏。

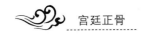

踩跷法可使腰椎被动过伸活动，临床可用于某些顽固性腰痛，如腰椎间盘突出症。但此手法压力大，刺激强，临床忌用于体质虚弱及脊椎有病变者，对不愿配合或无法忍受的病人亦不应运用。

三、手法应用的技巧和注意事项

（一）无创技巧

无创是指在治疗疾病的同时，不给病人造成新的创伤，即无副作用。实际上，无创为相对概念，约等于微创，任何一种检查方法、治疗方法都或多或少具有一定的副作用。临床上，高超的手法往往可以以最小的代价治愈疾病。例如，超声波检查相对于 X 光检查就是无创的检查。手法相对于药物治疗和手术治疗就是无创且源于自然的，符合当今社会提倡的自然疗法，并具有人文关怀的特点。医者在施行手法的同时可与病人进行温馨又亲切的交流，病人心情放松，配合度高，手法更易取效。

（二）无痛技巧

高水平的治疗手法即在病人不知不觉之中使痛去病除，"法之所施，使患者不知其苦，方称为手法也"。

手法的无痛主要体现在三个方面。其一，一般手法从开始到结束是由轻到重、再由重到轻的过程，针对一些疼痛比较敏感的部位，可以在上述的基础之上延长由轻到重的过程，逐渐增加病人的耐受力，且重手法的作用时间很短，病人几乎感受不到明显的疼痛，从而达到无痛的效果。其二，局部手法与远端取穴相结合，如治疗急性腰扭伤时，在腰部施以轻手法，而在身体远端的三阴交、足三里、照海、太冲等穴位施以重手法，病人痛感轻微，疗效亦佳。其三，控制吐纳屏气，医者在做胸胁部手法时，与病人的呼吸保持同步，轻重交替，省力的同时又可减轻病人的疼痛。

（三）对力量的要求

点按、揉压、拔伸、牵引、握力，体现的是功力。医者经过系统训练，达到久治而手不酸、腿不软、脸不变色、心不跳，这就是功力。气出丹田，上于心，贯于手，手随心转，法从手出，此之谓也。手法轻巧细悠，绵长深透，柔中有刚，刚柔相济，轻而不浮，重而不烈，下指如绵绵春雨，而病人却觉有千钧之力，穿筋透骨，又似热流鼓荡，沿经脉上行下潜，点按以活络脉之血，柔压以通郁闭之气。

扳、提、背、搭、抖，体现的是技巧，在整复骨折、脱位、小关节错缝时多用，要点是对"火候"的把握。技巧是衡量一个医者水平的试金石，运用得当则"一推而就"，运用不当则"百用不成"。关键是要对"火候"拿捏得恰到好处，如把握不好，轻则虽然复位，但疼痛重、创伤大，重则劳而无功，使病人白白遭受痛苦。

（四）对悟性的要求

医者的指、腕、肘、肩等各关节要运转自如，尤其是手部的指间关节、掌指关节、腕掌关节，要非常灵活，舒展而不僵硬，流畅而不黏滞，潇洒自如，收放有度，如行云流水，令人赏心悦目。

医者的手指要具有极高的敏感性，在触诊时能够准确地掌握病人的病情，从而得出正确的诊断。医者还应具有极高的专业水平，针对病人某些不甚明显的症状或体征也能做出明确的诊断。手指上具有精细的触觉小体，可感知物体的质地、温度、形状等。作为正骨推拿医者，一定要训练出非常敏感的指下感觉，这就要求医者勤学苦练，细心体会，反复验证，不断总结，认真体会异常组织与正常组织的细微差别，鉴别伤筋与伤骨的不同、骨缝有无开错、张力有无差异、肤温是否相同等。长期坚持，熟能生巧，功力自生，达到临症时"机触于外，巧生于内，手随心转，法从手出"的境界。

身法与手法的协调配合十分关键，这就要求医者要把握治疗过程中的姿势，或站或坐，或正或斜，所谓"身手合一"，顺畅自然。医者协调性差，治疗手法就不易到位，容易产生疲劳，甚至劳损、受伤。这种医者因协调性不好而自身受损的情况在临床上并不少见，如腱鞘炎、手指痛、手指变粗、手指变歪，有的还会造成腰扭伤，必须高度重视。

第四节　宫廷正骨的特色用药

宫廷正骨临证时重手法、辅药物，我们在临床中对宫廷秘方不断地进行改进，使其疗效更加显著。

一、传统宫廷正骨药物

（一）正骨紫金丹

【药物组成】 当归、乳香、没药、桃仁、红花、白芍、儿茶、木香、川芎、土鳖虫、大黄、牛膝、续断、丁香。

【制作方法】 将诸药粉碎成细粉，过筛，混匀。每 100 g 药粉加炼蜜 100 ~ 120 g，制成 9 g 重的蜜丸。

【功效】 活血化瘀，接骨续筋，通络止痛。

【临床应用】 用于治疗各类跌打损伤引起的骨折脱位、软组织瘀血肿痛，症见跌打损伤后局部青紫、肿胀、疼痛，舌质暗紫或有瘀斑，舌苔薄白或薄黄，脉沉涩。

【用法用量】 口服，1 次 1 丸，1 日 2 次。

【方解】 方中重用当归、乳香、没药以活血行瘀，消肿止痛，配桃仁、红花、白芍以增强活血养血、止痛之功效。儿茶活血止血，木香行气止痛，川芎活血行气，祛风止痛，土鳖虫破血逐瘀，续筋接骨，配大黄以活血逐瘀，行气通络。牛膝、续断补益肝肾，强筋健骨，配丁香以温肾助阳，强筋壮骨，通利血脉。

（二）跌打万应膏（散）

跌打万应膏（散）是清代宫廷流传下来的一种专门治疗跌打损伤的外用药膏。经夏锡五先生、吴定寰教授及刘钢教授的不断改进，疗效更加显著。

【药物组成】 川芎、自然铜、血竭、马钱子、苏木、土鳖虫等。

【制作方法】 跌打万应散：取马钱子、雄黄及藤黄分别粉碎成细粉，备用；其余药材混合粉碎成细粉，与上述细粉套研均匀，过 80 目筛，混匀即得。跌打万应膏：取凡士林加热融化，放冷至半凝固状态，分次加入跌打万应散，搅拌均匀，加入樟脑与液体石蜡研磨成的细糊，继续搅拌至凝固状态即得。

本品中的马钱子、雄黄、藤黄等毒性药材，其用量较小，应注意套研均匀。跌打万应散方中药材混合粉碎后过 80 目筛，制作跌打万应膏时，跌打万应散方中药材需粉碎过 100 目筛。

【功效】 活血化瘀，接骨续筋，消肿止痛。

【临床应用】用于治疗各类骨折脱位、跌打损伤及软组织挫伤所致的局部肿胀、青紫瘀血。

【用法用量】将跌打万应膏或跌打万应散均匀涂抹于敷料或棉布上，面积应大于瘀青范围，厚度约为 2 mm。将敷料或棉布贴敷于患处，轻轻按压使之与皮肤充分贴合，外用绷带缠绕包扎数层即可。每 2 日换药 1 次，直至瘀紫、肿胀消退。

【方解】方中血竭、川芎、苏木、土鳖虫等活血、散瘀、消肿，自然铜、马钱子通络消肿，舒筋止痛。

【临床应用情况分析】跌打万应膏（散）为上驷院绰班处治疗骨折脱位、跌打损伤的经典外用药，应用历史悠久，经历代绰班处御医的不断改进，疗效显著，广泛应用于临床。该药分膏剂和散剂两种剂型，膏剂主要用于软组织损伤，散剂主要用于骨折。目前在临床治疗中，主要以应用膏剂为主。膏剂在临床中有应用简便、便于携带等优势，但其制作工艺复杂，储存条件有限，因此治疗效果也有所差别，药后过敏、局部红肿的副反应也屡有发生，这影响了病人治疗的延续性，增加了病人的痛苦，延长了治疗时间。针对跌打万应膏在临床应用中的局限性，我们在临床治疗中增加了散剂的应用频率。散剂为主要成分经过细致研磨后的粉末，应用时只需用酒或水调成稀糊状，以刷子均匀涂于患处及周围，再以纱布缠绕即可，较膏剂省去了熬制所需的凡士林等调和剂，增加了患处的透气性，减少了应用膏剂后因透气性不佳导致的局部过敏等副反应的发生，在临床治疗中取得了满意的效果。散剂适用于骨折等需要外敷时间较长的疾病；膏剂适用于软组织损伤等需要外敷时间较短的疾病。

【注意事项】用药后局部如出现瘙痒、红疹等过敏反应，应立即取下药膏，并用肥皂水清洗。一般情况下，停药后过敏反应可自行消退，过敏反应严重者，须及时到医院就诊。有开放伤者慎用。

（三）骨科熥药

熥即通过熏熥开泄发散、驱病邪于外的一种治疗方法。熥药在药物配伍上多选择以活血化瘀、通经络、补肝肾为主的中药，以活血舒筋、松弛肌肉、加速局部血液循环、提高新陈代谢、促进骨折愈合和经络疏通，从而达到治疗目的。熥药需根据病情来选择药物配方，且配方需视疾病部位、病程长短进行加减，如此方能取得较好疗效。跌打损伤、瘀血严重者，早期以活血化瘀、消肿止痛的药物为主。骨折中后期及软组织损伤中后期则以疏通经络、接骨续筋的药物为主。对风寒湿邪造成的痹病、局部软组织疼痛者，重用祛风湿、温通经络的药物；关节强直、活动不利者，应以舒筋活血、通经络的药物为主，并依据部位的不同，选择相应的引经药物，使药能达病所。骨科熥药是传统的外用药，在临床中可以配合内服药及手法治疗，也可以单独使用，但须明确诊断后方可施治。通常在骨折整复后中后期使用为宜，临床需辨证施治方能收到满意的效果。

【药物组成】 红花、赤芍、续断、伸筋草、刘寄奴、黄芪、川椒、乳香、没药、骨碎补、鸡血藤、透骨草、大黄、羌活、独活、制川乌、制草乌、大青盐。

【制作方法】 以上诸药均制成粗末备用。缝制 2 个 15 cm × 20 cm 的布袋。将一服中药倒入容器中，并加入约 100 ml 白酒。将药末与白酒搅拌均匀，分装入 2 个布袋中，制成 2 个药包待用。

【功效】 活血化瘀，接骨续筋，温经通络，散寒止痛。

【临床应用】 用于治疗各类骨折脱位、跌打损伤及软组织挫伤。

【用法用量】 将装好的 2 个药包放入蒸锅中加热，蒸热后取出 1 个放在患处进行热敷治疗，另一药包放在锅中待用。热敷治疗 5 分钟后，把锅中的另一药包取出放在患处继续热敷治疗，并将已冷却的药包重新放入锅中加热待用。如此反复热敷。热敷治疗进行 1 小时后结束。将用过的 2 个药包放置在阴凉通风处晾干，备日后治疗继续使用。

【方解】 伸筋草、鸡血藤、透骨草为君药，以祛风湿，舒筋活络，行血养血，活血止痛。刘寄奴、赤芍活血散瘀，配伍红花、大黄以通利血脉，消肿止痛，又配伍黄芪以补气行血。乳香行气伸筋，没药散血化瘀，二者配伍以活血通滞，散瘀消肿止痛。羌活入太阳经，善祛上部风湿，独活入少阴经，善祛下部风湿，二药合用，既辛散周身，又疏利经腧，通痹止痛。续断、川椒、骨碎补甘温助阳，补益肝肾，配伍制川乌、制草乌强筋壮骨，通利血脉。大青盐入肾经，可引药入经，蒸热的大青盐寒性减弱，增加了镇痛效果。

【临床应用情况分析】 骨科熥药原与跌打万应膏（散）一同用于治疗骨折脱位，随着现代生活方式与疾病类型的转变，骨科熥药又被赋予了新的治疗功用。骨科熥药在使用时采用蒸汽加热，除具有活血化瘀、消肿止痛的功效外，还可温经通络、散风止痛。因其功效与用法独特，在临床上也广泛用于治疗颈椎病、腰椎病、膝骨关节炎（又称膝关节骨性关节炎）。骨科熥药虽疗效显著，但使用方法复杂，不易在临床推广。部分病人在用药后会出现皮肤过敏现象，这可能与酒精或方中红花有关。

【注意事项】每服中药可反复使用5日，每日热敷治疗1次，每次1小时以上，使用5日后须更换另一服中药继续治疗。中药热敷治疗以30日为一疗程。拌药的白酒宜用二锅头等高度白酒，不宜使用黄酒、红酒或其他种类的酒，不可加水搅拌。对酒精过敏者，可将中药直接装袋，不加白酒。在热敷治疗过程中，药包要与患处皮肤直接接触，同时将毛巾包裹在药包外，维持药包温度。药包加热后可稍加冷却，以病人手背感觉适宜为度，以免造成烫伤。热敷治疗一段时间后，部分病人患处会出现深褐色斑纹，属中药热敷的正常现象，停药一段时间后，斑纹会逐渐消退。少数病人使用骨科熥药治疗时局部会出现疼痛、瘙痒、红疹等过敏反应，此时应立即停止热敷治疗，停药后过敏反应可消退。过敏反应严重者，须及时到医院就诊。有开放伤者慎用。

（四）健骨止痛胶囊

【药物组成】烫骨碎补、制淫羊藿、烫狗脊、熟地黄、鸡血藤、枸杞子、炒莱菔子。

【制作方法】取烫骨碎补250 g，粉碎成细粉，过筛备用。余下烫骨碎补与其余药材加水煎煮2次，第1次煎煮2小时，第2次煎煮1小时，合并煎液，过滤，滤液浓缩为相对密度1.10（50 ℃）的药液，与上述烫骨碎补细粉混匀，制成颗粒，装入胶囊，制成1 000粒即得。

【功效】补益肝肾，强筋壮骨，通络止痛。

【临床应用】用于治疗肝肾阴虚型痹病（膝骨关节炎、腰椎骨性关节病），症见腰膝酸软、疼痛，喜暖畏寒，活动后加重，舌苔薄白，脉沉、沉细或沉缓。

【用法用量】口服，1次4~6粒，1日3次。

【方解】方中重用烫骨碎补、制淫羊藿、烫狗脊以补肝益肾，强筋健骨，配枸杞子、熟地黄以滋补肾阴，填精益髓，佐以鸡血藤以行血养血，舒筋活络，配炒莱菔子以行气。

二、现代宫廷正骨药物

根据长期临床工作经验，我们在传统熥药的基础上，根据不同的疾病将煻药进一步细分，归纳总结出用于治疗筋伤的颈肩煻药方、腰膝煻药方、中药泡手方、中药泡脚方、活血通痹膏及跌打万灵膏（散）等，均取得了良好的临床疗效。

（一）颈肩煻药方

【药物组成】 葛根 30 g、片姜黄 20 g、桑枝 20 g、当归 20 g、牛膝 20 g、红花 15 g、鸡血藤 30 g、乳香 15 g、没药 15 g、海桐皮 20 g、桂枝 20 g、川芎 20 g、川椒 15 g、路路通 20 g、川乌 10 g、草乌 10 g、大青盐 100 g。

【制作方法】 以上诸药均制成药末备用。缝制 2 个 30 cm×20 cm 的布袋。将一服中药倒入容器中，并加入约 100 ml 白酒。将药末与白酒搅拌均匀，分装入 2 个布袋中，制成 2 个药包待用。

【功效】 活血化瘀，舒筋通络止痛。

【临床应用】 用于治疗颈椎病、肩关节周围炎、背肌劳损、落枕等所致的颈肩痛伴上肢麻痛。

【用法用量】 将装好的 2 个药包放入蒸锅中加热，蒸热后取出 1 个放在患处进行热敷治疗，另一药包放在锅中待用。热敷治疗 5 分钟后，把锅中的另一药包取出放在患处继续热敷治疗，并将已冷却的药包重新放入锅中加热待用。如此反复热敷，每日热敷 1~2 次，每次 0.5~1 小时。热敷治疗结束后，将用过的 2 个药包放置在阴凉通风处晾干，备日后治疗继续使用。

【方解】 上方以活血止痛为主。葛根解肌散热，治项背强痛，桂枝温通经脉，当归、红花、乳香、没药、川芎、牛膝活血通经止痛，片姜黄行气活血，川乌、草乌、海桐皮、川椒祛风除湿，温经散寒止痛，桑枝、鸡血藤、路路通舒筋通络，大青盐缓解疼痛。

【注意事项】 每服煻药可反复使用，使用 5 日后须更换另一服煻药继续治疗。拌药的白酒宜用二锅头等高度白酒，不宜使用黄酒、红酒或其他种类的酒，不可加水搅拌。对酒精过敏者，可将中药直接装袋，不加白酒。在热敷治疗过程中，药包要与患处皮肤直接接触，同时将毛巾包裹在药包外，维持药包温度。药包加热后可稍加冷却，以病人手背感觉适宜为度，以免造成烫伤。热敷治疗一段时间后，部分病人患处会出现深褐色斑纹，属中药热敷的正常现象，停药一段时间后，斑纹会逐渐消退。部分病人使用煻药治疗时局部会出现疼痛、瘙痒、红疹等过敏反应，此时应立即停止热敷治疗，停药后过敏反应可消退。过敏反应严重者，须及时到医院就诊。对以上药物过敏者禁用，用药部位皮肤破损者禁用，有开放性骨折者禁用，有出血倾向者禁用。

（二）腰膝熥药方

【药物组成】骨碎补 20 g、透骨草 20 g、伸筋草 20 g、牛膝 20 g、桑寄生 30 g、川续断 20 g、海桐皮 20 g、黑附片 15 g、红花 15 g、鸡血藤 30 g、大黄 15 g、羌活 20 g、独活 20 g、乳香 15 g、没药 15 g、木瓜 15 g、川椒 15 g、生杜仲 20 g、大青盐 100 g。

【制作方法】以上诸药均制成药末备用。缝制 2 个 30 cm×20 cm 的布袋。将一服中药倒入容器中，并加入约 100 ml 的白酒。将药末与白酒搅拌均匀，分装入 2 个布袋中，制成 2 个药包待用。

【功效】补益肝肾，活血化瘀，通络止痛。

【临床应用】用于治疗腰椎间盘突出症、腰椎管狭窄症、腰椎滑脱症、腰肌劳损、膝骨关节炎等急、慢性腰腿痛及膝痛。

【用法用量】同"颈肩熥药方"。

【方解】上方以补益肝肾为主，骨碎补、桑寄生、川续断、杜仲、牛膝补肝肾，强筋骨，伸筋草、透骨草、木瓜、鸡血藤祛风除湿，舒筋活血，羌活、独活、黑附片、海桐皮、川椒祛风湿，利关节，散寒止痛，红花、乳香、没药、大黄活血逐瘀，通经止痛，大青盐缓解疼痛。

【注意事项】同"颈肩熥药方"。

（三）中药泡手方

【药物组成】当归 20 g、川续断 20 g、赤芍 20 g、木瓜 15 g、刺五加 15 g、片姜黄 15 g、独活 20 g、防风 15 g、桑枝 20 g、红花 15 g。

【功效】舒筋活络，活血化瘀。

【临床应用】用于治疗上肢筋伤（前臂骨折恢复期、陈旧损伤、狭窄性腱鞘炎、指间关节骨关节炎等）。

【用法用量】以上诸药加水 2～3 L，小火慢熬，至药汁剩余 0.5～1 L，兑温开水至温度约 40 ℃即可进行泡洗，每日泡洗 1～2 次，每次 0.5～1 小时。

【方解】上方以舒筋活血为主，当归、赤芍、红花、刺五加活血通络止痛，片姜黄行气活血，防风、桑枝、木瓜、独活祛风除湿，舒筋通络，川续断强筋骨，调血脉。

【注意事项】泡洗时应注意水温，避免烫伤。对以上药物过敏者禁用，用药部位皮肤破损者禁用，有开放性骨折者禁用，上肢血管病、有出血倾向者禁用。如泡洗后出现皮肤瘙痒、红疹等过敏反应，应立即停止泡洗治疗。过敏反应严重者，须及时到医院就诊。

（四）中药泡脚方

【药物组成】 鸡骨草 15 g、川乌 15 g、草乌 15 g、海螵蛸 15 g、牡丹皮 15 g、秦艽 15 g、川椒 15 g、羌活 15 g、防风 15 g、牛膝 15 g、松节 15 g、生艾叶 15 g。

【功效】 祛风除湿，活血通络。

【临床应用】 用于治疗下肢筋伤（踝关节损伤、跟骨骨折恢复期等）。

【用法用量】 以上诸药加水 2～3 L，小火慢熬，至药汁剩余 0.5～1 L，兑温开水至温度约 40 ℃即可进行泡洗，每日泡洗 1～2 次，每次 0.5～1 小时。

【方解】 上方以祛风除湿为主，鸡骨草、川乌、草乌、秦艽、羌活、松节、川椒、生艾叶、防风祛风除湿，温经散寒，通络止痛，牡丹皮、牛膝、海螵蛸活血散瘀止痛。

【注意事项】 同"中药泡手方"。

（五）骨折后期热敷方

【药物组成】 续断 20 g、刘寄奴 20 g、自然铜 15 g、血竭 3 g、透骨草 20 g、伸筋草 15 g、桑枝 15 g、鸡血藤 30 g、土鳖虫 10 g、赤芍 20 g、当归 15 g、大黄 15 g、红花 15 g、大青盐 50 g、牡丹皮 20 g。

【制作方法】 以上诸药制成药末备用。缝制 2 个 30 cm×20 cm 的布袋。将一服中药倒入容器中，并加入约 100 ml 白酒。将药末与白酒搅拌均匀，分装入 2 个布袋中，制成 2 个药包待用。

【功效】 补益肝肾，接骨续筋，活血化瘀。

【临床应用】 用于骨折恢复期、延迟愈合或不愈合的病人。

【用法用量】 同"颈肩熥药方"。

【方解】 上方以补益肝肾、接骨续筋为主，续断补肝肾，强筋骨，自然铜、土鳖虫续筋接骨，破血逐瘀，促进骨折愈合，刘寄奴、血竭破血通经止痛，伸筋草、透骨草、桑枝、鸡血藤祛风除湿，舒筋活血，红花、当归、赤芍、牡丹皮、大黄活血散瘀止痛，大青盐缓解疼痛。

【注意事项】 同"颈肩熥药方"。

（六）活血通痹膏

【药物组成】防己 50 g、草乌 50 g、天南星 30 g、僵蚕 20 g、蜂房 20 g、血竭 10 g、全蝎 10 g、大黄 30 g。

【功效】活血通络，散寒止痛。

【临床应用】用于治疗颈椎病、肩关节周围炎、腰椎间盘突出症及膝骨关节炎等。

【用法用量】以上诸药共研细末，过 120 目筛，以凡士林、石蜡调合为药膏，备用。将药膏均匀涂抹于特定敷料上，贴敷于痛处或穴位即可。

【方解】上方以活血祛风止痛为主，血竭、大黄活血定痛，防己、僵蚕、蜂房祛风止痛，草乌、天南星、全蝎祛风湿，止痹痛。

【注意事项】用药后局部如出现瘙痒、红疹等过敏反应，应立即取下药膏，并用肥皂水清洗。一般情况下，停药后过敏反应可自行消退，过敏反应严重者，须及时到医院就诊。

（七）颈肩通痹膏

【药物组成】天麻 50 g、天南星 30 g、葛根 50 g、片姜黄 30 g、附子 20 g、桑枝 30 g、川椒 20 g、羌活 30 g、独活 30 g、防风 30 g、乳香 20 g、没药 20 g、红花 30 g、牡丹皮 30 g、当归 30 g、川芎 30 g。

【功效】活血化瘀，温经通络。

【临床应用】用于治疗颈椎病、肩关节周围炎等。

【用法用量】同"活血通痹膏"。

【方解】上方以活血通络为主，天麻、葛根祛风通络，治项背强痛，当归、红花、乳香、没药、川芎、牡丹皮活血通经止痛，片姜黄行气活血，天南星、羌活、独活、防风、川椒、附子祛风除湿，温经散寒止痛，桑枝舒筋通络。

【注意事项】同"活血通痹膏"。

（八）腰膝通痹膏

【药物组成】生杜仲 50 g、海桐皮 30 g、防己 30 g、羌活 30 g、独活 30 g、乳香 30 g、没药 30 g、血竭 50 g、天南星 30 g、全蝎 10 g、蜂房 30 g、草乌 20 g、大黄 30 g、僵蚕 30 g、川芎 50 g。

【功效】补益肝肾，活血化瘀，通络止痛。

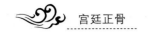

【临床应用】用于治疗腰痛、膝痹等。

【用法用量】同"活血通痹膏"。

【方解】上方以补益肝肾、活血止痛为主，生杜仲补肝肾，强筋骨，血竭、大黄、乳香、没药、川芎活血逐瘀止痛，防己、僵蚕、蜂房祛风通络止痛，全蝎、草乌、天南星、海桐皮、羌活、独活祛风湿，利关节，止痹痛。

【注意事项】同"活血通痹膏"。

（九）跌打万灵膏（散）

在跌打万应膏的基础上，刘钢教授在临床诊疗过程中进一步调整用药，研制出跌打万灵膏，其临床疗效较跌打万应膏有进一步提高。

【药物组成】刘寄奴 20 g、当归 20 g、赤芍 20 g、乳香 20 g、没药 20 g、苏木 30 g、骨碎补 30 g、土鳖虫 10 g、炙藤黄 15 g、雄黄 15 g、马钱子 3 g、天竺黄 20 g、大黄 30 g、血竭 20 g、三七粉 20 g、红花 20 g、全蝎 15 g、地龙 15 g、透骨草 30 g、自然铜 15 g。

【制作方法】同"跌打万应膏（散）"。

【功效】同"跌打万应膏（散）"。

【临床应用】同"跌打万应膏（散）"。

【用法用量】同"跌打万应膏（散）"。

【方解】上方以活血化瘀、接骨续筋为主，红花、当归、赤芍、乳香、没药、大黄、三七粉活血散瘀，骨碎补、自然铜、天竺黄、土鳖虫续筋接骨，破血逐瘀，促进骨折愈合，刘寄奴、血竭破血通经止痛，苏木、炙藤黄、雄黄、马钱子消肿止痛，全蝎、透骨草、地龙通经活络。

【注意事项】同"跌打万应膏（散）"。

第五节　宫廷正骨特色固定器具——元书纸排子

宫廷正骨学术体系从骨折愈合后的肢体功能出发，重视固定与活动在治疗上的作用。元书纸排子、固定垫及分骨垫一方面可有效控制对骨折断端不利的活动，保持局部的相对固定；另一方面因相对的不完全固定，为整个肢体和全身活动创造了条件，使肢体在愈合过程中可进行适当的功能锻炼，充分发挥活动对愈合的作用，从而达到愈合与功能恢复并进的目的。

一、元书纸排子的应用历史

上驷院绰班处在传统中医小夹板固定的基础上，以元书纸为材料制作成元书纸排子，用于骨折及脱位整复后的固定，并被宫廷正骨学术流派沿用至今。

元书纸古称赤亭纸，是一种以当年生的嫩毛竹为原料，靠手工制作而成的毛笔书写用纸，主产于浙江富阳区，生产历史悠久。元书纸在北宋真宗时期（公元998—1022年）就已被选作"御用文书纸"；又因当时的大臣谢富春支持此纸生产，故元书纸又有谢公纸或谢公笺之称。元书纸的特点是洁白柔韧，微含竹子清香，落水易溶，着墨不渗，久藏不蛀、不变色。在古代用于书画、写公文、制簿册等；中华人民共和国成立后，主要用于学生大楷簿、裱装画轴等。此外，元书纸还可作上等包装纸。手工元书纸对光可见一格一格清晰的纹帘。

二、元书纸排子的应用优势

（一）塑形简便

木质夹板虽然具有良好的韧性，便于塑形以适应肢体各部位的生理弧度，但相对于元书纸排子，木质夹板不易加工，塑形工艺复杂，操作费时费力。元书纸排子质地轻柔，制作和塑形都十分简便，一把剪刀，反复折叠几下即可完成。

（二）韧性强

元书纸纸质柔软，但由数十张元书纸经过反复折叠而成的纸排子具有与木质夹板相似的韧性，亦可起到外固定的支架作用。

（三）回弹性好

元书纸由植物粗纤维构成，元书纸排子较木质夹板具有更加柔和的机械弹性，更容易与人体表面紧密贴附，能较好地适应肢体内部压力的变化，随骨折后肢体粗细的变化而自动塑形。元书纸排子对肌肉的有益收缩活动影响较小，可把造成骨折再移位的消极因素转化为维持固定、矫正残余畸形的积极因素。当肢体肌肉收缩时，元书纸排子可吸收压力发生变形，肌肉舒张时，

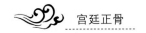

变形后的纸排子可弹性回位，几乎不会对肢体造成挤压伤，夏锡五先生言此为"随骨随形"。根据骨折及肢体部位的不同情况，可随时增减纸排子的数目，以调整纸排子固定的弹性和韧性，做到"随松随紧"。

（四）通透性高

基于元书纸的植物粗纤维结构，元书纸排子的透气性和吸附性比木质夹板强，这更有利于肢体在固定期间进行正常的皮肤代谢。

（五）稳定性好

表面上看元书纸排子固定的稳定性不如木质夹板，但只要约束力适中（使用2层或2层以上纸排子），元书纸排子就能保持骨折固定的稳定，且不干扰断端所承受的力学状态，并使断端获得有益于骨折愈合的生理应力，为骨折修复创造良好的力学环境。

（六）可操作性强

木质夹板固定大多使用布带扎缚或绷带包扎，不利于固定部位松紧度的调节及骨折愈合的后期调整。元书纸排子使用系"蝴蝶扣"捆扎法，能在不打开固定的情况下进行松紧度的调节。元书纸排子的放置和拆卸简便，方便换药及骨折后期调整。

（七）质轻

元书纸排子较木质夹板质量更小，不会加重肢体的负担，X射线的穿透性更强。

（八）成本低

元书纸排子的造价比木质夹板低廉，更容易被病人接受，且使用元书纸排子更有利于保护生态环境。

三、元书纸排子的使用方法

（一）用于骨折的元书纸排子的制作方法

选用质地优良的元书纸数十张，根据骨折部位，按特定方向反复折叠数层，用4~6张元书纸折成宽6~10 cm的大纸排子，用1~2张元书纸折成宽1~2 cm的小纸排子，再根据骨折肢体长短的不同对纸排子进行裁剪。使用前应将元书纸排子剪圆四角，周边剪出"犬牙"，以防止纸排子摩擦周边皮肤而形成水疱。

（二）元书纸排子的捆扎方法

骨折整复后，先用绷带在肢体骨折处缠裹1~2层，根据具体情况在适当位置安放加压垫或分骨垫，再沿肢体长轴放大纸排子2个，其长度不可超越关节，宽度以收紧后两个纸排子间留有1~2 cm的空隙为准，用寸带系"蝴蝶扣"，捆扎3~4道。如果骨折处的肢体较粗，骨折整复后不易稳定，则于大纸排子外再安放4~6个小纸排子，长度与大纸排子相同，厚度较大纸排子略厚，宽度以收紧后两个小纸排子间留有1 cm左右的空隙为度，再用寸带系"蝴蝶扣"，捆扎3~4道。在应用寸带捆扎纸排子时，先以一条居中捆扎，但不收紧，以便于放置纸排子，待大、小纸排子放置完成后，轻轻收紧，但不打结，再用另一条寸带先捆扎骨折远端，收紧、打结，再以一条寸带捆扎近端，收紧、打结，最后收紧中间寸带，打结。

元书纸排子的捆扎不可过松或过紧，捆扎过松则起不到固定作用，捆扎过紧则会出现挤压伤。纸排子捆扎过松时，可抓住寸带两端反向收紧；过紧则可抓住寸带任意一端，沿肢体长轴上下移动即可。寸带捆扎的松紧度以寸带可沿肢体长轴上下移动1 cm为度。大、小纸排子分两层使用，能提高元书纸排子固定的稳定性，保持良好的固定强度，纸排子之间所留的空隙较多，可减小固定对肢体血液循环的影响。

四、元书纸排子固定法的改进发展

宫廷正骨学术流派在原有元书纸排子固定法的基础上，依据多年积累的临床经验，不断改进纸排子的应用方法。在反复折叠的大纸排子中间加用瓦楞纸或硬纸板以加强纸排子的硬度，这样既不影响纸排子在固定中的"随骨随形"，又增加了纸排子的强度。增加纸排子的折叠次数也可提高纸排子的硬度、强度，但是折叠过度会导致纸排子厚度的增加，这样不利于发挥纸排子固定法在固定后便于功能锻炼的优势，还会影响固定后的相对美观，给病人带来了不便。因此，宫廷正骨学术流派在应用适度厚度的纸排子的同时，再于其间增加瓦楞纸或硬纸板，以增加纸排子的强度，如在治疗多发性肋骨骨

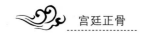

折时，应用"夹心"后的纸排子进行环绕胸腰部的固定，这是对《医宗金鉴》原有"裹帘"固定法意同法异的有效改进，降低了传统"裹帘"固定法发生皮肤压疮的可能性。"夹心"纸排子外以绷带缠绕，较前穿竹帘的绳索固定更具弹性，减少了原有固定物对呼吸的限制，减轻了病人伤后的不适症状，有利于病人损伤的修复，提高了病人对治疗的依从性。

第六节　宫廷正骨功力训练

要想正骨手法起到显著的疗效，医者就必须刻苦训练基本功。《医宗金鉴·正骨心法要旨·手法总论》曰："夫手法者，谓以两手安置所伤之筋骨，使仍复于旧也。但伤有重轻，而手法各有所宜，其痊可之迟速，及遗留残疾与否，皆关乎手法之所施得宜，或失其宜，或未尽其法也。"书中明确提出了手法的重要性，指出手法的优劣与医者基本功的强弱密切相关。

医者所练功法分为自我健身功法和临床基本功法。练习自我健身功法的目的是修炼元气，增强体质，提高耐力、爆发力，以满足临床诊疗的需要，此功具体包括对臂力、腕力、指力、腰腿之力等的练习。自我健身功法按方式又分为徒手锻炼和器械锻炼两种。徒手锻炼以太极拳为主，器械锻炼有如意棒练功、提卷铜砣、拉弓、抓揉沙袋等。长期坚持，功力自生。

一、自我健身功法

自我健身功法是通过气功、导引之法使医者的周身经络畅通，使"气"能随意而行，尤其是可用意念引"力"于指掌之间。实际手法操作时的意念锻炼也是一种重要的训练。通过进行自我健身功法的锻炼，医者可达到"手随心转，法从手出""法之所施，使患者不知其苦"的境界。

（一）如意棒练功法

1. 站立式静态练习法

首先要精神集中，调心入静，排除杂念，意念归一，心安神静，意守丹田（丹田位置：前对脐轮后对肾）。周身放松，即调身。呼吸自然，即调息。每分钟呼吸次数任其自然。调节呼吸时调其有而至无，无而至有，为其以神驭气，行之必住，住之必行，在乎行住之间而调之也，使之匀细深长。

两足平行分开与肩等宽，自然站立，腰部放松，足心虚含，足趾轻轻抓地，全身重心均匀地放在全脚掌。头直，顶虚，项正，微合双眼，神光内敛，双耳不闻杂音，口腔放松，舌顶上腭。身腰自然竖直，宽胸实腹，松肩坠肘，两肘放松，肘弯保持一定的弯曲度。双手心虚含，对持如意练功棒于身前，平脐。夹持时不可太紧，以能持住为度。

2. 站立式动态练习法

身法和呼吸调整完毕后，双手持如意练功棒由下向前上方反复做圆周运动，每分钟 36 次，共做 10 分钟。做此功法时，以意念导引内力发于丹田，提于胸而贯于臂，出于掌心劳宫穴。出左手经如意练功棒传于右手劳宫穴收回，出于右手则经如意练功棒传于左手劳宫穴收回，内力循环于两臂及胸心之间，并不外泄，直练至全身血脉周流微微发热。收功时将如意练功棒反方向转一周，从上向下收于脐前，内力由两掌劳宫穴收回，意念导引，藏于丹田，全身放松，调匀呼吸即可。

3. 站立式周天练习法

身法和呼吸调整完毕后，意守丹田 2 ~ 3 分钟。以意念领气，意想由丹田向下至前阴、后阴、尾闾；向上沿督脉至大椎、风府、百会；下至神庭、素髎、承浆；内至喉头，向下至天突、华盖；向左肩沿上臂、前臂至劳宫，通过如意练功棒向右劳宫，沿前臂、上臂、肩转向华盖，向下至丹田。再沿原路绕行 1 圈，最后回至丹田。2 次为 1 周，4 周为 1 组，每日可练 2 组。日久可以适当增加次数。

4. 坐式练习法

仰卧于床，双臂屈肘，松肩撑肘于床面，双手心虚合，对持如意练功棒于脐前。全身放松，意念归一，调息入静。口腔放松，舌尖轻抵上腭。双手持如意练功棒由下向上在胸前做圆周运动，可做 10 分钟，意念导引内力之法与站立式练习法相同。此功久练可增强功力。

（二）腕力功法

1. 拧棒功一式

截一圆滑木棒，长约尺许，径约八九分，双手虎口相对，正握平举。两足平行分开与肩等宽，自然站立，调匀呼吸，意念归一。左手握紧，右手向前拧动 30 次；然后右手握紧，左手向前拧动 30 次；再以左手握紧，右手向后拧 30 次；右手握紧，左手向后拧 30 次。右手握棒，向左手左前方推压，拧左腕至最大限度后，返回；左手握棒，向右手右前方推压，拧右腕至最大

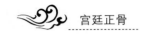
限度后，再返回。如此为1次，做20次。双手虎口向外，仰手反握木棒。右手由左手下前推至左前方，并由上方拉回，拧左腕至最大限度即收回；左手由右手下前推至右前方，并由上方拉回，拧右腕至最大限度即收回。如此为1次，做10次。

2. 拧棒功二式（提卷铜砣）

两足平行分开与肩等宽，自然站立，调匀呼吸，意念归一。双手握棒两侧（其棒中间钻孔系一重约1 kg之物）。

两臂伸直向前举起至与肩平，随即双手交替用力，使双手腕轮流向内扣紧，将重物缓慢提起。卷至近棒后，再使手腕轮流向外翻转放下，一卷一放为1次，重复上述动作，重物的重量要由轻到重逐渐增加，练功次数也要循功力的增加而逐渐增加。这是对前臂的综合锻炼，同时能增加腕关节的灵活性。重物在循原路放下时，必须抗阻还原，不能随惯性自由下落。

（三）臂力功法——拉弓

练功用具为硬弓1张，其弓力应由轻到重，每次开弓必须拉满，即开弓如满月。采取马弓步或骑马蹲裆式，下盘要稳，调匀呼吸，意念归一。胸前左右开弓各5~10次，背后左右开弓各5~10次，反背斜向上左右开弓各3~5次。此功可增强胸大肌、三角肌、前锯肌等肌群的肌力，临床时可增强拔伸牵引、端提、扳法、摇法、背法等手法的治疗效果。

（四）沙袋练习法

1. 马裆式指力功

双脚分开成骑马蹲裆式，调匀呼吸，意念归一。松肩坠肘，松腕，以双手拇指指端或指腹按摩沙袋10分钟，增强拇指的力量，按摩时要求力度刚中有柔，沉稳深透；或双手五指指端同时按压沙袋，反复锻炼，可增强五指的肌力；或拇指及其余四指指腹直接提拿沙袋，力量要均匀柔和，反复练习，频率不宜过快；或五指并拢，以指端为接触点，通过前臂及腕关节的活动，截击沙袋，久练可增强指力，提高捏法、拿法的临床疗效。

2. 马裆式掌力功

双脚分开成骑马蹲裆式，调匀呼吸，意念归一。松肩坠肘，松腕，以手掌之大、小鱼际及掌根部按摩沙袋。练功时要以前臂带动腕关节，动作要灵活，力量要持久、柔和、深透，左、右手交替练习，动作节奏不宜过快，力度切忌忽轻忽重。此功可以提高按、摩、推、拿四大基本手法的治疗效果。

二、临床基本功法

临床基本功法的练习是出师前不可缺少的一环，尤其是推按揉压、扳提背搭、拿拔牵拉等基本手法，必须熟练掌握，达到流畅自然。

临床基本功法的训练，主要是掌握一些基本方法，重在按照手法操作要求进行反复练习，可在沙袋、棉垫及人体上进行。练习要达到的目标是熟、有力且持久。熟就是要准确按要求规范操作，动作熟练。有力是指在操作时具有一定的力量，这种力量要随手法的进行而施加，不可僵化，手的动作要柔和。持久是在前两项的基础上能坚持较长的时间而不疲劳，不减力量。练习时，精神意念必然也集中于手，故而此法也是增加功力的一种方法。端、提、搬、抖等手法无法做具体的规范性动作训练，可以从发力及手、臂、腰身、步法的灵活程度上进行训练。

中　篇
宫廷正骨的临床应用

第三章　骨折病

第一节　骨折概论

一、骨折的定义

外伤或劳损等外力作用破坏了骨或软骨的完整性和连续性，称为骨折。

二、骨折的病因

（一）直接暴力

外来暴力直接作用于人体而造成骨折。直接暴力造成的骨折多为横断骨折、螺旋形骨折或粉碎性骨折，骨折处的软组织损伤较为严重，常伴有创口或严重挫伤。

（二）间接暴力

跌扑、负重、扭转等外来暴力作用于躯体，通过力的传导而造成骨折，骨折发生在远离外来暴力接触的部位。间接暴力造成的骨折多为斜形骨折或螺旋形骨折，骨折处的软组织损伤相对较轻。间接暴力包括杠杆暴力、扭转暴力、纵向传导暴力。

（三）肌肉牵拉

由于肌肉急骤地收缩和牵拉，拉断或撕脱肌肉附着处的骨骼而发生骨折。

（四）持续性劳损

骨骼长期反复受到震动或形变，集中作用于骨骼某一处，可逐渐形成骨折。此种为慢性骨折，为长期积累性外力所致，因此又称为疲劳骨折。

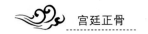

（五）其他因素

由于骨骼本身有病变，骨质已经遭到破坏，经受正常外力或轻微的外力即可导致骨折。骨折是原疾病发展的结果，也通常是原疾病引起人们注意的首要症状。这种由于疾病造成的骨折又称为病理性骨折。

三、骨折的分类

传统的骨折命名包括齐折、斜折、劈折、碎折、青枝骨折、裂隙骨折、惊纹骨折。

根据骨折处是否与外界相通分为闭合性骨折和开放性骨折；根据周围软组织和脏器损伤程度分为单纯性骨折和复杂性骨折；根据骨折损伤的程度分为不完全骨折（惊纹骨折、裂隙骨折）和完全骨折；根据骨折线的形态分为横断骨折、斜形骨折、螺旋形骨折、粉碎性骨折、嵌插骨折、压缩骨折、青枝骨折、骨骺分离、凹陷骨折；根据骨折后的时间分为新鲜骨折和陈旧骨折；根据受伤前骨质是否正常分为外伤性骨折和病理性骨折。

四、骨折的诊断

出现疼痛、肿胀、青紫瘀斑、功能丧失、肢体明显畸形、异常活动、骨擦音等症状、体征或有外伤史即可诊断为骨折。骨折的诊断以中医传统望、闻、问、切四诊为基础。

（一）望诊

正骨科的望诊，除对全身的神色形态与舌苔进行全面的观察外，对损伤局部及其临近部位也必须进行认真的观察。望诊包括望全身和望局部（肤色、畸形、肿胀、肢体功能）等。

1. 望全身

确定损伤的轻重。望神色，即观察病人神态色泽的变化。望形态，即观察病人身形、动作、姿态等，在肢体受伤较重时，多出现形态的改变。

2. 望局部

（1）望肤色。轻伤局部肤色多无显著改变。

（2）望畸形。骨折或脱臼后，肢体一般有明显的畸形，所以望畸形对于外伤的辨证是十分重要的，一些特定畸形有利于明确骨折的诊断。

（3）望肿胀。损伤以后局部多有肿胀，须观察肿胀的程度及肿胀处皮肤色泽的变化。新伤红肿较甚，陈伤肿胀不明显，局部色泽变化不大。

（4）望肢体功能。望肢体功能的变化应注意关节能否屈伸、旋转，这有利于早期明确诊断。

（二）闻诊

除了听病人的语言、呼吸、喘息、咳嗽、呕吐、呃逆等一般内容以外，伤科闻诊还应注意以下几点。

1. 听骨擦音

骨擦音是骨折的主要体征之一，伤骨在完全折断时，可听到骨擦音。《伤科补要》记载："骨若全断，动则辘辘有声；如骨损未断，动则无声；或有零星败骨在内，动则淅淅之声。"所以骨擦音不仅可以用于诊断骨折，还可以提示骨折的类型。如横断骨折，声音清脆而短；斜形骨折，声音低而长；粉碎性骨折，声音多而散乱如淅淅之声；骨裂及嵌插骨折，没有骨擦音或声音极轻微而细小。经治疗后，骨擦音消失则表示骨折已接续。但应注意，检查时不能为听到骨擦音而增加病人的痛苦。

2. 听筋的响声

宫廷正骨学术流派认为凡是骨折，则伤筋在先，诸筋均附着于骨，骨伤则筋必伤。一般大筋、小筋损伤以后，在检查时都有响声，其声音或清脆，或低如捻发音。

3. 听呻吟声及啼哭声

从病人的呻吟声和啼哭声中可辨别损伤之轻重。

（三）问诊

骨折辨证时除了应询问诊断学中的"十问"等内容和一般情况外，还须重点询问以下几个方面：受伤时的体位；受伤的过程与受伤的部位；受伤的时间；受伤后曾否晕厥、晕厥的时间，以及醒后有否再晕厥等；疼痛的程度是麻木、酸痛或剧痛；受伤后肢体的功能情况；是否经过治疗等。在问诊中，受伤时的体位最为重要，受伤时的体位不同，造成的伤情和受伤部位不同。

（四）切诊

骨折的切诊包括摸诊和脉诊两个重要内容，其中又以摸诊更为重要。摸

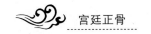

诊是伤科诊断中的重要环节之一。

1. 摸畸形

患部变形的高凸或凹陷，可以判断骨折的性质、位置、移位方向，以及重叠、成角或旋转畸形等情况。如横断骨折而有移位时，患部凹凸明显；若凸出不在同一水平线上，多为斜形骨折。

2. 摸灼热

局部的冷热程度，可以用于辨识热证或寒证。热肿一般表示新伤或局部瘀热；冷肿表示寒性病或气血受阻。

3. 摸压痛

压痛的部位、范围、程度可以用于鉴别伤骨和伤筋。有尖锐压痛处，表示有骨折；压痛面积较大、程度相仿，表示为伤筋。骨折的压痛部位沿着环形骨折线（环形压痛），则疼痛的性质多为针刺样，在患肢活动或患处被触碰时疼痛更为明显，不动时局部多为胀痛。斜形骨折压痛范围较横断骨折大。

4. 摸骨折线

骨折线的形状和走向根据骨折情况的不同而异，或横折，或斜折，或螺旋折，或碎折。

5. 摸异常活动

在摸肢体的长骨骨干时，若发现平时不能活动的部位有异常活动，则表示有骨折。

6. 摸骨擦感

在摸诊中，骨擦感是诊断骨折的重要指征，一旦明确，多可做出骨折诊断。

7. 脉诊

外损多实证，故脉象多以大、洪、实、紧等为顺，以微、小、虚、涩为逆。脉诊也会因损伤出血情况、疼痛剧烈程度、损伤轻重等出现顺逆变化。

附：《伤科补要》脉诊歌诀

伤科之脉，须知确凿。蓄血之症，脉宜洪大。失血之脉，洪大难握。蓄血在中，牢大却宜。沉涩而微，速愈者稀。失血诸症，脉必现芤。缓小可喜，数大甚忧。浮芤缓涩，失血者宜。若数且大，邪胜难医。蓄血脉微，元气必虚。脉症相反，峻猛难施。左手三部，浮紧而弦，外感风寒。右手三部，洪大而实，内伤蓄血。或沉或浮，寒凝气束。乍疏乍数，传变莫度。沉滑而紧，痰瘀之作。浮滑且数，风痰之恶。六脉模糊，吉凶难摸。和缓有神，虽危不哭。重伤痛极，何妨代脉，可以医疗，不须惊愕。欲知其要，细心习学。

（五）肢体测量

测量并对比患肢和健肢的长度、粗细、活动范围对损伤有辅助诊断作用。

五、骨折的治疗

宫廷正骨学术流派治疗骨与关节损伤的最终目标在于恢复肢体的功能，并在恢复功能的基础上最大程度地修复躯体或肢体的外观形态。

现代骨科奠基人之一 Robert Jones 早在 1921 年就说过："功能是矫形外科医师的目标，他的专业就是了解并选择最好的方法去获得功能。手法或手术只是治疗的开端，最卓越的功绩只能从它的功能上的成功来衡量。"

（一）治疗原则

宫廷正骨学术流派治疗骨折时始终遵循筋骨并重、动静结合、内外兼治的原则，坚持做到骨折整复不增加局部软组织损伤，骨折固定不妨碍肢体活动，从而达到促进全身气血循环、加速骨折愈合与功能恢复的治疗效果。

1. 筋骨并重

大凡骨折，伤筋在先，折骨在后。诸筋附于骨，外力作用于肢体时，肌肉、韧带、骨膜等组织首当其冲，外力进一步深入才造成骨折。因此必须把筋的治疗放到与骨的治疗同等重要的地位，并贯穿骨折治疗的全过程。复位时要注意对软组织的保护；复位后要加强对软组织的调治，包括调整筋位、解除筋挛、活血通络、消肿止痛等方面，尽量减少固定物对软组织的压迫和束缚。骨折中期配合按摩手法和舒筋药物，嘱病人做功能练习，防止组织粘连和肌肉萎缩。

2. 动静结合

（1）传统中医对动静结合的认识。"动"系全身（包括患肢关节和肌肉）的活动；"静"指骨折端的固定。骨折端应尽可能地固定，此处的"动"对骨折是不利的，全身的"动"，应在不影响骨折端固定的前提下进行（在适当外固定的控制下，骨折周围和沿骨干纵轴的肌肉收缩，可以加强骨折端的接触，因此肌肉的"动"有利于实现骨折端的"静"）。骨折外固定要不影响骨折上下关节的运动和骨折周围肌肉的收缩，并有利于骨痂的生成，以达到"动中有静，静中有动"。全身都需要动静结合，鼓励有利的动，限制不利的

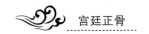

动，加强有利的静，避免不利的静。

（2）宫廷正骨学术流派对动静结合的认识。功能锻炼要在固定后即开始，贯穿整个治疗过程。骨折早期做远节关节活动，中期做近节关节活动，后期做损伤肢体及关节的活动。除此之外，伤后早期每3天复查1次，复查时解除固定，检查复位与固定情况，如效果满意，以骨科熥药热敷30～40分钟，再重新固定，嘱病人逐渐进行功能锻炼，以达到加强局部固定、加速气血流通、防止肌肉萎缩、促进骨折愈合、保证肢体功能恢复的目的。

3. 内外兼治

人体是有机的整体，外部肢体与内部脏器的功能是相互影响的，创伤后人体的各脏器功能也会发生变化。宫廷正骨学术流派认为骨与肾气有着密切的联系，骨为立身主干，并内藏精髓，肾藏精，精生髓，髓养骨，影响骨的成长、壮健与再生。《黄帝内经》中有"骨为干""肾主身之骨髓""骨者，髓之府，不能久立，行则振掉，骨将惫矣"等记载。《素问·生气通天论》中有"因而强力，肾气乃伤，高骨乃坏"的记载，说明肾气损可伤骨。因此在治疗骨折时，要重视肾骨同治，即内外兼治。

（二）手法治疗

骨折后通过手法使骨折端重新获得相对原状的措施称为手法整复。绝大多数骨折可以用手法复位，并取得满意的效果。骨折的整复手法是在正骨八法的基础上发展而来，秉承"知详备细，心慈术狠"的学术思想，以"正、整、接、实"为治疗原则，充分体现了宫廷正骨学术流派"轻、柔、透、巧"的手法特点。

骨折的手法整复可以单独施行，也可以配合其他方法进行，用于恢复骨骼正常的解剖位置，然后配合固定、功能锻炼、药物治疗，以便达到预期的效果。

1. 手法整复的时间

手法整复的时间原则上越早越好。伤后1～4小时，局部瘀肿较轻，肌肉未发生明显痉挛，整复操作较易，此为最佳整复时间。伤后4～8小时，瘀血未凝固变硬，整复效果亦佳。伤后1～2天或更迟一些，软组织肿胀不严重，又无其他并发症存在，手法整复也能获得良好的效果。

2. 手法整复的要求

手法整复要求及早、稳妥、准确、轻巧、用力均匀、动作连贯、外柔内刚，所施力量当轻则轻、当重则重，切忌猛力、暴力，医者要掌握准确时机，以确保不增加损伤，取得事半功倍的效果。施行手法整复时，可采用综合整复，复位时应争取一次完成。

3. 手法整复前的准备

（1）制定手法复位的方法。医者和助手应先对病人的全身和局部情况进行充分的了解，结合病史、受伤机制、临床检查结果及 X 线照片等做出诊断，明确骨折的部位、类型、移位方向，分析归纳后制定手法复位的方法、步骤及防止病人发生意外的措施，明确工作人员的职责，准备好夹板、压力垫、牵引装置等外固定器具，以免准备不充分影响手法复位的效果。

（2）患肢置于适当位置。将患肢置于适当的位置，使肢体的两组屈、伸拮抗肌群处于相对松弛的状态，以减少肌群对骨折端的拉力。如上肢骨干骨折，一般肩关节外展 90°、前屈 30°，肘关节屈曲 90°，前臂中立位，腕关节保持 0°；下肢骨干骨折，一般髋关节前屈 45°、外展 20°～30°，膝关节屈曲40°，踝关节屈曲 90°。通常按上述摆放，但也不尽一致，如髌骨骨折复位时，膝关节应保持 0°；股骨髁上骨折时，膝关节宜屈曲 90°～135°。

（3）仔细摸认。在手法整复前，虽然已制定了治疗计划，但在搬动病人或病人自行移动的过程中，骨折端的移位方向会发生改变，故影像学检查后还应仔细摸认骨折处，正如《医宗金鉴·正骨心法要旨·手法释义》记载："摸者，用手细细摸其所伤之处，或骨断、骨碎、骨歪、骨整、骨软、骨硬、筋强、筋柔、筋歪、筋正、筋断、筋走、筋粗、筋翻、筋寒、筋热，以及表里虚实，并所患之新旧也。先摸其或为跌扑，或为错闪，或为打撞，然后依法治之。"摸认时先用手细摸其骨折部，手法宜先轻后重，顺序为从上到下、从近端到远端，以了解骨折移位的情况，做到心中有数，以便进行准确的复位。

4. 手法整复的标准

（1）解剖复位。骨折之畸形和移位完全纠正，恢复了骨的正常解剖关系，对位（指两骨折端的接触面）和对线（指两骨折端在纵轴上的关系）完全良好时，称解剖复位。《医宗金鉴·正骨心法要旨·手法释义》指出，骨折复位必须达到"使断者复续，陷者复起，碎者复完，突者复平"的要求。解剖复位是最理想的复位，它可使骨折断端稳定，愈合快，功能恢复良好，因此，对每个骨折都应争取达到解剖复位。

（2）功能复位。骨折整复无法完全纠正某种移位，但骨折在此位置愈合

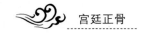

后，对肢体功能无明显妨碍者，称功能复位。对不能达到解剖复位者，应力争达到功能复位。功能复位的要求依病人的年龄、职业和骨折部位的不同而有所区别。功能复位的标准不尽一致，包括以下三种。①对线标准：骨折部的旋转移位、分离移位必须完全纠正。②对位标准：长骨干骨折对位至少应达 1/3，干骺端骨折对位至少应达 3/4。③长度标准：下肢骨折，处于生长发育期的儿童若缩短移位在 2 cm 之内且无骨骺损伤，可在生长发育过程中自行矫正，成人则要求缩短移位不超过 1 cm，否则可造成跛行。

（三）固定

固定的目的在于维持骨折整复后的位置，减轻疼痛，以利于骨折愈合。唐代蔺道人《仙授理伤续断秘方》云："凡夹缚用杉木皮数片，周回紧夹缚，留开皆一缝，夹缚必三度，缚必要紧。"清代吴谦《医宗金鉴·正骨心法要旨·器具总论》曰："跌扑损伤，虽用手法调治，恐未尽得其宜，以致有治如未治之苦，则未可云医理之周详也。爰因身体上下、正侧之象，制器以正之，用辅手法之所不逮，以冀分者复合，欹者复正，高者就其平，陷者升其位，则危证可转于安，重伤可就于轻。再施以药饵之功，更示以调养之善，则正骨之道全矣。"强调了骨折手法整复中应用器具的重要性，并详细记载了裹帘、振挺、披肩、通木、腰柱、竹帘、杉篱和抱膝等固定器具及其使用方法。具体介绍如下。

1. 裹帘

裹帘，以白布为之。因患处不宜他器，只宜布缠，始为得法，故名裹帘。其长短阔狭，量病势用之。

2. 振挺

振挺，即木棒也，长尺半，圆如钱大，或面杖亦可。盖受伤之处，气血凝结，疼痛肿硬，用此挺微微振击其上下四旁，使气血流通，得以四散，则疼痛渐减，肿硬渐消也。

用法释义：凡头被伤，而骨未碎筋未断，虽瘀聚肿痛者，皆为可治。先以手法端提颈、项、筋骨，再用布缠头二三层令紧，再以振挺轻轻拍击足心，令五脏之气上下宣通，瘀血开散，则不奔心，亦不呕呃，而心神安矣。若已缠头拍击足心，竟不觉疼，昏不知人，痰响如拽锯，身体僵硬，口溢涎沫，乃气血垂绝也，不治。

3. 披肩

披肩者，用熟牛皮一块，长五寸，宽三寸，两头各开二孔，夹于伤处，以棉绳穿之，紧紧缚定，较之木板稍觉柔活。

用法释义：凡两肩扑坠闪伤，其骨或断碎，或旁突，或斜努，或骨缝开错筋翻。法当令病患仰卧凳上，安合骨缝，揉按筋结，先以棉花贴身垫好，复以披肩夹住肩之前后，缚紧，再用白布在外缠裹毕，更用扶手板，长二尺余，宽三四寸，两头穿绳悬空挂起，令病患俯伏于上，不使其肩骨下垂。过七日后，开视之，如俱痊，可撤板不用；如尚未愈，则仍用之。若不依此治法，后必遗残患芦节。

4. 攀索

攀索者，以绳挂于高处，用两手攀之也。

5. 叠砖

叠砖者，以砖六块，分左右各叠置三块，两足踏于其上也。

用法释义：凡胸、腹、腑、胁、跌、打、蹦、撞、垫、努，以致胸陷而不直者，先令病患以双手攀绳，足踏砖上，将后腰拿住，各抽去砖一个，令病患直身挺胸；少顷，又各去砖一个，仍令直身挺胸。如此者三，其足着地，使气舒瘀散，则陷者能起，曲者可直也。再将其胸以竹帘围裹，用宽带八条紧紧缚之，勿令窒碍，但宜仰睡，不可俯卧侧眠，腰下以枕垫之，勿令左右移动。

6. 通木

用杉木宽三寸，厚二寸，其长自腰起上过肩一寸许，外面平整，向脊背之内面刻凹形，务与脊骨膂肉吻合，约以五分（分去声）度之，第一分自左侧面斜钻二孔，右侧面斜钻二孔；越第二分至第三分、四分、五分，俱自左右侧面各斜钻一孔，用宽带一条，自第一分上左孔穿入，上越右肩，下胸前，斜向左腋下绕背后，穿于第一分右次孔内；再用一带自第一分上右孔穿入，上越左肩，下胸前，斜向右腋下绕背后，穿入第一分左次孔内，两带头俱折转紧扎木上；第三分、四分亦以带穿之，自软肋横绕腹前，复向后穿入原孔内，紧扎木上；第五分以带穿入孔内，平绕前腹，复向后紧扎木上，切勿游移活动，始于患处有益。凡用此木，先以绵絮软帛贴身垫之，免致疼痛。

用法释义：凡脊背跌打损伤，膂骨开裂高起者，其人必伛偻难仰。法当令病者俯卧，再着一人以两足踏其两肩，医者相彼开裂高起之处，宜轻宜重，或端或拿，或按或揉，令其缝合，然后用木依前法逼之。

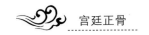

7. 腰柱

腰柱者，以杉木四根，制如扁担形，宽一寸，厚五分，长短以患处为度，俱自侧面钻孔，以绳联贯之。

用法释义：凡腰间闪挫岔气者，以常法治之。若腰节骨被伤错笋，膂肉破裂，筋斜伛偻者，用醋调定痛散，敷于腰柱上，视患处将柱排列于脊骨两旁，务令端正；再用蕲艾，做薄褥覆于柱上，以御风寒，用宽长布带，绕向腹前，紧紧扎裹，内服药饵，调治自愈。

8. 竹帘

竹帘者，即夏月凉帘也，量患处之大小长短裁取之。

用法释义：凡肢体有断处，先用手法安置讫，然后用布缠之，复以竹帘围于布外，紧扎之，使骨缝无参差走作之患，乃通用之物也。

9. 杉篱

杉篱者，复逼之器也。量患处之长短阔狭、曲直凸凹之形，以杉木为之。酌其根数，记清次序，不得紊乱，然后于每根两头各钻一孔，以绳联贯之。有似于篱，故名焉。但排列稀疏，不似竹帘之密耳。

用法释义：凡用以围裹于竹帘之外，将所穿之绳结住，再于篱上加绳以缠之，取其坚劲挺直，使骨缝无离绽脱走之患也。盖骨节转动之处，以骨节甚长之所，易于摇动，若仅用竹帘，恐挺劲之力不足，故必加此以环抱之，则骨缝吻合坚牢矣。

10. 抱膝

抱膝者，有四足之竹圈也。以竹片作圈，较膝盖稍大些须，再用竹片四根，以麻线紧缚圈上，作四足之形，将白布条通缠于竹圈及四足之上。用于膝盖，虽拘制不致痛苦矣。

用法释义：膝盖骨覆于楗、胻二骨之端，本活动物也。若有所伤，非骨体破碎，即离位而突出于左右，虽用手法推入原位，但步履行止，必牵动于彼，故用抱膝之器以固之，庶免复离原位，而遗跛足之患也。其法将抱膝四足，插于膝盖两旁，以竹圈辖住膝盖，令其稳妥，不得移动，再用白布宽带紧紧缚之。

宫廷正骨学术流派的医家在 200 多年的传承中，对上述传统器具进行了较大的改良，且除使用上述器具外，更善用元书纸排子进行骨折固定。关于元书纸排子的制作、固定、捆扎方法第二章中已有详细介绍，这里不再赘述。

（四）药物治疗

宫廷正骨学术流派治疗骨折的内服药物主要有正骨紫金丹，外用药物为跌打万应膏、骨科熥药等。临床中视病情需要内治、外治结合，灵活运用。

（五）功能锻炼

功能锻炼是骨折治疗的重要组成部分。骨折经固定后，病人必须尽早进行功能锻炼，在解除疼痛的情况下做全面的主动锻炼，从而发挥固定（静）与锻炼（动）对骨折愈合的积极作用。功能锻炼必须有关节的活动和肌肉的主动收缩，这样才能加速局部和全身的气血循行，促进骨折愈合，尽快恢复患肢肌肉、关节等的功能，预防肌肉萎缩、骨质疏松、肌腱挛缩、关节僵硬等并发症。

1. 骨折整复后 2 周内

此期为筋骨的修复阶段，锻炼的目的是加强气血循环，消瘀退肿。方法是患肢肌肉做舒缩活动，但骨折部上下关节不活动或轻微活动。健肢及身体其他各部位关节也应进行锻炼，卧床者必须加强深呼吸练习，并结合自我按摩。锻炼时以健肢带动患肢，次数由少到多，时间由短到长，活动幅度由小到大，以患部不疼为原则，切忌任何粗暴的被动活动。

2. 骨折整复后 2 周后

此期骨折部日趋稳定，功能锻炼的目的是增强机体祛瘀生新、和营续骨的能力，预防肌肉萎缩、关节僵硬等并发症。锻炼的形式除继续进行患肢肌肉的舒缩活动外，还应在医务人员的帮助下逐步活动骨折部上下关节。动作应缓慢，活动范围应由小到大，接近临床愈合时应增加活动次数，加大锻炼幅度和力量。

3. 骨折夹缚固定解除后

此期骨折已临床愈合，锻炼的目的是尽快恢复患肢关节功能和肌力，达到筋骨强劲、关节滑利。锻炼时以加强患肢各关节的活动为重点，上肢着重各种动作的锻炼，下肢着重行走负重训练。部分功能恢复困难或已有关节僵硬者，可配合按摩推拿手法，协助舒筋活络。

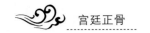

六、骨折的愈合过程及影响因素

（一）骨折的愈合过程

骨折愈合过程是祛瘀、生新、成骨的过程，整个过程是持续的、渐进的。现代骨科学将骨折愈合过程分为血肿机化期、原始骨痂期和骨痂改造期。

（二）影响骨折愈合的因素

1. 全身因素

全身因素包括病人的年龄、健康状况等。病人越年轻，健康状况越好，骨折愈合的速度就越快；反之，骨折愈合的速度越慢。

2. 局部因素

（1）断面的接触。在骨折端存在接触的基本条件下，断面接触多者愈合容易，断面接触少者愈合较难。整复后对位良好者骨折愈合快，对位不良者骨折愈合慢；斜形、螺旋形骨折比横断骨折愈合快。

（2）骨折端血液供应。血液供应的好坏是决定骨折愈合快慢的一个重要因素。松质骨由于血运十分丰富，骨折后容易愈合。某些骨干部位骨折后，缺乏滋养血管的一端只保留来自邻近关节部位的血液供应，因此愈合能力差。若一骨折端完全丧失血液供应，则可发生缺血性坏死。当一骨折端发生缺血性坏死，如果复位正确且固定充分，另一血液供应正常的骨折端内的毛细血管连同破骨细胞及成骨细胞可长入坏死骨内，进行爬行替代，清除坏死骨，重建新生骨组织，但此类骨折愈合所需的时间很长。当一骨有数段骨折时，由于血液供应破坏严重，骨折愈合速度也较慢，往往有正常血液供应的一端先愈合，缺乏血液供应的另一端后愈合。

（3）软组织损伤程度。如软组织损伤严重，骨膜受损也比较严重，则骨折端血肿较大，机化速度较慢，成骨细胞接近、会合的过程随之减缓，从而影响骨折的愈合。

3. 治疗措施因素（只针对闭合手法整复）

（1）手法整复。粗暴或反复多次的手法整复会增加二次创伤的机会，再次损伤软组织和骨外膜不利于骨折的愈合，还可能使骨失去稳定性，在一定程度上延长了骨折愈合的时间。

（2）牵引治疗。若在骨折的牵引治疗中牵引过度，则肢体变长，引起血管痉挛，整个肢体血供不良，会导致骨折迟缓愈合或不愈合。过度牵引造成骨折端分离，失去接触，也是影响愈合的原因之一。

（3）固定。骨折整复后，固定范围不够、固定位置不当或固定时间过短，都会在不同阶段增加骨折端的剪力或旋转力，干扰骨痂的生长或破坏愈合中的骨痂，使骨折迟缓愈合或不愈合。

（4）功能锻炼。违反练功原则进行活动，可使骨折端产生剪力、成角及扭转应力，不但会影响骨折的愈合，而且可能导致骨折再移位。

第二节　常见骨折的诊疗

一、前臂骨折

前臂骨折在临床中比较常见，《医宗金鉴·正骨心法要旨·臂骨》对臂骨有这样的论述："臂骨者，自肘至腕有正辅二根，其在下而形体长大，连肘尖者为臂骨；其在上而形体短细者为辅骨，俗名缠骨。叠并相倚，俱下接于腕骨焉。"现代骨科学根据受伤的具体部位，将前臂骨折细分为尺桡骨干双骨折、桡骨干骨折、尺骨干骨折、桡骨下端骨折、桡骨头骨折、尺骨鹰嘴骨折等。

（一）病因病机

前臂骨折多由直接暴力或间接暴力所致。直接暴力主要为打击、挤压或碰撞等；间接暴力多为跌倒时手掌或前臂以不同角度、不同位置着地，产生的沿肢体向上传导的暴力。直接暴力所致的前臂骨折多为粉碎性骨折或横断骨折，尺桡骨干双骨折的骨折线往往在同一平面上。间接暴力所致的前臂骨折多为螺旋形或斜形骨折。完全骨折由暴力作用及伸、屈肌群和旋转肌群的牵拉所致，骨折端常发生重叠、成角、旋转或侧方移位。

（二）临床表现

伤后病人健侧的手托扶患侧前臂。大多数病人腕关节上方或前臂处有明显肿胀或畸形，大部分病人受伤局部都会出现不同程度的青紫肿胀，骨折畸形的病人肿胀最为明显，也有部分病人局部不会出现肿胀现象。骨折严重者患肢呈"餐叉样"或"锅铲样"，腕关节及前臂的活动功能部分或完全丧失。

骨折后骨折端移位明显者常出现典型的畸形，手指做握拳动作时局部疼痛加重，有纵向扣击痛。根据局部肿胀、疼痛、畸形及受伤史、前臂旋转功能丧失、骨擦音、异常活动、X线检查，可做出诊断。不完全骨折和无明显移位骨折症状较轻，尚有部分旋转功能，容易被忽视，必须仔细检查，否则容易漏诊。若早期的X线片无异常表现，但临床症状和体征明显，应在伤后1周重新拍片，此时往往骨折线可清晰地显示出来。

（三）治疗方法

1. 手法整复

（1）前臂尺桡骨干双骨折。若其中一骨干为横断或锯齿形的稳定性骨折，而另一骨干为斜形或粉碎性的不稳定性骨折时，应先整复稳定性骨折，并以此作为支架，然后再整复另一骨干的不稳定性骨折。若先整复不稳定性骨折，待整复另一骨干时，不稳定性骨折容易发生再移位。

1）拔伸牵引手法。病人采用坐位，患肩外展70°~90°。一助手站在病人患侧后方，用双手合掌握住患侧前臂近端。另一助手站在患侧前方，双手分别握住患肢手部大、小鱼际。医者站在患肢移位一侧，一手握住骨折近端，另一手拿住骨折远端。助手二人同时用力，沿患肢纵轴均匀拔伸牵引。医者用双手握住患肢协助牵引，感受骨折移位的变化情况，并用双手拇指在骨折处两侧推按，以矫正骨折的重叠和成角畸形。

依据骨折远端对骨折近端的原则，将前臂远侧段根据近侧段旋转的方向而置于一定的位置，继续牵引，以矫正旋转畸形。

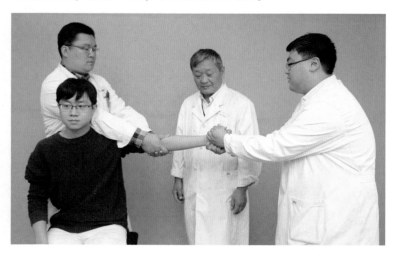

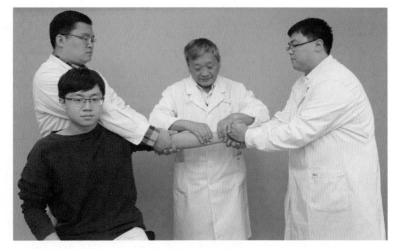

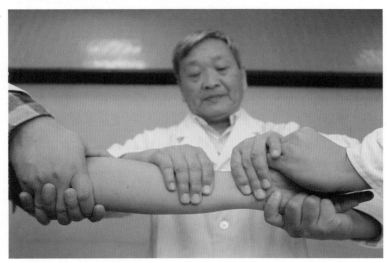

2）折顶手法。单纯依靠拔伸牵引无法完全矫正骨折重叠移位时，宜采用此法。医者双手先将骨折近、远端方向移位矫正为单纯的同一方向的掌、背侧重叠移位，然后双手拇指在背侧按住突出的骨折断端，其余四指托住掌侧下陷的骨折另一断端。待各手指放置准确后，在较轻的牵引下，慢慢地将断端向原来成角变位的方向加大成角，同时双手拇指由背侧推按突出的骨折断端。待成角加大到一定程度，感到两骨折端同一侧的皮质对端相顶后，骤然回向反折。反折时，拇指继续向掌侧推按背侧突出的骨折断端，而食、中、环三指用力向背侧托顶下陷的骨折另一断端。折顶手法方向可正可斜，力量可大可小，完全依骨折断端移位的程度及方向而定。

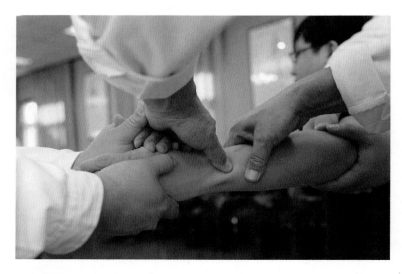

（2）斜形或螺旋形骨折。骨折端有侧方移位，单靠拔伸牵引无法矫正重叠移位时，宜采用回旋捺正法进行整复。

病人采用坐位，患肩外展 70°～90°。两助手略加牵引，医者一手固定骨折近端，另一手将骨折远端按造成侧方移位的路径，紧贴骨折逆向回旋，矫正移位，使两骨折面对合，再相对挤按捺正，使两骨折面紧密接触。回旋时，两骨折端要互相紧贴，以免损伤血管神经或加重软组织损伤。

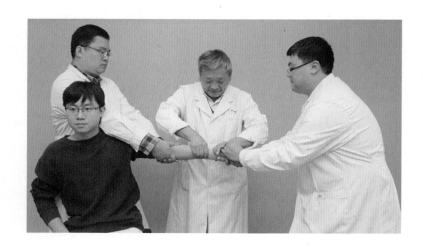

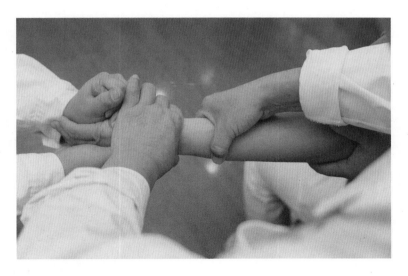

2. 手法要点

医者一边配合助手做拔伸牵引，一边用双手拇指在骨折处进行触摸，以感觉骨折两断端位置的变化情况。当触及骨折断端的重叠移位因拔伸牵引而改善时，再用拇指在局部用力进行反复推挤，使重叠移位的骨折断端逐渐趋于复位。折顶手法方向可正可斜，力量可大可小，完全依骨折断端移位的程度及方向而定。回旋捺正法在回旋时，两骨折端要互相紧贴，以免损伤血管神经或加重软组织损伤。

骨折整复基本完成后，医者双手握住骨折的两个断端，进行反复的牵拉挤压，目的是调整整复后骨折断端的位置，使骨茬尽可能完全对齐。

3. 固定与药物治疗

整复满意后嘱助手保持双手拔伸姿势。将跌打万应膏均匀涂抹于敷料或棉布上，涂抹面积约 20 cm×15 cm，厚度约 2 mm。将敷料或棉布贴敷于患处，轻轻按压，使之与皮肤充分贴合，外用绷带缠绕包扎数层。根据情况在适当位置安放加压垫或分骨垫。采用元书纸排子进行固定。沿肢体长轴放 2 个大纸排子（宽度约 4 cm，长度由肘下至腕横纹，不可超越关节），并于大纸排子外再均匀放置 4 个小纸排子（长度与大纸排子相同，厚度略大于大纸排子，每个小纸排子的宽度，以收紧后每个小纸排子之间留有 1 cm 左右的空隙为度），用寸带系"蝴蝶扣"，捆扎 3 道。固定后，将患肢屈肘 90°，上臂内收内旋于中立位，依附于胸前，并用三角巾悬吊于胸前固定。

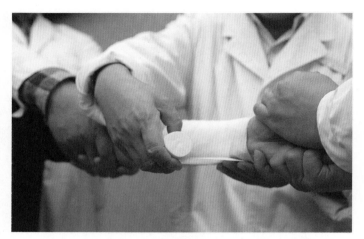

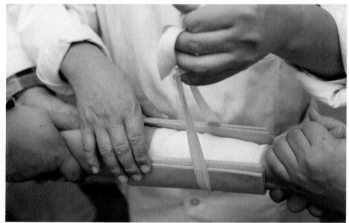

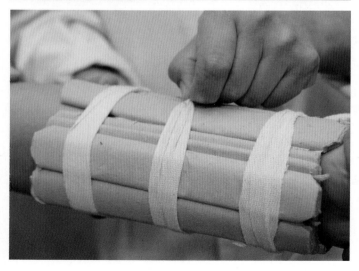

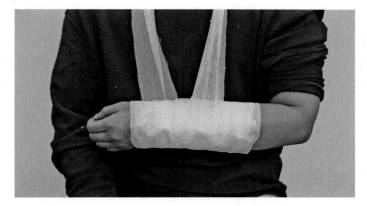

外用跌打万应膏后，如无皮疹或明显瘙痒等过敏症状，隔日换药或每周换药2～3次，每次换药时均施以轻柔的顺骨折方向的推、挤、捋、揉等手法，以促进肿胀、瘀血的消退。

视骨折愈合的情况，4周左右可拆除外固定的元书纸排子，进行功能锻炼，以避免周围组织粘连及关节活动功能受限。

（四）护理与愈后

骨折一经整复与固定，即可进行功能锻炼，鼓励病人积极做指间关节、掌指关节的屈伸锻炼及肩肘部活动。卧床时用枕垫抬高患肢，以利于肿胀的消退。应注意患肢的肿胀情况及手的温度、颜色和感觉，随时调节元书纸排子固定的松紧度，以免因肿胀消退、固定松动而发生骨折重新移位；如出现前臂及手部肿胀严重、皮温低下、手指发绀、感觉麻木、疼痛难忍，应立即检查固定，适当放松。解除固定后，做腕关节屈伸和前臂旋转活动锻炼。

二、锁骨骨折

锁骨骨折是常见的上肢骨折之一，古称缺盆骨损折、锁子骨断伤、井栏骨折断等。关于锁骨，《医宗金鉴·正骨心法要旨·锁子骨》曰："锁子骨，经名拄骨。横卧于两肩前缺盆之外，其两端外接肩解。"锁骨呈"S"形，是人体上肢与躯干的唯一骨性连接。

（一）病因病机

锁骨骨折多为间接暴力所致，也可由直接暴力造成。《医宗金鉴·正骨心法要旨·锁子骨》云："击打损伤，或骑马乘车，因取物偏坠于地，断伤此

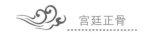

骨。"行路、骑车、打球或追逐嬉戏而不慎跌扑，或从高处坠下时，身体向一侧倾斜，上肢外展，肘部或手掌先着地，或肩部外侧着地，向上传导的间接暴力从肩锁关节传至锁骨，与身体向下的重力交会成剪力，而造成锁骨骨折。

青少年和成人因间接暴力而发生的锁骨骨折，多为横断或短斜形骨折。骨折好发于锁骨中 1/3，在喙锁韧带与胸锁乳突肌锁骨头抵止部之间。骨折端除有重叠移位外，内侧段可因胸锁乳突肌的牵拉向后上方移位，外侧段则由于上肢的重力和胸大肌的牵拉而向前下方移位。

直接暴力作用于锁骨可造成横断或粉碎性骨折，常发生于锁骨外 1/3。

（二）临床表现

伤后病人常用健侧的手托扶患侧肘部，骨折局部肿胀，锁骨上、下窝变浅或消失，甚至有皮下瘀斑，骨折处异常隆起，患肩下垂并向前、向内倾斜。头部多向患侧倾斜，下颌偏向健侧，以松弛胸锁乳突肌的牵拉而减少疼痛。骨折处压痛明显，局部肌肉痉挛。完全骨折者可于皮下摸到移位的骨折端，并有异常活动和骨擦音，患侧上肢外展和上举活动障碍。骨折重叠移位者，两侧从肩外侧至前正中线的距离不等长，患侧较健侧短 1～2 cm。

绝大多数的锁骨骨折可通过 X 线检查出来，检查结果可用于明确诊断并指导治疗。其他检查（如 CT、MRI 等）可用于检查锁骨及周边软组织情况，明确有无韧带损伤等。如合并神经、血管损伤，则需进一步进行肌电图等检查。

锁骨外 1/3 骨折常被局部挫伤的症状所掩盖，容易被漏诊。凡肩峰部受直接暴力打击者，应仔细对比检查两侧肩部，了解锁骨有无畸形、压痛，并且可用一手固定病人肩部，拇指按于锁骨处，另一手托患侧肘部向上推送，了解有无异常活动，以免漏诊。锁骨外 1/3 骨折与肩锁关节脱位均有肩外侧肿胀、疼痛，必须加以鉴别。

（三）治疗方法

1. 手法整复

《医宗金鉴·正骨心法要旨·锁子骨》云："断伤此骨，用手法先按胸骨，再将肩端向内合之，揉摩断骨令其复位。"

一助手站于患侧，握住患侧腕关节或前臂。另一助手站在患侧后方，一手前臂托患侧肩腋部，一手握持患侧上臂。两助手协同用力，架肩上提患侧上肢，同时使患侧肩部后伸。医者站于患侧前方，一手轻扶患侧骨折近端，另一手五指拿捏骨折远端向骨折近端靠拢，并在骨折处周围挤按，矫正前后、左右移位，使骨折逐渐复位。医者对患处进行触碰检查，确认整复是否彻底。

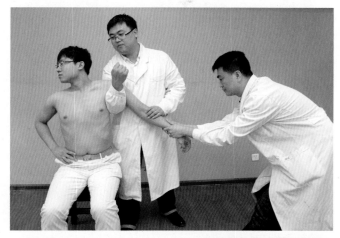

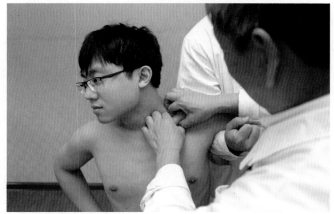

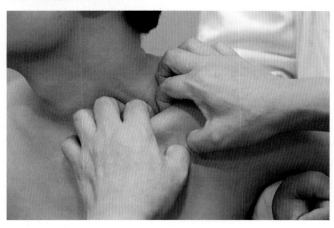

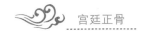

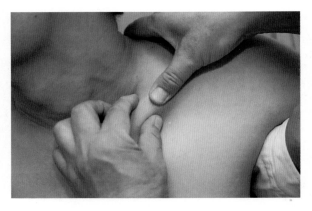

2. 手法要点

　　助手架肩上提要充分，这样才能使重叠移位的骨折断端被完全牵拉开，便于医者进行整复。医者应尽量用拇指对骨折断端进行挤按，以使骨折断端对位良好，一般单手即可整复，必要时可用双手。

3. 固定与药物治疗

　　整复满意后嘱病人保持双手叉腰姿势。采用元书纸排子进行固定。将跌打万应膏均匀涂抹于敷料或棉布上，涂抹面积约 10 cm×15 cm，厚度约 2 mm。将敷料或棉布贴敷于患处，轻轻按压，使之与皮肤充分贴合，外用绷带缠绕包扎数层。移位明显者可在骨折部放置加压垫。将条形加压垫厚的一端放于锁骨上窝内，紧压近端骨折端，使之向下、向前，薄的一端搭于锁骨上，以胶布将加压垫固定于皮肤上，然后外盖平垫，用 2 条胶布固定。采用双肩横 "8" 字绷带固定法固定，即在两腋下各置一团大棉卷，用绷带从患侧肩后起，经患侧腋下，绕过肩前上方，横过背部，经健侧腋下，绕过健侧肩前上方，再绕回背部至患侧腋下，如此反复包绕 8~12 层，用胶布粘贴绷带末端。包扎后用三角巾悬吊患肢于胸前。

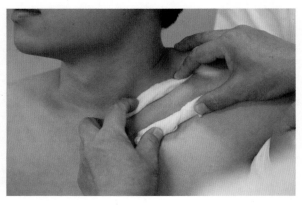

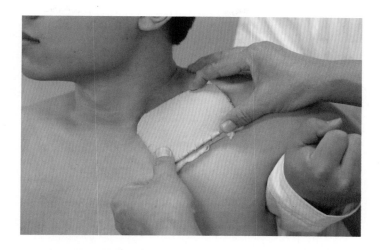

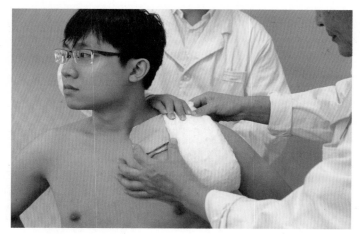

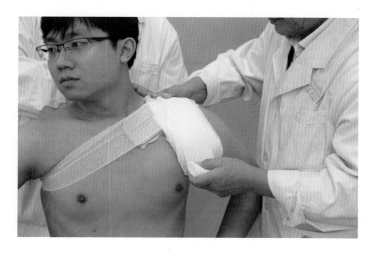

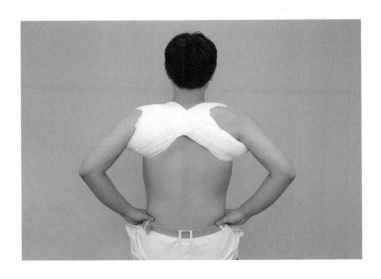

部分锁骨骨折亦可用单肩斜"8"字绷带固定法，此法亦称"人"字绷带固定法。固定时用绷带从患侧肩上开始，经骨折处斜过胸前至健侧腋下，再斜向上方，经上背部至患肩上前方，再绕过患侧腋下，绕回患侧肩上至骨折处，如此反复包绕8～12层。

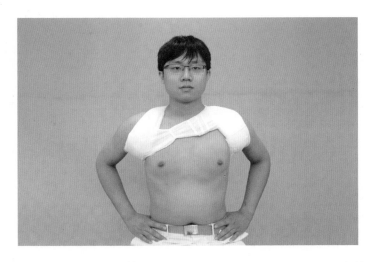

外用跌打万应膏后如无皮疹或明显瘙痒等过敏症状，隔日换药或每周换药2～3次，每次换药时均施以轻柔的顺骨折方向的推、挤、捋、揉手法，以促进肿胀、瘀血的消退。视骨折愈合的情况，4～6周可拆除外固定，进行肩关节功能锻炼，以避免周围组织粘连及关节活动功能受限。

（四）护理与愈后

骨折整复固定后，需经常注意调节绷带的松紧度。过松则会失去固定作用，导致骨折移位；过紧则易导致腋窝处受压，严重时可造成神经、血管损伤。若出现上肢麻木、肿胀、冰凉，应马上就诊或复查。治疗期间，活动不宜过多，应尽量卧床休息，粉碎性骨折病人尤应如此。睡眠时应仰卧、免枕，于肩胛间区垫一窄枕，以使两肩后伸。骨折固定后，初期可做腕、肘关节屈伸活动，中后期逐渐做肩部功能锻炼，重点是做肩外展和旋转运动，防止肩关节因固定时间较长而功能受限。

三、肱骨髁上骨折

肱骨髁上骨折，又名臑骨下端骨折，多为间接暴力所致。因在儿童时期，肱骨髁上为肱骨的薄弱部位，故肱骨髁上骨折为儿童常见骨折之一。肱骨髁上为松质骨部位，血运较丰富，因此该部位骨折多能按期愈合，很少发生不愈合的情况。

（一）病因病机

《医宗金鉴·正骨心法要旨·臑骨》云："臑骨，即肩下肘上之骨也。自肩下至手腕，一名肱，俗名胳膊，乃上身两大支之通称也。或坠车马跌碎，或打断，或斜裂，或截断，或碎断。"根据所遭受暴力及移位的不同，可将肱骨髁上骨折分为伸直型肱骨髁上骨折和屈曲型肱骨髁上骨折，以伸直型肱骨髁上骨折最为常见。

1. 伸直型肱骨髁上骨折

跌倒时，肘关节在半伸位，手掌着地，暴力经前臂向上传导，作用于肱骨下段，将肱骨髁部推向后方，由上向下的身体重力将肱骨上段推向前方，暴力和身体重力形成的剪力可使肱骨下端骨质薄弱处发生骨折。此类骨折多为斜形骨折，骨折线从前下方斜向后上方；亦有横断或粉碎性骨折者，骨折远段移向后方，骨折近段移向前方。此类骨折严重时，可并发血管、神经损伤。伸直型肱骨髁上骨折又分为尺偏型和桡偏型。

2. 屈曲型肱骨髁上骨折

此类骨折比较少见，多为直接外力所致。跌倒时肘关节屈曲，后部着地，暴力由肘部传到肱骨下端导致骨折。此类骨折骨折线由后下方斜向前上方，

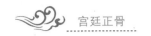

骨折远段向前上方移位。此类骨折很少合并血管、神经损伤，也不会发生桡偏移位和尺偏移位。

（二）临床表现

伤后病人健侧上肢托扶患侧上肢，患侧肘部呈半屈曲位，有明显畸形，且局部肿胀疼痛，甚至出现张力水疱、关节功能丧失。在患侧肘关节周围可触摸到明显肿胀和"靴状"畸形，肘前与肘后三角区上部分别可触及突出的骨折近端和远端，骨折线多从前下方斜向后上方，沿骨折线压痛明显，如针刺样，当肢体活动或局部被碰触时疼痛加剧。本类型骨折会出现比较明显的骨擦音，据 X 线正、侧位片可明确诊断和了解骨折形态及移位情况。移位严重时可合并血管、神经损伤，故必须检查患侧手部的感觉和运动、桡动脉的搏动及指端的血液循环情况。

（三）治疗方法

无移位的青枝骨折、裂纹骨折或有轻度前后成角移位但无侧方移位的骨折，不必整复，可用直角夹板并肘"8"字绷带固定。新发的肱骨髁上骨折伴有移位，但肿胀不严重，无血管、神经损伤者，均可采用手法整复及小夹板绷带固定。肱骨髁上骨折合并神经损伤者，绝大多数是合并神经挫伤，合并神经断裂伤者极为少见。因此肱骨髁上骨折合并神经损伤者在移位整复后也大都可恢复正常。虽然如此，但对肱骨髁上骨折合并神经损伤者在治疗过程中应密切观察。

1. 手法整复

《医宗金鉴·正骨心法要旨·臑骨》云："打断者有碎骨，跌断者则无碎骨，壅肿疼痛，心神忙乱，遍体麻冷，皆用手法，循其上下前后之筋，令得调顺，摩按其受伤骨缝，令得平正。"

（1）骨折远段尺偏移位与桡偏移位。病人一般采用坐位。一助手站于病人患侧肩后，双手合拢握住患肢骨折近端。另一助手站在患肢前方，双手握住患肢腕关节。两助手沿患肢上臂纵轴方向做对抗拔伸牵引。医者双手置于上臂骨折远近两端，执近端手拇指置于骨折近端外侧，余四指固定骨折近端内侧。当医者感觉到骨折断端被充分牵拉开后，拇指用力向内侧推按，矫正远段向尺侧的移位。若为桡侧移位，则整复方法同上，唯手指推按处和用力方向与尺偏移位相反。如果骨折移位嵌插紧密，不易牵拉，可做轻微摇晃推碰，使嵌插松动，再行拔伸牵引。

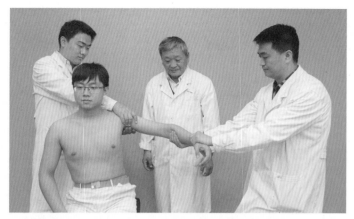

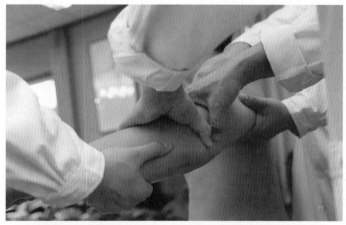

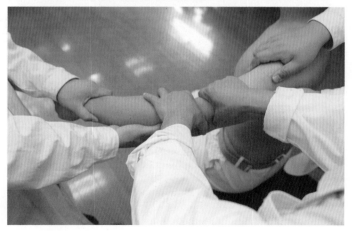

（2）骨折远段向后方移位的伸直型肱骨髁上骨折。病人一般采用坐位。整复左右移位时，一助手站于病人患侧肩后，双手握持患肢近端。另一助手站在患肢前方，双手握住患肢腕关节。两助手沿患肢上臂纵轴方向做对抗拔伸牵引。医者双手分别握持骨折近端、远端，调整骨折左右移位。整复前后移位时，医者接替患肢前方的助手，与另一助手做对抗拔伸牵引，同时进行骨折整复。医者双手握持患肢肘部，两拇指放在骨折近端的前方，并向后方按压，其余四指在患肢肘后顶住骨折远端的后方用力向前推，同时将患肢肘关节屈曲至90°或大于90°。

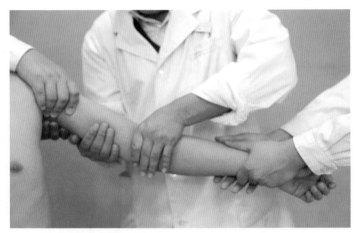

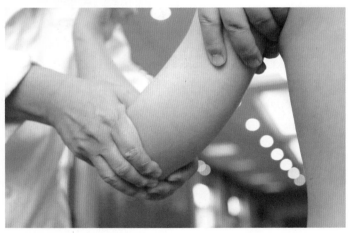

（3）骨折远段向前方移位的屈曲型骨折。病人一般采用坐位。一助手站于病人患侧肩后，双手合拢握住患肢骨折近端。另一助手站在患肢前方，一手拿住患肢腕关节，另一手握住骨折远端。两助手沿患肢上臂纵轴方向做对抗拔伸牵引。医者双手执骨折远端，两拇指抵骨折远端，余四指托顶骨折近端，拇指在患肢肘前顶住骨折远端的前方向后按压，余四指置于骨折近端的后方向前方端提，同时将患肢肘关节屈曲至60°。整复后须检查肘后三角。

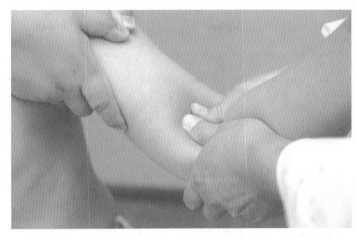

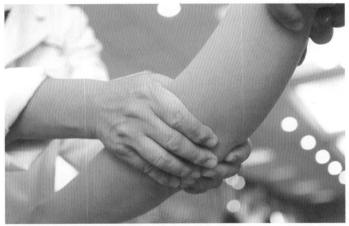

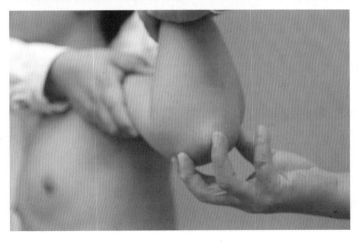

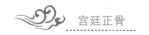

2. 手法要点

做对抗拔伸牵引时，须沿患肢上臂纵轴方向。由于肱骨髁上骨折的骨折线多为斜行，且骨茬较大，在拔伸过程中有时需要医者轻微晃动肘关节，使相互嵌插的骨茬松动，以便于牵引整复。医者在拔伸牵引的过程中，如感到骨折断端移位结构有松动，应一手将患肢缓慢伸直，继续做拔伸牵引，另一手在局部用力进行反复推挤，使骨折断端逐渐复位。

伸直型和屈曲型肱骨髁上骨折整复后，均应在患肢远端做纵轴碰触、加压，以稳定骨折断端。肱骨髁上骨折有重叠、缩短移位时，整复手法以拔伸法和捺正法为主，不宜用折顶法，以防止尖锐的骨折端刺伤血管、神经。

3. 固定与药物治疗

医者对患处进行触碰检查，整复满意后将患肢屈肘90°。将跌打万应膏均匀涂抹于敷料或棉布上，涂抹面积约 10 cm×15 cm，厚度约为 2 mm。将敷料或棉布贴敷于患肢肘关节内、外侧，并轻轻按压，使之与皮肤充分贴合，外用绷带缠绕包扎数层。采用元书纸排子进行固定，用大纸排子 2 个、小纸排子 6 个，大纸排子宽 4~6 cm，小纸排子宽约 1 cm。纸排子固定采用寸带捆扎，先固定骨折近端，再固定骨折远端，最后固定中间。固定后上臂内收、内旋，并用三角巾悬吊于胸前。

（1）尺偏与桡偏型肱骨髁上骨折固定。患肢内、外侧放置大纸排子，内侧大纸排子长度由腋窝至肱骨内上髁下 1 cm，外侧大纸排子长度由腋平面至肱骨外上髁下 1 cm。前、后侧各放置 1 个小纸排子，其长度由腋平面至肘关节。余下 4 个小纸排子（2 个与内侧大纸排子等长，2 个与外侧大纸排子等长）分别放在大纸排子外面。对于尺偏型肱骨髁上骨折在内侧纸排子上、下端各加 1 个压力垫，并将外侧纸排子的压力垫加大、加厚，使骨折端微向内侧成角。对于桡偏型肱骨髁上骨折，在外侧纸排子的远端和内侧纸排子相当于骨折近端处各加 1 个平垫，防止矫枉过正而产生肘内翻畸形。

（2）伸直型与屈曲型肱骨髁上骨折固定。患肢前、后侧放置大纸排子，其长度由腋平面至肘关节。内、外侧各放置 1 个小纸排子，内侧小纸排子长度由腋窝至肱骨内上髁下 1 cm，外侧小纸排子长度由腋平面至肱骨外上髁下 1 cm。余下 4 个小纸排子与大纸排子等长，分别放在大纸排子外面。伸直型肱骨髁上骨折前侧压力垫放在骨折近端，后侧压力垫放在骨折远端。屈曲型肱骨髁上骨折压力垫的安放与伸直型相反。元书纸排子放置妥当后用寸带系"蝴蝶扣"捆扎 3 道。伸直型肱骨髁上骨折，先屈曲固定 2 周，后伸直固定，定期调整；屈曲型肱骨髁上骨折，先伸直固定 2 周，后屈曲固定，定期调整。如此可避免关节在一个位置造成局部组织粘连，影响关节功能。

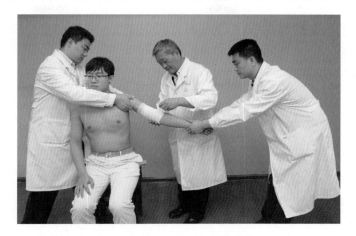

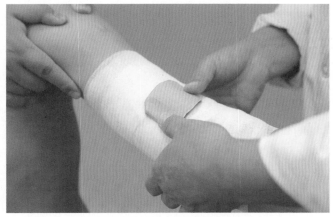

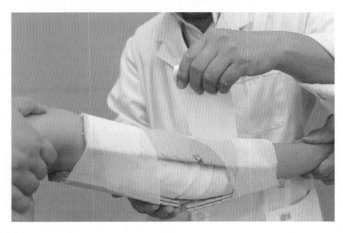

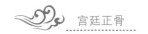
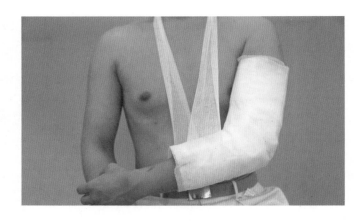

外用跌打万应膏后，如无皮疹或明显瘙痒等过敏症状，隔日换药或每周换药2～3次，每次换药时均施以轻柔的顺骨折方向的推、挤、捋、揉手法，以促进肿胀、瘀血的消退。视骨折愈合的情况，4～6周可拆除外固定的元书纸排子，进行功能锻炼，避免周围组织粘连及关节活动功能受限。

（四）护理与愈后

用元书纸排子固定后，应密切观察患肢血液循环情况，特别是观察桡动脉搏动情况、手部有无疼痛及麻木感、皮肤颜色及温度有无变化等，如有异常情况，应立即调节元书纸排子的松紧度。同时还应注意骨折端有无向外成角移位（肘内翻）或骨折远段有无内旋，若发现应及时纠正。

肱骨髁上骨折一经整复与固定，即可进行功能锻炼，即在肘、肩关节不活动的情况下，做上臂和前臂肌肉的舒张、收缩活动。在7～10天内不做肘关节的屈伸活动，中期须逐步加大运动量。屈曲型肱骨髁上骨折肘关节不能做过屈活动，伸直型肱骨髁上骨折肘关节不能做过伸活动，防止骨折端承受不利的活动力。骨折后期临床愈合，拆除元书纸排子后，可配合中药热敷治疗，并继续上述功能锻炼，积极进行肘关节主动屈伸活动，严禁暴力被动活动。

四、胫腓骨干双骨折

胫腓骨是膝下、踝上的小腿骨的总称，俗称臁胫骨，古称胻骨。《素问·骨空论》云："骨空在辅骨之上端。"《医宗金鉴·正骨心法要旨·胻骨》云："其骨二根，在前者名成骨，又名骭骨，其形粗；在后者名辅骨，其形细，又俗名劳堂骨。"胫骨干上粗下细，接近体表，常易在中、下 1/3 交界处发生骨折。胫骨营养血管孔位于骨干后上方，血液供应差，骨折后愈合时间长。腓骨四周有较多肌肉附着，骨折后愈合较易。

胫、腓骨骨折临床上较常见，尤多见于 10 岁以下儿童。其中以胫骨干骨折为最多，胫腓骨干双骨折次之，腓骨四周有很多肌肉附着，且不负担体重，故单纯腓骨骨折最少。

（一）病因病机

胫腓骨干双骨折可由直接外力撞击造成，以横断、短斜形骨折为多，亦可为粉碎性骨折。此种骨折也可能由高处跌下或行路不稳摔倒，足先着地，小腿向一侧过度扭转，再加上身体垂直向下的重力作用于小腿而造成。此种骨折腓骨的骨折线较胫骨的骨折线高，骨折线多呈斜形或螺旋形。直接或间接暴力均可造成两骨折端重叠、成角或旋转畸形。

（二）临床表现

临床可见损伤局部肿胀、疼痛、功能丧失。严重移位者可有短缩、成角畸形或外旋。骨折后断端有异常活动和明显的骨擦音，并可触摸到明显的螺旋形或斜形骨折线，骨折线周围压痛明显。检查时还应注意是否有垂足畸形等腓总神经损伤的症状。

（三）治疗方法

1. 手法整复

病人采用仰卧位。一助手站于患肢外侧，双手合掌握住患肢近端近膝关节处。另一助手站于患肢远端，双手握住足踝部。两助手沿患肢纵轴做水平对抗拔伸牵引。医者站在健肢侧面，一手握住骨折近端，另一手拿住骨折远端，双手协助助手做拔伸牵引，感觉到骨折断端被充分牵拉开后，用拇指触摸明确骨折移位方向，将骨折远端断端推向近端断端，同时用双手拇指在骨折处两侧挤按，矫正前后、左右移位，使骨折逐渐复位。

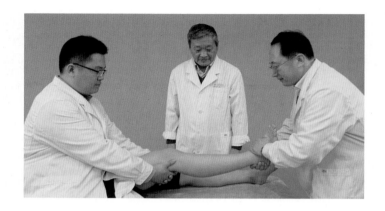

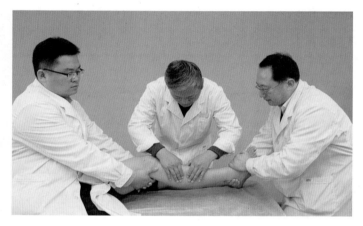

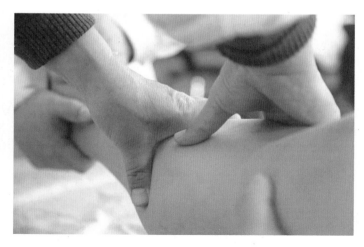

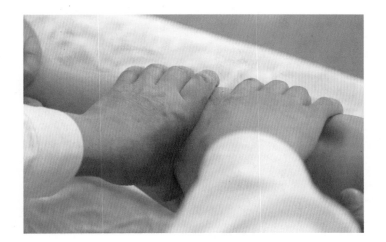

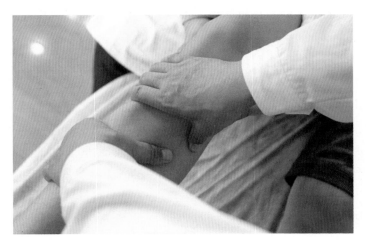

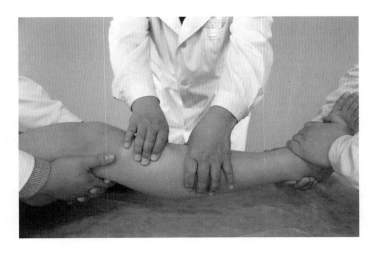

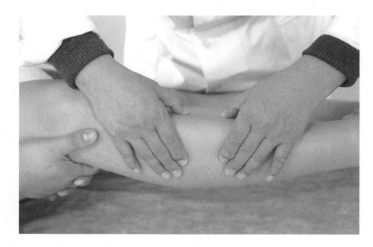

骨折整复后，嘱助手持患肢远端做轻微摇晃推碰动作，使骨折断端紧密接触。

有观点认为，因小腿的负重功能主要依靠胫骨，胫腓骨干双骨折以胫骨干骨折为主，因此整复与固定也应以胫骨为主，腓骨次之。笔者认为这种看法不完全正确，胫腓骨干双骨折毋庸置疑以胫骨干骨折为主，但从临床实践中观察到，凡胫腓骨干双骨折，若胫、腓骨能同时较好地复位，则固定较稳定，愈合亦快，功能恢复良好；凡只强调胫骨而忽略腓骨的辅助支撑力，不予整复腓骨者，则固定的稳定性差，愈合亦慢。

2. 手法要点

医者协助两位助手做对抗拔伸牵引时，应尽量使骨折两断端沿同一轴线被平稳地牵开。当骨折断端的移位因拔伸牵引而有所改善时，医者再用拇指在局部用力进行反复推挤，使移位的骨折断端逐渐复位。胫腓骨干双骨折多为螺旋形骨折，因此在保持对抗牵引的同时，医者双手应分别握住骨折的两个断端沿纵轴做轻度旋转动作，目的是使螺旋形骨折的断端尽可能完全对齐。

3. 固定与药物治疗

骨折整复后，病人保持位置不变。将跌打万应膏均匀涂抹于敷料或棉布上，涂抹面积约 20 cm×15 cm，厚度约 2 mm。将敷料或棉布贴敷于患肢骨折部内、外侧，并轻轻按压，使之与皮肤充分贴合，外用绷带缠绕包扎数层。采用元书纸排子进行固定。患肢内、外侧各用 1 个大纸排子（宽约 10 cm，上端不超过膝关节，以腓骨头下缘为界，下端在踝关节之上）。每个大纸排子外各加 3 个小纸排子（宽约 1 cm，与大纸排子等长）。根据骨折对位程度及侧方移位、成角畸形的情况，放置厚度不同、大小不等的加压垫及分骨垫。纸排子固定采用寸带捆扎，先固定骨折近端，再固定骨折远端，最后固定中间。

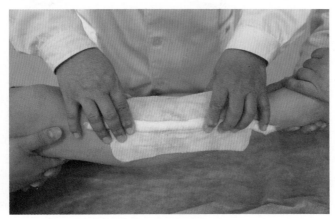

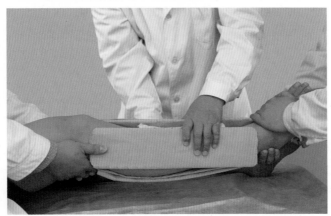

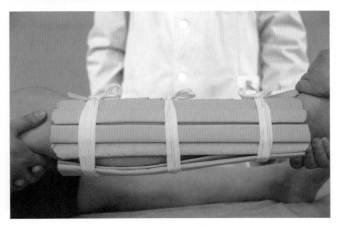

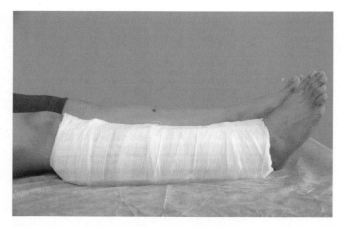

外用跌打万应膏后，如无皮疹或明显瘙痒等过敏症状，隔日换药或每周换药2~3次，每次换药时均施以轻柔的顺骨折方向的推、挤、捋、揉手法，以促进肿胀、瘀血的消退。小腿的固定物切勿压迫跟腱和腓骨小头，以防造成副损伤，尤其是腓总神经损伤。

（四）护理与愈后

元书纸排子固定后，要注意固定的松紧度，既要防止消肿后外固定松动而致骨折重新移位，也要防止纸排子过紧妨碍患肢血运或产成压疮。固定稳妥后，嘱病人抬高患肢，即刻指导病人做踝关节的背屈活动及股四头肌的收缩锻炼。骨折固定2周后，指导病人进行抬腿和屈曲膝关节活动。骨折固定3周后在元书纸排子的固定下，嘱病人可以离床扶双拐不负重步行。视骨折愈合的情况，6~8周可拆除外固定的元书纸排子，配合中药热敷治疗的同时，继续进行功能锻炼，以防止周围组织粘连及关节活动功能受限。

五、肋骨骨折

肋骨骨折是临床常见骨折之一，好发于成年人，可并发肺脏损伤，严重者治疗不及时可危及生命。肋骨骨折好发于胸前的第4~7肋，肋骨之间有肋间肌，肋间内肌和肋间外肌交叉固定将肋骨连成一体，故一般肋骨骨折很少发生移位。

（一）病因病机

直接暴力或间接暴力均可引起肋骨骨折。直接暴力所致肋骨骨折多发生在肋骨直接受打击的部位，尖锐的骨折端向内移位，可刺破肋间血管、胸膜、肺组织或上腹部脏器，引起血胸、气胸或血气胸、皮下气肿、咯血等。间接暴力（胸部前后受挤压）所致肋骨骨折发生在暴力作用点以外的部位，多见于肋骨角或肋骨体部，骨折端向外移位，可损伤胸壁软组织，引起胸壁血肿。肋骨骨折以第 4~7 肋最为常见，因其较长且固定，故容易折断。第 1~3 肋较短，且有锁骨、肩胛骨和肌肉的保护，很少发生骨折。第 8~10 肋虽较长，但不与胸骨直接连接，而是连接于肋弓上，有弹性缓冲，故不易折断。第 11、12 肋为浮肋，前端游离不固定，活动度较大，骨折更为少见。年老体弱者同时可并发肺炎、肺不张。肋骨骨折一般不需整复及固定，错位愈合基本不影响病人的生理功能。

（二）临床表现

伤后疼痛较轻，逐日加重，3~5 日疼痛最为严重，深呼吸及咳嗽时加重，翻身活动或咳嗽时偶可听到骨擦音。局部压痛，或有凸起和凹陷畸形，前后骨折者胸廓前后挤压试验均可引起局部疼痛。X 线照片对早期无移位骨折和软骨交界处骨折均不显影。10 日后行 X 线检查，因骨折端钙质吸收，故 X 线照片中可见骨折线。对于多发性骨折，医者除须了解骨折情况外，还要对病人进行气胸、血胸等相关检查。

（三）治疗方法

1. 手法整复

肋骨骨折骨折断端对位、对线尚可，一般无需刻意行正骨手法整复，少数骨折处肋骨断端内陷，可采用宫廷正骨坐位背提法进行复位。

病人采用坐位，医者于病人身后，双手于腋下环抱病人，先向患侧扭曲上身，前肋向前，后肋向后，扭至极致，最好可闻及骨折因扭曲而形成的骨擦音，再迅速扭向相反方向，骨折常可复位。亦可令病人采用坐位，举起患侧上肢，拉紧胸部肌肉，医者用手轻轻压住凸起的肋骨，同时让病人深呼气或咳嗽，借气力使下陷的肋骨膨起。

2. 手法要点

在操作各种整复手法时，需提前与病人沟通，将操作方法明确告知病人。医者在整复的同时，需密切观察病人的呼吸频率，抓住病人呼气及吸气的瞬间进行端提、扭转及推挤，操作时动作要流畅，端提、扭转及推挤的动作要瞬间发力，但要控制幅度，不能操作过度，以免造成继发的损伤。另外，在整复操作时，以病人吸气或咳嗽间隙吸气时进行整复的效果最佳。

3. 固定与药物治疗

骨折复位成功后，将跌打万应膏均匀涂抹于敷料或棉布上，涂抹面积约 20 cm × 15 cm，厚度约 2 mm。将敷料或棉布贴敷于患处，并轻轻按压，使之与皮肤充分贴合，外用绷带缠绕包扎数层。采用元书纸排子进行固定。将 1 个大纸排子（长约 30 cm，宽约 20 cm）横向放置于骨折部。大纸排子外纵向放置数个小纸排子（长约 20 cm，宽约 1 cm）。以绷带环胸包扎 6~8 层。

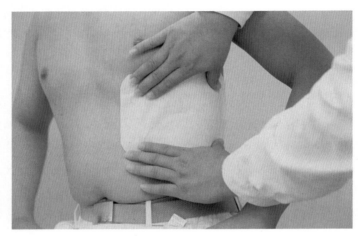

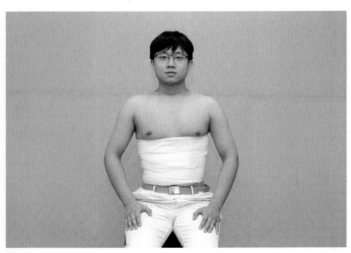

外用跌打万应膏后，如无皮疹或明显瘙痒等过敏症状，隔日换药或每周换药 2~3 次，每次换药时施以轻柔的顺肋骨走向的推、挤、捋、揉等手法，以促进肿胀、瘀血的消退。

（四）护理与愈后

整复固定后，轻者可下地自由活动，重者须卧床静养。骨折固定期间可进行腹式呼吸锻炼。肋骨骨折引起的疼痛、血气胸及肺部感染等并发症可造成严重后果，应引起高度重视并积极采取防治措施。视骨折愈合的情况，4～6周可拆除外固定的元书纸排子，进行正常活动。

第四章　关节脱位

第一节　关节脱位概论

一、关节脱位的定义

关节脱位也称脱臼，是指构成关节的上下两个骨端失去了正常的位置，发生了错位。关节脱位古称脱骱，《故唐疏义》载："跌体者谓骨节错跌，失于常处。"宋代《旅舍备要方》始有"脱臼"之名，其后诸书还有"脱节""错缝""落骱""出巢""掉环"等名称。清代杨时泰《本草述钩元·自然铜》载："盖骨之上下相合处，有臼有杵，使脱臼之骨未归其窠。"对脱位有了较明确的定义。

二、关节脱位的病因

关节脱位多由跌、坠、压、扭等外来暴力所致，风寒湿邪侵袭、肝肾虚衰等其他原因也可导致关节脱位。《医宗金鉴·正骨心法要旨·颊车骨》载："或打仆脱臼，或因风湿侵入钩环脱臼。"《正体类要·正体主治大法》载："若骨骱接而复脱，肝肾虚也。"

三、关节脱位的分类

按病因，关节脱位可分为外伤性与病理性两大类。外伤性脱位，由明显的外来暴力引起，临床表现较典型，发病突然，一般无寒热症状，疼痛显著。病理性脱位，机体先感受外邪，表现为高热、寒热往来等，继发肢体畸形；或轻度外伤后出现高热、肿胀、疼痛等症状，继发肢体畸形；或先天肝肾不足、体弱肝肾虚衰，筋弛而脱位。

按程度，关节脱位可分为全脱位、半脱位及关节错缝三大类。全脱位，为头臼完全分离。半脱位，为仅少部分错开。关节错缝，触诊或 X 线检查未见明显错位，但临床有错位症状，经手法整复，有复位声，并且症状立即缓解。

按脱出的方向，一般以近端为中心，用远端脱出的方向来命名，如内、外、前、后、上、下、左、右及中心脱位等。

按就诊时间，关节脱位可分为新鲜脱位和陈旧性脱位两种。一般伤后 2 周内就诊，谓新鲜脱位，复位较易；2 周以后就诊，谓陈旧性脱位，因脱位时间长，气血瘀滞，筋挛、筋缩，增加了复位的难度。

四、关节脱位的诊断

（一）望诊

关节脱位的望诊与骨折的望诊大致相同，除对全身的神色形态与舌苔进行全面的观察外，对损伤局部及其临近部位也须进行认真的观察。望诊包括望全身和望局部。

（二）闻诊

除了听病人的语言、呼吸、喘息、咳嗽、呕吐、呃逆等一般内容以外，伤科闻诊还应注意以下几点。

1. 听骨擦音

听骨擦音可探知是否合并骨折。

2. 听筋的响声

宫廷正骨学术流派认为脱位涵盖筋的损伤，一般大筋、小筋损伤以后，在检查时都有响声，其声音或清脆，或低如捻发音。

3. 听呻吟声及啼哭声

从病人的呻吟声和啼哭声中可辨别受伤之轻重。

4. 听入臼声

脱臼复位上髎时的"咯噔"声，即是上髎成功的信号，此时应立刻停止增加拔伸力，以免筋络肌肉被拔伸太过而增加损伤。《伤科补要》曰："凡上髎时，髎内必有响声活动，其髎已上。若无响声活动者，其髎未上也。"

（三）问诊

关节脱位辨证时除了应问问诊断学中的"十问"等内容和一般情况外，

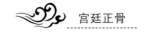

还须重点询问以下几个方面：受伤时的体位；受伤的过程与受伤的部位；受伤的时间；受伤后曾否晕厥、晕厥的时间，以及醒后有否再晕厥等；疼痛的程度是麻木、酸痛或剧痛；受伤后肢体的功能情况；是否经过治疗等。在问诊中，以受伤时的体位最为重要，受伤时的体位不同，造成的伤情和受伤部位也不同。

（四）切诊

切诊包括摸诊和脉诊两个重要内容，其中又以摸诊更为重要。摸诊是伤科诊断中的重要环节之一。

1. 摸畸形、查功能障碍

外伤所致的关节脱位，伤后会立即出现明显畸形和功能障碍，每种脱位有其特有的畸形。若畸形及功能障碍逐渐出现，多为病理性脱位；若畸形可改变，多合并近关节骨折。

2. 摸灼热

局部的冷热程度，可以用于辨识热证或寒证。热肿一般表示新伤或局部瘀热；冷肿表示寒性病或气血受阻。

3. 摸压痛

压痛的部位、范围、程度可以用于鉴别伤骨和伤筋。有尖锐压痛处，表示有骨折；压痛面积较大、程度相仿，表示为伤筋。

五、关节脱位的治疗

（一）治疗原则

1. 牵拉复位

关节脱位一般是关节重叠变位。关节头被嵌顿，不能回复原位，因此向远端或某一方向牵引，加上筋肉的挤压力，即可使关节头回复原位。在向远端牵引的过程中，应先顺畸形方向牵引，然后再逐步牵引至原位，用力要稳、缓，逐渐加大牵引力，切忌强扭猛拉。

2. 原路返回

按关节脱位的发生过程，使脱出的关节头由原路返回。

3. 旋撬复位

固定近端，牵拉、端提、旋转远端。根据解剖特点，应用杠杆原理，使远侧端滑向近侧端，直至复位。

（二）手法治疗

多数新鲜脱位可以用手法复位，并能取得满意的效果。

宫廷正骨学术流派用于脱位的整复手法也来源于正骨八法，同样以"知详备细，心慈术狠"为学术思想，以"正、整、接、实"为治疗原则，以"轻、柔、透、巧"为手法特点。

脱位的整复手法要根据脱位关节的类型、关节脱位的病理部位和局部解剖，采用拔伸牵引、旋转屈伸、提按端托等手法，利用杠杆原理，将脱位的关节头轻轻地通过关节囊破裂口返回原位，并结合理筋手法，理顺筋络，从而达到解剖复位，然后配合固定、功能锻炼、药物治疗，以达到预期的效果。

1. 手法整复的时间

手法整复的时间原则上越早越好。关节脱位早期，局部瘀肿较轻，肌肉未发生明显痉挛，整复操作容易，功能恢复快而好。关节脱位日久，关节内、外血肿机化，关节囊破裂口、关节囊与周围软组织之间产生瘢痕组织及粘连，关节周围的肌肉、韧带也出现不同程度的萎缩，整复困难。一般以 3 个月为限，脱位时间短、合并症少的青壮年，关节粘连不严重者可试用手法复位。脱位时间长，合并神经、血管损伤，骨质疏松或年老体弱者不宜采用手法复位。

2. 手法整复的要求

手法整复要求及早、稳妥、准确、轻巧、用力均匀、动作连贯、外柔内刚，所施力量当轻则轻，当重则重，切忌猛力、暴力，医者要掌握时机，尽量不增加损伤，可取得事半功倍的效果。施行手法整复时，可采用综合整复手法，复位时应争取一次完成。

3. 手法整复前的准备

手法整复前应明确关节脱位的原因，了解关节脱位的程度，掌握关节脱位的方向，确定关节脱位为新鲜脱位或可试用手法复位的陈旧性脱位，解除阻碍复位的障碍。

4. 手法整复的标准

脱位之畸形和移位完全纠正，恢复关节的正常解剖关系。关节复位的要求依病人的年龄、职业和关节脱位部位的不同而有所区别。

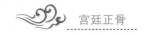

（三）固定

同骨折的固定，在此不予赘述。

（四）药物治疗

同骨折的药物治疗，在此不予赘述。

（五）功能锻炼

1. 整复初期

此期锻炼的目的是加强气血循环，消瘀退肿。方法是患肢肌肉做舒缩活动，但脱位关节不活动或轻微活动。健肢及身体其他各部位关节也应进行锻炼，卧床者必须加强深呼吸练习，并结合自我按摩。

2. 固定解除后

此期关节脱位已临床愈合，锻炼的目的是尽快恢复患肢关节的功能和肌力，达到筋骨强劲、关节滑利。锻炼时以加强患肢各关节的活动为重点，上肢着重各种动作的锻炼，下肢着重行走负重训练。部分功能恢复困难或已有关节僵硬者，可配合按摩推拿手法，协助舒筋活络。

第二节　常见关节脱位的诊疗

一、肘关节脱位

肘关节脱位在关节脱位中最为常见，又称肘骨出臼、臂骱落出等。《医宗金鉴·正骨心法要旨·肘骨》对肘关节脱位有这样的论述："肘骨者，胳膊中节上、下支骨交接处也，俗名鹅鼻骨。若跌伤其肘尖向上突出，疼痛不止，汗出战栗。"

（一）病因病机

多是跌倒时肘关节伸直，前臂旋后，手掌着地，外力沿尺骨纵轴上传，肘关节过度后伸，尺骨鹰嘴尖端撞击于肱骨下端鹰嘴窝，肱骨下端继续前移，尺骨鹰嘴突向后移，形成肘关节后脱位。多见于青壮年。

（二）临床表现

伤后病人常用健侧的手托扶患侧前臂，肘关节弹性固定于微屈位，关节肿胀，且发展很快，失去正常的屈伸功能。肘窝前丰满，前后径增宽，上臂与前臂比例失常，肘后尺骨鹰嘴突异常后突，肘后上方空虚、凹陷。肘前可触摸到肱骨下端，肘后可触摸到尺骨鹰嘴与桡骨小头，肘关节被动屈伸活动受限。

（三）治疗方法

1. 手法整复

病人采用坐位，一助手站于患侧斜后方，双手握住患肢上臂。另一助手站于患侧斜前方，双手握持患侧腕部及前臂。两助手沿患肢前臂纵轴方向做对抗拔伸牵引。医者站在患侧前方，双手托握肘关节，掌骨远端抵住鹰嘴后部，拇指及其余四指分别置于肱骨内、外髁。助手与医者对抗拔伸牵引患肢。医者托握病人肘关节时，拇指及其余四指分别用力推挤肱骨内、外髁，矫正左右移位。当听到或触及关节复位弹响时，使肘关节逐渐屈曲 90°～135°，复位成功。

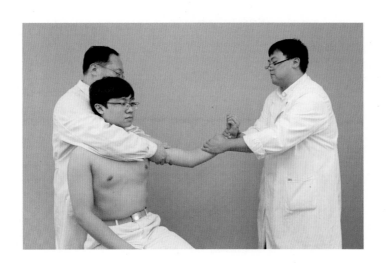

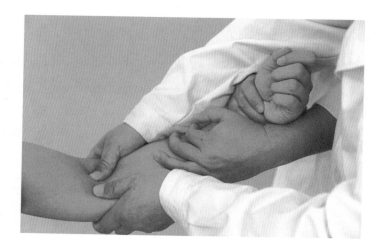

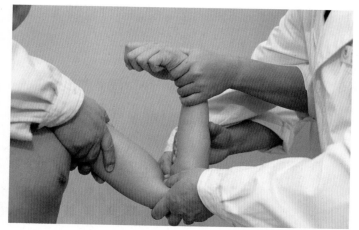

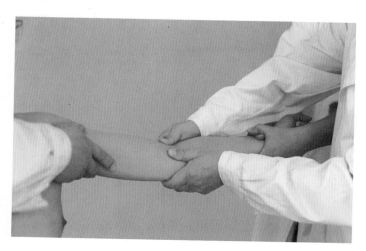

2. 手法要点

医者托握肘关节的手感触到关节有轻微松动时，另一手在保持拔伸牵引的同时使肘关节逐渐屈曲 90°～135°。

3. 固定与药物治疗

关节复位后，保持位置不变。将跌打万应膏均匀涂抹于敷料或棉布上，涂抹面积约 20 cm×15 cm，厚度约 2 mm。将敷料或棉布敷于患肢关节内、外侧，并轻轻按压，使之与皮肤充分贴合，外用绷带缠绕包扎数层。将患肢屈肘 90°，上臂内收、内旋，前臂依附胸前，并用三角巾悬吊固定。

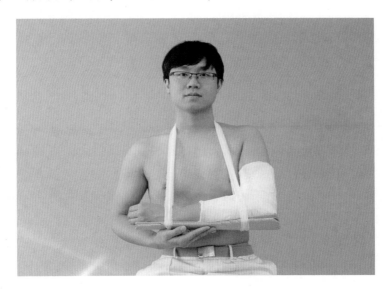

早期局部外用跌打万应膏，以活血化瘀；后期以骨科熥药热敷治疗患处，治疗时间以每日 1 小时为宜，以促进关节囊修复。

（四）护理与愈后

脱位整复后，可做肩、腕及掌指关节的活动。去除固定后，应积极进行肘关节的主动活动，因伸肘功能容易恢复，故以屈肘活动为主。

二、肩关节盂下脱位

肩关节盂下脱位在临床中较常见，仅次于肘关节脱位。

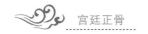
（一）病因病机

多为病人侧向跌倒，患肢手掌着地或肘后着地，或上肢过度外展，暴力沿肱骨干传至肱骨头，使肱骨头冲破薄弱的关节囊前壁，向前下部滑脱，形成肩关节盂下脱位。

（二）临床表现

伤后病人常用健侧的手托扶患侧前臂，肩关节周围肿胀、疼痛，局部失去膨隆丰满的外形，肩峰明显突出，形成"方肩"畸形。肘关节屈曲，肘尖内收，不能接近胸胁部，患侧手不能搭于健侧肩部。患肢长于健肢，弹性固定于肩外展20°~30°，在腋窝内可触及肱骨头，周围压痛明显。

（三）治疗方法

1. 手法整复

病人采用坐位。一助手站于病人健侧肩后，双手斜向环抱病人于患侧腋下。另一助手站于患侧外方，双手握住患肢腕关节。医者站于患侧，双手合拢于患肢腋下，一脚踩住椅子边缘，以膝关节提顶双手。一助手环抱固定病人，另一助手握住患肢腕关节外展外旋，对抗拔伸牵引患肢。医者双手感觉到肱骨头有轻微移动时，嘱助手牵拉患肢缓慢内收，并下垂患肢，医者双手将肱骨头向外上方托提，同时借助膝关节迅速提顶双手，闻及入臼声响，表示关节已复位。

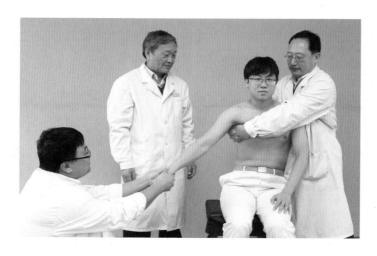

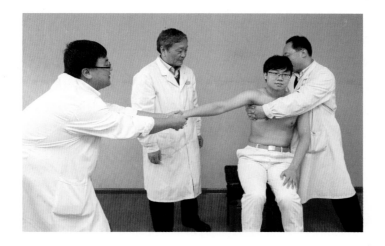

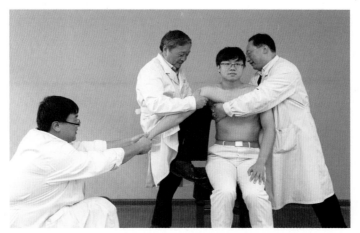

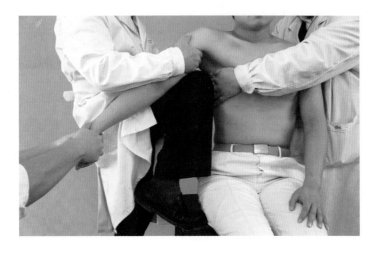

2. 手法要点

医者双手托抱病人患侧腋下，抵住肱骨头上提，膝关节上顶辅助增加双手力量，使脱位的肱骨头与关节盂的结构松动。始终保持对抗的牵引力，其中一位助手以医者抵住肱骨头的双手为支点，握住患肢手腕向下做杠杆运动，进一步使脱位的肱骨头与关节盂的结构松动。医者托抱病人腋下的双手在斜向拔伸的过程中注意触摸肱骨头的位置变化，如无明显变化，可做轻微晃动，使肱骨头与关节盂的病理性结构松动。医者双手一旦触摸到有松动感，立即借助膝关节瞬间上顶的力量用力端提，使肱骨头复位。

3. 固定与药物治疗

关节复位后，保持位置不变。将跌打万应膏均匀涂抹于敷料或棉布上，涂抹面积约 20 cm × 15 cm，厚度约 2 mm。将敷料或棉布贴敷于患肢关节内、外侧，并轻轻按压，使之与皮肤充分贴合，外用绷带缠绕包扎数层。将患肢屈肘 90°，上臂内收、内旋，前臂依附胸前，并用三角巾悬吊固定。

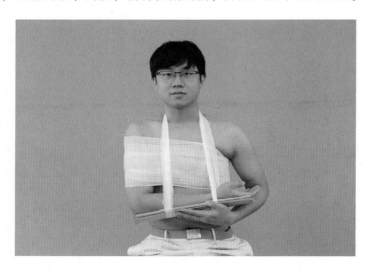

早期局部外用跌打万应膏，以活血化瘀；后期以骨科熥药热敷治疗患肩，治疗时间以每日 1 小时为宜，以促进关节囊修复。

（四）护理与愈后

制动期间可行肘、腕、手的功能锻炼，以及上肢肌肉的收缩运动。去除固定后，可开始肩关节的功能锻炼，6 周内禁止做强力外旋动作。青少年病人脱位复位后，应接受 3～4 周的严格制动，并按一定的康复要求进行功能锻炼，不要过早进行剧烈活动。

三、下颌关节脱位

下颌关节脱位在关节脱位中也比较常见。《医宗金鉴·正骨心法要旨·颊车骨》对下颌关节脱位有这样的论述："颊车骨，即下牙床骨也，俗名牙钓。承载诸齿，能咀食物，有运动之象，故名颊车。其骨尾形如钩，上控于曲颊之环。或打仆脱臼，或因风湿袭入钩环脱臼，单脱者为错，双脱者为落。"

（一）病因病机

多由过度开口或单侧臼齿咬食较大硬物引起，也可由暴力打击所致。过度开口时，下颌骨髁状突经前壁越过关节结节，形成脱位；臼齿咬食较大硬物或下颌部遭受打击时，关节囊的侧壁不能抵御外来力量，而发生一侧或双侧脱位。

（二）临床表现

就诊时病人常以手掩口，口弹性固定于半开合状态，不能张合自如，多言语不清，咬食不便，吞咽困难，不断流涎。双侧脱位时局部可见下颌骨下垂、前突，咬肌呈块状隆起，面颊扁平；单侧脱位时局部可见口角歪斜，口半开半合，下颌骨向健侧倾斜，患侧低于健侧。在脱位的一侧或双侧颧弓下可触及髁状突，耳屏前方可触摸到一凹陷。

（三）治疗方法

1. 手法整复

病人采用坐位，头微低。医者站在病人面前，双手拇指伸入病人口腔内，按于两侧下臼齿上，其余四指在外托住下颌。医者双手缓慢牵拉下颌，两拇指向下按压两侧臼齿，感到下颌骨移动时，其余四指顺势将下颌骨向后上方端送，闻及入臼声响即已复位。

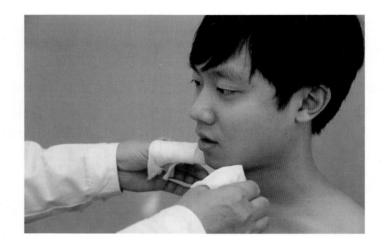

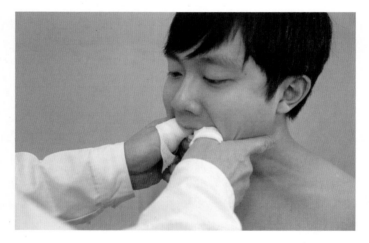

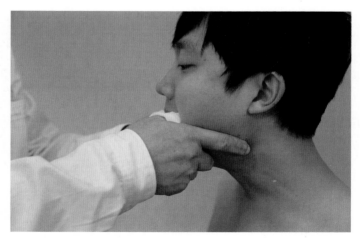

2. 手法要点

整复时病人微微低头，医者双手缓缓牵拉下颌骨。在牵拉的同时，医者双手拇指用力按压病人两侧的臼齿，使脱位的下颌关节松动，也可轻微晃动下颌骨以利于关节松动。医生双手感到脱位的下颌关节有所松动时，须立即撤出双手拇指，以免手指被咬伤。

3. 固定

复位后，在下颌关节局部进行按摩，以解除肌肉痉挛。然后用绷带兜住下颌部，于头顶打结。

（四）护理与愈后

固定用头带或绷带不宜捆扎过紧，应允许张口超过 1 cm。固定期间，病人不应用力张口、大声讲话，宜吃软食，避免咀嚼硬食，每日进行数次叩齿动作，使咀嚼肌得到运动，增强肌肉张力，以维持或增强下颌关节的稳定性。

四、寰枢关节半脱位

寰枢关节半脱位又称寰枢关节错缝，指在寰枢椎旋转等诱因下，寰枢关节解剖关系上的吻合部分遭到破坏，但仍存在部分关节功能。

（一）病因病机

多是外力使头突然旋转、低头或仰头导致颈部肌肉、韧带损伤，或睡眠体位不正，斜方肌、胸锁乳突肌受到牵拉而造成双侧颈肌不平衡，导致寰枢关节失去稳定。

（二）临床表现

病人颈强，头旋转、俯仰困难，侧视时头同上身一同旋转，一侧斜方肌与胸锁乳突肌紧张，寰枢关节部位压痛剧烈，有时疼痛向头部放射。

（三）治疗方法

1. 手法整复

病人采用坐位，两臂垂于身体两侧。医者站在病人身后，一手扶病人额部，另一手拇指与其余四指分开，虎口紧贴病人颈部，医者先以拇指与其余四指在相对方向上揉动，弹拨棘上韧带，拿捏双侧颈肌，使颈部的浅层与深

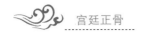
层肌肉解除痉挛、充分放松。然后医者屈曲一侧肘关节，以肘窝托住病人下颌，另一手托住病人后枕部，缓慢垂直向上端提。上述治疗重复 3 次。

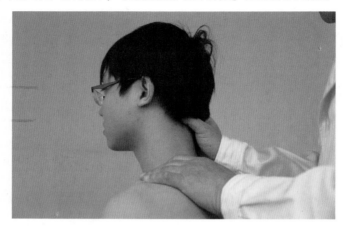

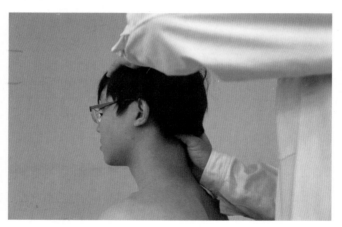

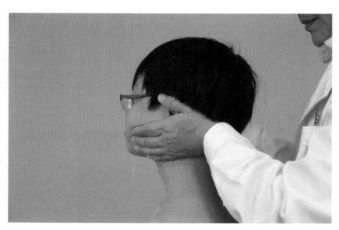

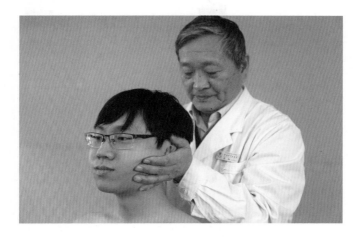

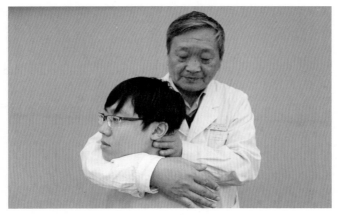

2. 手法要点

导致寰枢关节半脱位的一个重要原因是一侧颈肌过度痉挛、牵拉，因此整复时应充分放松颈肌，特别是深层颈肌。按摩时手法力度要由轻到重、由浅入深，切忌暴力手法，以免再次损伤颈肌。颈肌充分放松后，双手上提头部可改善寰枢椎的不良结构。但上提时用力要均匀，不可用力过大或突然用力，以免再次损伤深层颈肌。

3. 药物治疗

以颈肩熥药方热敷颈部，治疗时间以每日 1 小时为宜，以活血舒筋、松弛肌肉，避免再次出现脱位。

（四）护理与愈后

放松颈肌及手法整复后，逐渐增加功能锻炼幅度。避免长时间保持一个

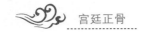

姿势，如长时间低头或仰头，避免头颈部过伸或过屈，避免大幅度旋转头颈部。睡眠时枕头高度要适宜，不宜过高或过低，还要避免头颈部着凉或长时间直吹空调。

第五章　筋伤

第一节　宫廷正骨学术流派治疗筋伤的特点

筋伤就是通常说的软组织损伤。软组织损伤在骨科疾病中占绝大部分，常常缠绵不愈，轻者疼痛不适，终日烦心，重者遗留残疾，疼痛不止。虽有的损伤来去较速，可一旦处理不妥，即成终身之憾。骨伤界各流派对骨折及脱位的治疗，基本已形成定律，治法大同小异，原则不失左右，疗效均较显著。但在治疗软组织损伤的手法方面，各流派还未达成统一，治疗手法失于系统化、规范化。手法的正确运用是软组织损伤取得疗效的关键。

一、宫廷正骨学术流派治疗筋伤的手法特点

宫廷正骨学术流派治疗软组织损伤的手法特点是：准、巧和果断。

"准"就是认症要准，不能有丝毫的大意。暴力所致的肘关节的软组织损伤，会引起关节肿胀、功能受限、疼痛剧烈，X线片可明确有无明显骨折，但常无法明确区分轻微裂纹、软组织损伤及关节的轻微错位，这就要靠临床检查来确定。在确定无骨折及其他疾病，存在骨体无压痛、功能部分受限、呈半屈曲位、略有弹性固定感、被动伸直疼痛剧烈等表现时，即可诊断为骨关节错缝，施行相应的手法即可祛除病痛。

"巧"就是手法的技巧。技巧与自身的功力相结合才能将手法运用自如。在手法治疗中，要明确最有利于施术的患肢、患部的角度和位置。如颈椎的提法，施术时要求病人颈部前倾、侧倾，具体角度视病情而定。若只前倾，不侧倾，则无法达到以悬椎为支撑点施力的目的。力点不对，就无法达到调节关节的目的。再如腰椎的斜扳法，若所摆的角度不合适、力点不准确，常常无法达到目的。力的应用需要技巧，主要体现在用力的角度、方向、时机好可事半功倍。又如腰的侧位斜扳法，即使所摆角度合适，若以平行对抗的

角度推扳，也难以有好的效果；而一手推肩向后，一手顺势向斜下扳之，呈旋转之力，则可达到目的。

"果断"就是施术时手法要干脆利索。在明确诊断后，要择准手法，果断治疗，不可犹豫，不要让病人的哭喊和家属的恐惧影响手法的施行，也不要让情绪影响手法的力度与规范，要严格按程序进行。如小儿桡骨小头半脱位，用合法未愈，则用盘法整复。盘法为推肘拉腕，使肘关节极度内旋。整复时，常有小儿哭闹及家属情绪过激影响医者整复的情况，医者只做了拉腕而未推肘，导致未达到预期效果而不得不反复整复数次。小儿掰胯（小儿一过性髋关节滑膜嵌顿）也常有因盘胯角度过小而未达到预期效果的情况，且在提、扳、抖等手法中均不同程度地存在此种情况。

在肌腱损伤的手法治疗中，应以轻重适宜、刚柔得体、功力深厚为原则。

功力是影响软组织损伤治疗的重要因素。关节错缝的整复对手法的要求多是快捷巧妙，对于不易移动的关节还要求有瞬间的爆发力。

宫廷正骨手法在治伤方面确有卓效，手法运用得当即可收到立竿见影的效果。手法能在伤科治疗中有崇高的威信、在医学中占重要地位，与其惊人疗效是分不开的。宫廷正骨手法特别强调"一旦临证，机触于外，巧生于内，手随心转，法从手出"。法之所施，轻巧悠细，绵长深透，刚柔相济，轻而不浮，重而不滞，才容易被病人接受，尤其是中老年病人。在现今逐渐老龄化的社会中，宫廷正骨手法在中医骨伤科的治疗中具有举足轻重的地位。作为中医骨伤科医生，我们有责任继承并发扬光大宫廷正骨手法。

二、刘钢对宫廷正骨学术流派治疗筋伤手法的发展

刘钢教授从事中医骨伤科工作40余年，擅长治疗颈椎病、腰椎间盘突出症、四肢骨折、关节脱位及软组织损伤等疾病，对宫廷正骨的理论体系及临床正骨手法均有独特的见解和研究。他始终效法其师吴定寰教授的辨证思路，并发扬之，遵循"知详备细，心慈术狠"的学术思想，秉承"轻、柔、透、巧"的手法特点，坚持"手法为主，药物为辅，佐之以器具"的治疗理念，并结合自身的临床经验，提出了独到的治疗方法，深受广大病人的欢迎。

刘钢教授的手法特点可概括为轻、柔、透、巧、准、稳6个字。

"轻"主要指手法力量的大小。行手法治疗时，力量应相对适中，轻而不浮，重而不滞。"轻"乃相对而言，施术时应轻中有重，重中有轻，由轻到重，由点到面，避免粗暴手法。

"柔"主要指手法的柔和度。行手法治疗时,动作要柔和。"柔"亦是相对而言,施术时应柔中带刚,刚中带柔,刚柔相济,根据病人的病情及医者本身的功力进行。

"透"主要指手法的力度和深度。行手法治疗时,力量应直达患处,由浅入深,层层渗透,从而达到治疗疾病的目的。

"巧"主要指手法的技巧。不同医者的手法不尽相同,临床疗效亦不同,因此,只有勤于练习,不断改进,才能熟练掌握手法技巧,临证时做到"法从手出"。

"准"主要指临证时查体要准、诊断要准、操作要准。"准"是治疗上必须遵循的原则,"准"才能根据不同的病情、不同的关节损伤来准确地选择治疗手法。如髋关节掰伤,施行手法治疗时腿长者向内盘,腿短者向外盘;腰椎后关节损伤,后伸受限者用提法,前屈受限者用搭法。治疗手法选择不准,不但达不到治疗效果反而会加重病情,造成不良后果。这就要求医者要选择正确的手法,操作时用力得当,恰到好处。医者只有勤学苦练方可得知手法的真谛,做到用时心中有数,才能达到最好的治疗效果。

"稳"主要指手法操作时指下要稳,包括手法的节奏、频率、深度等,做到心中有数。施行手法前要详细检查,掌握手法的应用指征,操作时要仔细,避免因手法应用不当而引起其他损伤。

三、宫廷正骨学术流派强调手法与功力、意念相结合

(一) 手法须与功力相结合

每种手法都有其目的性,须根据不同的疾病而施用,有一法单施者,也有诸法合施者。因疾病或病人身体素质等不同,同一手法实施的方式、力的应用也会有相应的变化,但总体上手法的基本要求是相同的。如提法中的背提法,对病人的体位、医者的体位、支撑点的选择,以及医者与病人双手衔接的方法、发力时机等都有严格的要求,一旦位置不对,错过发力时机,不但起不到手法治疗的效果,还会造成病人的进一步损伤,甚至造成医者的损伤。因此,医者要熟练掌握各种操作手法。在手法操作中,要重点注意医患双方在施术时的体位,以及病人某些体位的角度。医者除要熟练掌握操作手法外,还要对所做手法动作的具体目的及被操作部位的解剖情况了如指掌,只有这样,手法的熟练与准确才有意义。熟练就是掌握有关手法的要领,并

能操作流畅。准确就是操作时严格遵循手法规范，重视医患双方在施术时的体位，如有特殊体位要求，医者应尽量掌握好角度，如此方可达到预期的效果。

总之，施行手法时要做到明确目的，摆正体位，操作熟练，掌握要领。

另外，还应强调力的应用与掌握。如治疗新伤用力要轻，动作要缓，而对旧伤要逐步加重用力，用力要重。用力的轻重程度，须根据病情而定。如对于伤后数小时局部肿胀明显，有青紫瘀斑的情况，一般有关手法治疗的书籍多规定不宜使用手法治疗，但我们认为只要没出现动、静脉继续出血的情况，仍可使用手法治疗，施术时手法要轻，使病人感到按摩部位微有沉重感即可。在运用重手法时，也要因病人的病程、病情、体质而异，以病人能忍受为限。如在痛点点按时，医者要徐徐用力，在病人难以耐受时，手指要及时放松，尤其是功力较强的医者，在运用重手法时，病人会感到酸痛大于疼痛，甚至感到力可透达肢体深部，这就是重而不滞的感觉。骨折的整复能充分体现出力与技巧的结合，整复骨折通常需要较大的力，甚至需要瞬间爆发力，发力的同时必须与技巧相结合，采取简捷、快速的手法，瞬间完成整复，当病人感到疼痛不可忍受时，错位已被纠正。

因此要根据不同的病情、部位，主动制造最佳的施力时机，这也是骨伤科手法中技巧的体现。

功力与技巧是衡量一个医者手法是否有效的重要标准，功力来源于自身的训练与积累，技巧来源于临床与实践。因此，医者在临床中要不断地总结经验，查找不足，提升自己的能力。

在多年的临床中，我们对"摸、接、端、提、推、拿、按、摩"这正骨八法有着深刻的认识，对每一手法都进行了认真的研究、论证，并加以改进、发扬。例如，提法原主要用于治疗胸腰部疾病，而颈椎病的治疗则多采用侧扳、旋转及端法，我们经过临床验证后，将提法应用于治疗颈椎病，并根据病变节段，采用顺势端提。

宫廷正骨手法治疗筋伤的主要特点之一就是每治一病，根据损伤的原因、症状、时间、程度、部位及类型的不同，施以不同的手法。医者应用各种手法时应当根据立法原则分清主次、多寡、久暂，并合理安排各种手法的顺序，使之成为针对某一损伤独有的治疗手法，即手法处方。宫廷正骨手法的手法处方充分体现了中医辨证论治的治疗特点。

力虽出于手，但实为全身力量的体现。如用拇指按揉腰部时，拇指按定患处，其余四指相对按于拇指所按对侧，这样就会使拇指所运之力成为有源之力。拇指在向下按时，身体要自然放松，上身可根据情况向前侧倾，使全身的力量通过肩臂传于肘腕，以肘腕的运动带动拇指按揉。如果仅用拇指按揉，则按揉不久即感拇指力量不够，严重时还会损伤手指。

（二）意念在治疗中的作用

意念，简单地说就是心神，在治疗时要全神贯注，心神合一。医者对不同手法掌握的熟练程度属于手法技法的范畴，心神合一、意念导引属于手法心法的范畴。在应用手法诊断和治疗时，医者要做到心明手巧，要有心、用心，无心则无法，心不明则法必乱。医者首先通过双手与患处接触，用心了解、体会损伤的情况，明确诊断和手法处方，然后通过双手施用相应的手法进行医治。医者在使用技法治疗时，要全身放松，调匀呼吸，排除杂念，心平气和，意念合一，以气托力，将全身的气力汇聚于双手，缓缓施用。宫廷正骨手法不是简单的、重复的机械运动，而是在意念指导下的一种功力导引。

医者只有将技法与心法进行有机统一、融会贯通，才能真正做到"机触于外，巧生于内，手随心转，法从手出"，"使患者不知其苦"。

第二节　筋伤概论

一、筋伤的定义

凡各种急性外伤或慢性劳损，以及风寒湿邪侵袭等造成的人体筋损伤，统称为筋伤，现代医学称之为软组织损伤。

筋伤是骨伤科的常见疾病之一，在日常生活、工农业生产、交通运输、体育活动、军事训练及战场上皆可发生，外来暴力、牵拉压迫、强力扭转、跌扑闪挫或慢性劳损及风寒湿邪侵袭等均可导致筋伤。

二、筋伤的病因

关于筋伤的病因，《黄帝内经》载有"击仆""坠落""五劳所伤""举重用力"等。《金匮要略·脏腑经络先后脉证第一》记载："千般疢难，不越三条：一者，经络受邪，入脏腑，为内所因也；二者，四肢九窍，血脉相传，壅塞不通，为外皮肤所中也；三者，房室、金刃、虫兽所伤。"虽然筋伤的病

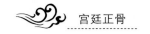
因多样，但归纳起来不外乎外因和内因两大类。

（一）外因

外因是指外界作用于人体，引起筋伤的因素，主要是外力伤害，但与外感六淫之邪也有密切关系。

1. 外力伤害

外力伤害是指造成损伤的外界暴力，如撞击、闪挫、跌扑、坠落、扭捩或压轧等。根据性质的不同，外力一般分为直接暴力、间接暴力和持续劳损3种。

（1）直接暴力。直接暴力是指直接作用于人体而引起筋损伤的暴力，多会引起筋的挫伤，如棍棒打击、撞压碾轧等。

（2）间接暴力。间接暴力是指远离作用，因传导而引起筋损伤的暴力，多引起筋的扭伤，如肌肉急骤、强烈而不协调地收缩和牵拉会造成肌肉、肌腱、韧带的撕裂或断裂。

（3）持续劳损。持续劳损是指可引起筋肉及骨关节等组织损伤的长期、反复作用于人体某一部位的较小外力，为慢性原发性筋伤的病因之一，如长期弯腰工作会导致腰肌劳损、反复伸腕用力会导致网球肘等。《黄帝内经》记载："久视伤血，久卧伤气，久坐伤肉，久立伤骨，久行伤筋。"久卧、久坐、久立、久行，或长期以不正确姿势劳动、工作，或不良生活习惯均可导致筋伤。

2. 风寒湿邪侵袭

外感六淫邪气与筋伤疾病关系密切，如损伤后受风寒湿邪侵袭，可出现急性筋伤缠绵难愈或慢性筋伤症状加剧。《诸病源候论·卒腰痛候》指出："夫劳伤之人，肾气虚损，而肾主腰脚，其经贯肾络脊。风邪乘虚卒入肾经，故卒然而患腰痛。"《仙授理伤续断秘方》云："损后中风，手足痿痹，不能举动，筋骨乖纵，挛缩不舒。"这说明各种损伤之后，风寒湿邪乘虚侵袭，使经络阻塞，气机不得宣畅，而引起肌肉挛缩或松弛无力，关节活动不利，肢体功能障碍。

（二）内因

内因是指由于人体内部影响而导致筋伤的因素。无论是急性损伤还是慢性劳损，虽主要与外因相关，但也都会有相应的内因和发病规律。外因和内因关系密切。《素问·评热病论》云："邪之所凑，其气必虚。"《灵枢·百病始生》云："风雨寒热，不得虚，邪不能独伤人……此必因虚邪之风，与其身形，两虚相得，乃客其形。"这不仅阐述了外感六淫和内伤七情病证的发病，也阐述了筋伤的发病。筋伤与年龄、体质、局部解剖结构和职业等内因有着十分密切的关系。

1. 年龄

年龄不同，筋伤的好发部位和发生率也不同。《灵枢·天年》云："人生十岁，五脏始定，血气已通，其气在下，故好走。二十岁，血气始盛，肌肉方长，故好趋。三十岁，五脏大定，肌肉坚固，血脉盛满，故好步……六十岁，心气始衰，苦忧悲，血气懈惰，故好卧。七十岁，脾气虚，皮肤枯。"由于年龄的差异，气血、脏腑的盛衰，动静各别，筋伤不一。少儿气血未盛，筋骨发育不全，多易发生扭伤、错缝、桡骨头半脱位或先天性髋关节脱位等。青壮年活动能力强，因此筋肉的撕裂、断裂伤较为常见。老年人气虚血衰，少动而好静，则劳损和关节、筋膜、肌肉粘连或活动功能障碍的疾病较为多见，如颈椎病、肩周炎、腰肌劳损等，故有"年过半百，筋骨自痛"之说。

2. 体质

体质的强弱与筋伤的发生密切相关。《素问·经脉别论》指出："当是之时，勇者气行则已，怯者则着而为病也。"体质与先天因素和后天摄养、锻炼有关。《灵枢·寿夭刚柔》曰："人之生也，有刚有柔，有弱有强。"这说明先天禀赋不同，个体差异较大。先天禀赋不足或后天失养、气血虚弱、肝气虚损者，体质较弱，举动无力，稍过劳累，即感筋骨酸痛，易发生筋伤。先天充盛、善摄养、经常参加体育锻炼者，气血充沛，体格健壮，不易发生筋伤，即使损伤，一般恢复也较快。

3. 解剖结构

局部解剖结构对筋伤的影响表现在两个方面：一是解剖结构的正常与否对筋伤的影响；二是局部解剖结构本身的强弱对筋伤的影响。解剖结构正常，承受外力的能力就强，就不易发生筋伤；反之，解剖结构异常，承受外力的能力相应减弱，就容易发生筋伤。如腰骶部有先天性畸形者容易发生腰部扭伤。人体解剖结构有强弱之分，有些部位的解剖结构较强，不易发生损伤，有些部位的解剖结构较弱，容易发生损伤。例如，髋关节的骨质结构和周围的韧带等组织较强，若不是较强大的暴力就不易造成髋关节的筋伤。肩关节是全身活动范围最大的关节，关节盂浅而窄，关节周围韧带也较薄弱，故肩

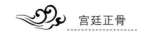

关节损伤的发生率也就比其他部位高。位于多动关节骨突或骨沟内的肌腱和腱鞘，也容易发生肌腱炎或腱鞘炎。

4. 职业

职业不同，工作环境和工作性质不同，所患筋伤疾病也不同。例如，网球运动员易患网球肘；手部的各种软组织损伤，如扳机指、腕管综合征等，多见于手部劳动频繁或缺乏必要防护设备的机械工人、编织工人；腰部慢性劳损多见于建筑工人、煤矿工人等；长期伏案工作的人容易发生颈部肌肉劳损和颈椎病；运动员、舞蹈演员或杂技演员则易发生扭挫伤。因此，从某种意义上讲，职业也可以说是筋伤的一种致病因素。

三、筋伤的病机

人体是由脏腑、经络、皮肉、筋骨、气血、津液等共同组成的一个整体。筋伤可导致脏腑、经络、气血功能紊乱，除可引起局部的症状之外，还可引起一系列的全身反应。薛己《正体类要》云："肢体损于外，则气血伤于内，营卫有所不贯，脏腑由之不和。"该书明确指出了外伤与内损、局部与整体的相互关系，辩证地说明了筋伤的发病机制和发展规律。

气血与损伤的关系极为密切。外力损伤，常导致气血运行紊乱，从而引起一系列的病理变化。人体一切筋伤疾病的发生、发展无不与气血有关，若气血调和，则阳气温煦，阴精滋养；若气血失和，则百病丛生。《素问·调经论》指出："五脏之道，皆出于经隧，以行血气，血气不和，百病乃变化而生，是故守经隧焉。"《杂病源流犀烛·跌扑闪挫源流》说："跌扑闪挫，卒然身受，由外及内，气血俱伤病也。"损伤后，气血的循行不流畅，体表的皮肉筋骨与体内的五脏六腑均失去濡养，以致脏器组织的功能活动异常，身体产生一系列的病理变化。因此，气血与损伤的关系是筋伤病机的核心内容。

脏腑是化生气血、通调经络、濡养皮肉筋骨、维持人体生命活动的主要器官。《杂病源流犀烛·跌扑闪挫源流》指出："虽受跌扑闪挫者，为一身之皮肉筋骨，而气既滞，血既瘀，其损伤之患，必由外侵内，而经络脏腑并与俱伤……其治之之法，亦必于经络脏腑间求之。"这说明了跌扑筋伤与脏腑的关系密切。《黄帝内经》指出"肝主筋""肾主骨""肝肾同源"，肝、肾与筋的密切关系很早就被广泛地运用于伤科临床中。

经络是运行气血、联络脏腑、沟通表里上下及调节各部功能的通路。《灵枢·本脏》云："经脉者，所以行血气而营阴阳，濡筋骨，利关节者也。"这指出了经络有运行气血、营运阴阳、濡养筋骨、滑利关节的作用。《灵枢·经别》记载的"夫十二经脉者，人之所以生，病之所以成，人之所以治，病之所以起"也可以说明人体的生命活动、疾病的发生发展都是通过经络来实现的。

肢体的运动是依靠筋骨来完成的。筋附于骨上，大筋联络关节，小筋附于骨外。筋的主要功能是联属关节，络缀形体，主司关节运动。《素问·五脏生成》云："诸筋者，皆属于节。"《灵枢·经脉》云："筋为刚。"筋应坚韧刚强，才能发挥其束骨而利关节的功能。《杂病源流犀烛·筋骨皮肉毛发病源流》指出："筋也者，所以束节络骨，绊肉弸皮，为一身之关纽，利全体之运动者也。其主则属于肝，故曰：筋者，肝之合。按人身之筋，到处皆有，纵横无算。"骨为奇恒之腑，为肾所主，《灵枢·经脉》云："骨为干。"《素问·脉要精微论》记载的"骨者，髓之府，不能久立，行则振掉，骨将惫矣"扼要地指出了骨的作用，骨不但为立身之骨干，还内藏骨髓，与人的站立、行走等功能有着密切关系。

临床上筋伤疾病甚多，其证候表现、病理变化复杂多端，如筋急、筋缓、筋挛、筋缩、筋痿、筋惕等，医者宜细审之。

骨缝是指骨与骨连接处的间隙，即关节之间的间隙，存在于可动关节和微动关节之间。这些关节在外力的作用下发生微细的离位，称为骨错缝。骨错缝实际上是指关节骨缝错开。从人体解剖结构来说，只要外力达到一定程度，所有关节都可能发生完全脱位、半脱位或错缝。《伤科汇纂·上髎歌诀》曰："大抵脊筋离出位，至于骨缝裂开弸，将筋按捺归原处，筋若宽舒病体轻。"该书认为伤筋离位也可能导致骨缝裂开，当离筋回归原位时，裂开的骨缝随之复位，肢体即感轻松舒适。引起骨错缝的外力是多方面的，如直接外力、间接外力、肌肉拉力等。间接外力、强力扭转、牵拉、闪挫或过伸等，可使关节运动超过正常的生理活动范围而产生骨错缝。此时关节失去了正常的解剖位置，关节周围的关节囊、韧带被拉紧，错缝关节不能自行复位，或错缝关节内产生负压，将滑膜吸入关节腔内，阻碍关节自行复位，如腰椎关节突关节滑膜嵌顿症便是这种原因导致的。筋的损伤可使骨缝处于交锁错位状态，如踝关节损伤使踝关节周围的肌腱、韧带撕裂或断裂，踝关节失去稳定性，就可能造成踝关节的骨错缝。筋伤后，筋离开原来正常的解剖位置，骨错缝就可能在筋的牵拉下处于交锁状态而不能自行复位，全身的关节突关节最易出现这种病理变化。相反，关节突关节在外力的作用下出现微细的离

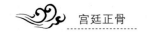

位时，关节周围的关节囊、韧带等软组织也会发生相应改变，如关节囊的破裂，韧带、筋膜的撕裂等。

总之，骨错缝与筋伤是相互影响的。骨错缝必然导致筋伤，而筋伤如发生在关节部位也可以引起骨错缝。治疗时往往纠正了骨错缝后，筋就可自然恢复至正常的解剖位置，从而使临床症状迅速消失。

四、筋伤的分类

（一）古代分类方法

在古代文献中，中医对筋伤的分类相当精细，将之分为筋断、筋走（筋歪、筋翻、筋转）、筋强、筋粗、筋结、筋缩、筋痿、筋柔等。

1. 筋断

筋断是指筋伤后全部或部分筋断裂。

2. 筋走

筋走是指筋扭伤后偏离原来正常的解剖位置，又称筋歪、筋翻、筋转等。

3. 筋强

筋强是指筋伤后筋肉关节僵硬强直，多见于陈伤瘀结不化。

4. 筋粗

筋粗是指筋脉受伤后较正常的筋脉增粗，多因瘀血阻滞、组织增生变性或痉挛所致。

5. 筋结

筋结是指筋伤后气血凝滞，引起的局限性的囊肿状肿块。

6. 筋缩

筋缩是指筋伤后筋腱出现短缩的现象，多见于损伤后关节固定时间过长，发生粘连时。关节固定于外翻或内翻位置时，亦可引起外侧或内侧筋挛缩，造成关节活动受限、功能障碍。

7. 筋痿

筋痿是指筋伤后筋腱功能减弱，痿软无力。

8. 筋柔

筋柔是指筋伤后关节松弛乏力。

（二）现代分类方法

目前临床上主要按照损伤性质将筋伤分为急性筋伤和慢性筋伤。

1. 急性筋伤

急性筋伤，亦称为新伤，是突然暴力造成的筋损伤，一般指伤后不超过 2 周的新鲜损伤。急性筋伤一般有明显的外伤史，局部疼痛、肿胀、有血肿及瘀斑、功能障碍等症状较明显。急性筋伤又有以下几种分类方法。

（1）按受伤的方式分类。

1）扭伤。扭伤是指关节（包括可动关节和微动关节）由于旋转、牵拉或肌肉猛烈而不协调的收缩等间接暴力，突然超出正常的生理活动范围时，引起的肌肉、肌腱、韧带、筋膜或关节囊过度扭曲、牵拉或撕裂、断裂、移位，以及关节错缝。例如，行走或奔跑于不平坦的道路上，或由高处跌下，或踏入凹陷处，足突然发生内翻或外翻，引起的踝关节侧副韧带损伤，即属于扭伤。

2）挫伤。挫伤是指直接暴力、跌扑撞击、重物挤压等作用于人体而引起的闭合性损伤，以外力直接作用于肢体局部引起的皮下或深部组织损伤为主。轻者局部出现血肿、瘀血；重者肌肉、肌腱断裂，关节错缝或血管、神经损伤严重，伤及气血、经脉，甚至伤及脏腑。例如，棍棒直接打击胸部或胸部受重物挤压而造成的胸壁软组织损伤，即属于挫伤。

3）碾压伤。碾压伤是指钝性物体的推移挤压与旋转挤压直接作用于肢体，造成的以皮下及深部组织为主的严重损伤，往往会伴有皮下组织的挫伤及肢体皮肤的撕脱伤。例如，上肢被绞入机器传动皮带内或被慢行的汽车车轮挤压等造成的损伤，即属于碾压伤，常伴有不同程度的皮肤撕脱或皮肤套式撕脱等严重损伤。

（2）按筋伤的病理分类。

1）筋伤血瘀。筋伤血瘀是指软组织受损后，未发生筋位明显异常，血离经隧，小血管撕裂，浆液渗出，导致的反应性肿胀，气血循行不畅，血瘀不通，经络阻滞，但一般不会引起严重的功能障碍。

2）筋位异常。筋位异常是指肌腱、韧带、关节软骨盘等组织由于损伤，发生的位置异常改变，即筋歪、筋走、筋翻、错缝等，如桡骨小头半脱位。筋位改变常导致关节功能障碍。医者若仔细触摸，可发现肌腱、韧带等组织有位置上的改变。

3）筋撕裂伤。筋撕裂伤是指扭、挫、牵拉等强大外力造成的某一部位筋部分撕裂损伤。一般腰部、腕部、踝部及指骨间关节的扭伤易导致不同程度的撕裂伤。致伤外力的大小、作用方向和致伤的部位不同，筋伤程度也各异。

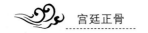

4）筋断裂伤。筋断裂伤的机制与筋撕裂伤相同，只是因部位及致伤外力的大小有别而造成了某些部位的筋全部断裂损伤。一般来说，造成筋断裂伤的外力要比造成筋撕裂伤的外力大，筋断裂伤可以表现为关节严重的功能障碍和明显的局部疼痛、肿胀、瘀斑、畸形等。例如，从高处跳下者，如身体配合失调，足尖着地后跟腱仍强力收缩或起跑弹跳，腓肠肌收缩过猛，可出现跟腱断裂。跟腱断裂者除有足的跖屈功能丧失外，还有更为明显的筋断导致的腓肠肌挛缩及跟腱断裂处的凹陷空虚。

5）骨错缝。骨错缝是指可动关节和微动关节在外力作用下发生的微细离位，多因扭伤、挫伤而发生。骨错缝可引起关节活动功能障碍和局部疼痛、肿胀等。

（3）按损伤后皮肤、黏膜的完整性受到破坏与否分类。

筋伤可分为开放性筋伤和闭合性筋伤2种。皮肉为人之外壁，内充卫气，如室之有壁，屋之有墙。若损伤破其皮肉，犹壁之有穴，墙之有洞，无异门户洞开，污浊不洁之物易自洞穴而入，导致感染，此即开放性筋伤；反之，未破其皮肉者，则为闭合性筋伤。

2. 慢性筋伤

慢性筋伤，亦称为陈伤、宿伤，一般是指急性伤筋后治疗不当或失治而导致的慢性损伤。筋伤后2周以上未愈者，即属慢性筋伤。慢性劳损造成的筋伤也属此类。根据发病原因可将其分为原发性筋伤和继发性筋伤2种。

原发性筋伤指较小外力长期作用或反复轻伤引起的慢性软组织劳损，又称积累性损伤。原发性筋伤好发于多动关节及负重部位。局部频繁活动，劳累过度，可使肌筋疲劳与磨损，气血运行不畅，筋失荣养。

继发性筋伤是急性筋伤治疗不当或失治，迁延日久引起的慢性软组织损伤。外伤瘀血凝结，积久不散，或与风寒湿邪相杂合，痹阻经络，可使伤处气血滞涩，血不养筋，肌肉挛缩。

五、筋伤的诊断

（一）临床表现

筋伤的临床表现主要是疼痛、肿胀、畸形和功能障碍等，但因致伤外力的大小、性质和程度的不同，筋伤的临床表现也各不相同。临床表现多与损伤的程度和部位有关。一般急性筋伤发病突然，大多有明显的外伤史，临床症状比较典型，诊断比较容易，但要注意是否有骨折、脱位等并发症。慢性筋伤一般没有明显的外伤史，起病缓慢，发病原因多种多样，临床症状逐渐出现，容易漏诊、误诊，要注意鉴别诊断。

1. 疼痛

外来暴力撞击、强力扭转或牵拉压迫等，首先引起伤处的局部疼痛。一般来说，急性损伤疼痛较剧烈；慢性损伤疼痛较缓和，多为胀痛、酸痛，多与活动牵拉有关。神经挫伤后有麻木感或电灼样放射性剧痛。肌肉、神经或血管损伤一般在受伤后立即出现持续性疼痛，而肌腱、筋膜、肋软骨等损伤后产生的疼痛常在突然发作后缓解一段时间，然后疼痛又渐渐加重。

2. 肿胀

一般筋伤均有不同程度的局部肿胀，肿胀程度多与致伤外力的大小、损伤的程度有关。外力小，损伤程度轻，则局部肿胀轻；外力大，损伤程度重，则局部肿胀较严重。筋伤后血管破裂导致血肿时，肿胀局部呈现青紫色的瘀斑，出血量较多的局部血肿有波动感。此外，临床上还常见一种慢性肿胀，多表现为患肢远端肿胀，末端温度较低，肤色暗或发绀，晚期呈现慢性充血，患肢远端处于低位时肿胀明显加重，又称为体位性水肿。体位性水肿发生的主要原因是四肢筋伤后伤情较重，经络受损，气血运行不畅；或包扎固定过紧，影响气血流通；或患肢处于下垂位较多，活动少，局部静脉回流不畅。体位性水肿多见于年老体弱病人。

3. 畸形

筋伤后可能出现畸形，但此畸形与骨折畸形有明显区别。筋伤畸形多由肌肉、韧带断裂收缩所致。如肌肉、韧带断裂后，出现收缩性隆凸，断裂缺损处有空虚凹陷畸形。

4. 功能障碍

筋伤后的肢体由于疼痛和肿胀，大多会出现不同程度的功能障碍。检查关节的运动和活动范围及肌力，有助于损伤部位的诊断。有无超出正常运动范围的活动，对鉴别肌肉、肌腱或韧带等的损伤属于撕裂伤还是断裂伤有重要意义。神经系统损伤后可以引起支配区域感觉障碍或肢体功能丧失。神经损伤、肌腱断裂引起的功能障碍的特点是主动活动障碍，被动活动正常。关节主动活动和被动活动都受限，一般是因为损伤后肌肉、肌腱、关节囊粘连挛缩。

（二）辨证诊断

1. 望诊

人体外部和体内五脏六腑有着密切的联系，望诊时不但要重视对损伤局部的观察，更要重视对人体的神、色、形、舌等的观察，以推断体内病情的发展变化。

（1）望全身。

1）望神色。神色是指神态和气色，神的存亡是推断病情轻重转归的根本。一般筋伤对神色影响较小，筋伤严重或筋伤日久体质虚弱者则可出现精神萎靡、色泽晦暗、面容憔悴的情况。筋伤后神志不清、呼吸微促、面色苍白或发绀，表明精气衰亡，是危证的征象。

2）望形态。望形态即观察病人体质的强弱、体形的胖瘦、肢体的姿势和体位。不同的病人有不同的形态。例如，急性腰扭伤病人身体多向患侧侧屈，且有用手支撑腰部的姿势；落枕病人颈部僵直，转头时常连同身体一起转动等。

（2）望局部。

1）望畸形。筋伤可能引起肢体畸形，但筋伤畸形往往没有骨折畸形明显，因此需要仔细观察。例如，髋部筋伤时下肢假长，桡神经损伤时腕下垂畸形。

2）望肿胀、肤色。肿胀是筋伤常见的临床症状之一。筋伤早期的肿胀是局限性的，陈旧性筋伤肿胀不明显。肿胀且有波动感，说明该部位内有积血或积液。新伤出血肿胀，伴有局部肤色青紫。陈旧性筋伤瘀血被吸收时局部肤色变黄，范围扩大。局部肤色发红并且皮温增高，提示继发感染。肤色苍白而发凉，说明血液循环障碍。局部肤色变黑，则提示组织坏死。

3）望肢体功能。注意观察肢体功能活动情况，如上肢能否上举、下肢能否行走等，并进一步检查关节能否屈伸、旋转等。肩关节的正常活动分为外展、内收、前屈、后伸、内旋和外旋 6 种。若上肢外展不满 90°，且外展时肩胛骨一并移动，说明外展动作受限。若肘关节屈曲、肩关节内收时，肘尖不能接近正中线，说明内收动作受限。若病人手背不能置于背部，说明内旋功能障碍。若病人梳头动作受限制，说明外旋功能障碍。有活动障碍时应进一步检查明确是何种活动障碍，此时往往将望诊与摸法、量法结合进行，通过对比方法来测定肢体主动与被动的功能活动度。

2. 闻诊

闻诊包括听声音和嗅气味两个方面，除注意听病人的语言、呼吸、咳嗽，嗅呕吐物、伤口、二便或其他排泄物的气味等一般内容外，筋伤疾病检查中还应注意以下几点。

（1）关节弹响声。关节内有游离体的病人在活动关节时，关节内有弹响。例如，膝关节半月板损伤的病人在做膝关节旋转伸屈活动时，膝关节内有较清脆的弹响。

（2）肌腱与腱鞘的摩擦音。患有肌腱周围炎的病人在活动关节时，常可听到捻发音。捻发音一般常见于有渗出的腱鞘周围，好发于前臂的伸肌群、大腿的股四头肌和小腿的跟腱部。患有指屈肌腱狭窄性腱鞘炎的病人在做伸屈运动时，可听到弹响声。

（3）关节摩擦音。退行性关节炎的病人在活动关节时，常可听到关节摩擦音。患有髌骨软骨软化症的病人在做髌骨研磨试验时，也常听到摩擦音。

3. 问诊

通过问诊，医者可以了解病人筋伤的部位、时间、经过、暴力性质、伤后处理方法和伤情变化等情况，通过分析，可对伤情有一个初步估计。问诊内容主要包括以下几个方面。

（1）一般情况。一般情况包括姓名、性别、年龄、职业、婚否、民族、籍贯、住址、工作单位、电话号码、身份证号码等。了解病人的一般情况有利于医者诊断时参考，也有利于建立完整的病历记录，便于查询、联系和随访。

（2）主诉。询问病人的主要症状和受伤时间。主诉提示了病变的性质和病人前来就诊的主要原因，主诉也是病人最需要解决的问题。因此，主诉是辨证中的主要依据。主诉的内容要求简明扼要。

（3）现病史。现病史是指发病后的全身和局部情况。

1）伤处。询问病人损伤部位的情况，如疼痛、肿胀情况、患肢活动程度、有无异常活动等。

2）伤势。询问病人的受伤部位、受伤过程中是否昏厥、昏厥的时间及醒后有无再昏厥、抢救措施等，以便了解病人伤势的轻重。

3）受伤时间。询问病人何时受伤，问清楚受伤的时间，以判断是急性损伤还是慢性损伤。如果病人就医前已进行了其他治疗，还要问清楚治疗时间和经过等详细情况。

4）受伤原因和体位。受伤的原因是多种多样的，故在询问时要问清楚受伤的具体原因，包括所受暴力的性质、强度和病人受伤时的体位。对慢性损伤病人还要询问其职业和生活环境是否潮湿、寒冷等。

5）寒热。询问病人恶寒、发热的时间和程度以及其与损伤的关系。如病人损伤初期的发热多为血瘀化热所致，体温一般不超过 38 ℃；而高热多为伤口感染邪毒，热盛肉腐煨脓所致，体温常在 38 ℃以上。

6）疼痛。筋伤病人多伴有疼痛，要详细询问疼痛的起始时间、部位、性质和程度等。要询问是剧痛、酸痛还是麻木；疼痛是持续性的还是间歇性的，是加重还是减轻；疼痛的范围是在扩大、缩小还是局限固定不移；疼痛是多发性的还是游走性的，有无放射痛，若有放射痛，放射至何处；服止痛药物后疼痛能否减轻；不同动作（负重、咳嗽、喷嚏等）对疼痛有何影响；疼痛与天气变化有无关系；休息及白昼、黑夜对疼痛程度有无影响等。一般剧痛者伤重，疼痛较轻者伤势也较轻，隐痛者多属慢性损伤，胀痛者多为气滞，刺痛者多为血瘀，酸者多属慢性筋伤，游走性疼痛者多属风邪侵袭。

7）肢体功能。询问病人是否有功能障碍，如有功能障碍，应问清楚是受伤后立即发生的，还是受伤后经过一段时间才发生的。一般骨折、脱位后活动功能多立即丧失，筋伤后活动功能大多随着肿胀发展而逐步加重。还要询问病人的功能障碍是长期存在的还是间歇出现的，长期存在者多为损伤后组织粘连所致，间歇出现多提示有某些障碍因素存在。例如，关节内有游离体，当游离体嵌在关节腔内时就会出现关节交锁现象。

4. 切诊

切诊分脉诊和摸诊两部分。脉诊主要是掌握人体内气血、虚实、寒热等的变化。摸诊是通过对病人的肌肤、四肢、胸腹及其他部位的触摸按压，来鉴别外伤的轻重和部位的深浅。切诊在筋伤的检查中十分重要且应用广泛。

（1）脉诊。脉诊亦称切脉。筋伤中常见的脉象可归纳如下。

浮脉：轻按应指，重按稍减而不空。多见于新伤瘀肿疼痛剧烈者。若见于大出血和长期慢性病病人，说明病人正气不足。

沉脉：轻按不应，重按始得。主里证。多见于内伤气血，损伤疼痛者。

迟脉：脉搏缓慢，一呼一吸脉来不足 4 次。一般迟脉主寒，主阳虚。多见于筋伤挛缩，瘀血凝滞者。

数脉：脉搏加快，一呼一吸脉来超过 5 次。数而有力，多为热证；细数而无力属阴虚火旺证。多见于损伤发热期。

滑脉：往来流利，如盘走珠，应指圆滑。多见于胸部挫伤、血实气壅者和妊娠期妇女。

涩脉：脉形细而迟，往来艰涩，如轻刀刮竹。主血虚、血瘀、气滞。

弦脉：脉形端直以长，如按琴弦，寸、关、尺三部直起直下。主诸痛、肝胆疾病、阴虚阳亢证。多见于胸部损伤和其他各种损伤剧烈疼痛者，以及肝胆疾病、高血压、动脉硬化的病人。有力者属紧脉，多见于外感风寒腰痛者。

濡脉：浮而细软，脉气无力，与弦脉相对。多见于劳损、气血两虚者。

洪脉：脉来如汹涌波涛，来盛去衰。多见于伤后血瘀化热者。

细脉：脉细如线，应指显然。多见于气血不足，诸虚劳损或久病体弱者。

芤脉：浮大中空，如按葱管。多见于损伤后各种大出血者。

结代脉：间歇脉的总称。脉来缓慢，时而一止，止无定数为结脉；脉来动而中止，不能自还，良久复动，止有定数为代脉。多见于筋伤疼痛剧烈，脉气不衔接者。

筋伤疾病中的脉法纲要，可归纳为以下几点。

1）瘀血停积者多系实证，脉应坚强而实，而非虚细而涩。洪大则顺，沉细则恶。

2）亡血过多者系虚证，脉应虚细而涩，而非坚强而实。沉小者顺，洪大者恶。

3）六脉模糊者，证虽轻，但预后恶。

4）外证虽重，而脉来缓和有神者，预后良好。

5）在重伤痛极时，脉多弦紧，偶尔出现的结代脉系疼痛引起的暂时脉象，并非恶候。

（2）摸诊。摸诊亦称摸法，摸诊可以为医者提供重要的诊断依据。《医宗金鉴·正骨心法要旨》记载："以手扪之，自悉其情"；"摸者，用手细细摸其所伤之处……筋强、筋柔、筋歪、筋正、筋断、筋走"。通过摸诊，医者可以对病人损伤部位的情况有较明确的了解，尤其在缺少检查设备的情况下摸诊具有更重要的意义。

摸诊主要包括以下 5 个方面。

1）摸痛处。根据病人疼痛的部位、范围、程度来鉴别其损伤的性质。如直接压痛，可能是局部的筋伤；若压之疼痛并呈放射性，则损伤可能与神经有关。

2）摸畸形。通过触摸体表骨突变化，来判断畸形的性质、位置。如腰椎间盘突出症者多伴有脊柱侧弯和腰肌紧张等。

3）摸肤温。通过局部皮肤温度的改变可辨别寒证和热证。肤温高，表示新伤或局部瘀血化热，热盛肉腐；肤温低，表示寒性疾病或血运障碍。摸肤温时，一般以手背测试为宜。

4）摸异常活动。肢体关节出现超出正常活动范围的动作是韧带断裂的表现。

5）摸肿块。了解肿块的解剖层次，表面是否光滑，明确其质地、大小，了解其形态、边界、活动度等。

摸诊的常用手法包括以下6种。

1）触摸法。用手指细心地触摸伤处，从而辨明损伤局部的情况。

2）挤压法。用手挤压患处上下、左右、前后，根据力的传导作用来判断骨骼是否折断，以排除骨折。

3）叩击法。利用对肢体远端纵向叩击所产生的冲击力来检查有无骨折、骨病。

4）旋转法。用手握住患肢的下端，做轻轻的旋转动作，观察伤处有无疼痛、活动障碍或特殊响声等。

5）屈伸法。用手握住邻近的关节，做屈曲、伸展动作，根据屈伸的度数来检查关节活动功能。

6）抗阻法。选择适当的体位，医者一手固定病人肢体远端，嘱病人进行抗阻力运动，以检查肢体肌肉的肌力及损伤部位、疼痛情况。

因为先天畸形等因素可以影响到诊断的正确性，所以做上述摸诊检查时，必须注意与健侧进行比较，同时，治疗前后也应当将患侧与健侧进行对比。

筋伤的临床表现差异性较大，损伤外力的大小、性质和程度不同，则筋伤的临床表现也不相同，因此，必须将望、闻、问、切四诊所收集到的临床资料与现代检查手段相结合才能做出正确的诊断。

5. 其他诊断方法

（1）肢体测量。肢体关节的运动主要是依靠关节及周围肌肉相互协调来完成的，通过对关节活动范围、肢体长度和肢体周径进行测量，分析和了解肢体损伤的程度，对于诊断、治疗和疗效观察来说，均是必不可少的。

1）关节活动范围的测量。全身各关节都有其生理活动范围，在肢体损伤时，其活动范围会发生变化，活动度会减小或增大，也可能出现超出生理活动范围的异常活动度。临床上常用的测量方法是以中立位为0°计算的，简称为中立位0°法。在测量时应注意除去关节周围的附加活动，如测量肩关节活动范围时，应固定肩胛骨；测量髋关节活动范围时，应固定骨盆。还应注意正常人体关节活动范围的差异，必要时要对两侧关节活动范围进行对比。对于不易精确测量活动范围的部位，可用测量长度的方法来记录各骨的相对活动范围。例如，颈椎前屈可以测量下颌至胸骨柄的距离，腰椎前屈可以测量下垂的中指尖与地面的距离等。

2）肢体长度的测量。肢体长度的测量主要用于筋伤与骨折、脱位、先天性或继发性畸形的鉴别诊断。

3）肢体周径的测量。筋伤病人常表现出肢体肿胀或萎缩，测量其肿胀或萎缩的程度对于了解病情轻重、评定治疗效果很有帮助。通常用软尺测量肢体周径，取肿胀或萎缩最明显处测量，并测量健侧对称部位的周径，分别记录，以做对比。测量肿块时以其直径或体积记录。

（2）神经系统检查法。神经损伤是筋伤疾病中的重要内容，诊断或处理不当常会给病人带来不可挽回的后果。因此，准确判断有无神经损伤和神经损伤的部位尤为重要，医者临证时应了解损伤原因、受伤部位、麻痹发生时间（伤后立即发生或逐渐发生）和伤后是否有恢复现象等。神经系统的具体检查包括感觉检查、运动检查和反射检查等。

1）感觉检查。

触觉：病人闭目，医者以棉絮或棉签轻轻触其皮肤，并比较不同部位的触觉强度。触觉强度可分为正常、敏感、迟钝和消失4级。

痛觉：医者用针刺病人的皮肤以检查其痛觉，操作时应掌握好刺激的强度，可从无感觉区向正常区检查。检查要有系统性，自上而下，注意对称部位的对比。痛觉强度分为正常、敏感、迟钝和消失4级。

温度觉：医者用玻璃试管分别盛 5～10 ℃冷水和 40～50 ℃的温水，来检查病人的皮肤温度觉。

位置觉：病人闭目，医者使病人末节指（趾）关节做被动活动，并询问病人其所处位置。

振动觉：医者用音叉柄端放在病人的骨突或骨面上，如踝部、髌骨、髂嵴、棘突、胸骨或锁骨，检查振动感觉。检查时，病人应闭目。对检查出的感觉改变，应做详细记录，并以图表示感觉改变的区域。

2）运动检查。

肌容积：注意肌肉的外形有无萎缩和肿胀。测量肢体的周径，按部位与健侧进行对比。

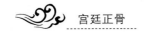

肌张力：肌张力增高，静止时肌肉紧张，被动活动时关节有阻力，见于上运动神经元损伤。肌张力减低，肌肉松弛，肌力减退或消失，见于下运动神经元损伤。

肌力：检查肌力时，必须逐一检查神经损伤水平以下的主要肌肉，并与健侧或正常人做对比，以评估其肌力。通常将完全麻痹至正常的肌力分为6级，其标准如下。

0级：肌肉完全麻痹，完全无收缩力。

1级：肌肉动力微小，不能带动关节活动。

2级：肌肉动力可带动水平方向关节的活动，但不能对抗地心引力。

3级：能在抗肢体重力而无法抗阻力的情况下使关节活动。

4级：能抗较大阻力，但比正常者相对较弱。

5级：正常肌力。

3）反射检查。检查时应使病人体位适当，肌肉放松，避免紧张。医者叩击位置要准确，用力要均匀，并注意对称部位两侧的对比。

浅反射：为刺激体表感受器引起的反射。浅反射消失表明体表感受器至中枢的反射弧中断。临床上常用的浅反射有腹壁反射、提睾反射和肛门反射。腹壁反射是指用钝器或手指轻划病人的腹壁两侧上、中、下部皮肤，可见到该处腹肌有收缩反应。上腹壁反射消失提示 T7～T8 损伤，中腹壁反射消失提示 T9～T10 损伤，下腹壁反射消失提示 T11～T12 损伤。提睾反射为用钝器轻刮病人的大腿内侧皮肤，引起同侧提睾肌收缩，睾丸向上提升。提睾反射消失提示 L1～L2 损伤。肛门反射为用钝器轻刮病人的肛门周围皮肤，引起肛门外括约肌收缩。肛门反射消失提示 S4～S5 损伤。

深反射：为刺激肌肉、肌腱、关节内的本体感受器所产生的反射。临床上常用的深反射有肱二头肌反射、肱三头肌反射、桡骨膜反射、膝反射和跟腱反射。肱二头肌反射为病人前臂置于旋前半屈位，医者将拇指放在病人肱二头肌腱上，用叩诊锤叩击拇指，引起病人肱二头肌收缩，反射中枢在 C5～C6。肱三头肌反射指病人前臂置于旋前半屈位，医者以手握住其前臂，用叩诊锤叩击其肘后肱三头肌腱，引起病人肱三头肌收缩，反射中枢在 C6～C7。桡骨膜反射为病人肘关节半屈，前臂旋前，医者用叩诊锤叩击其桡骨茎突，引起病人前臂屈曲和旋前动作，反射中枢在 C7～C8。膝反射指病人放松肌肉，医者用叩诊锤叩击其髌韧带，引起伸膝动作，反射中枢在 L2～L4。跟腱反射指病人仰卧，膝关节半屈曲，足跟向内，医者左手持握足部，右手用叩诊锤叩击跟腱引起小腿三头肌的收缩和足的跖屈，反射中枢在 L5～S2。

病理反射：临床上常见的病理反射有霍夫曼征、巴宾斯基征、髌阵挛和踝阵挛。霍夫曼征即医者左手托住病人手腕，右手的示指和中指夹住病人的中指，再用拇指轻弹病人中指指甲，如病人其余四指出现屈曲动作为阳性反应，提示上运动神经元损伤。巴宾斯基征即以钝器划病人足底外侧，如拇趾伸直背屈，其他四趾扇形分开为阳性反应，这是锥体束损伤所表现出的最重要的一个病理反射。髌阵挛即病人仰卧，下肢伸直，医者手指按在其髌骨上缘，骤然向下推动髌骨，并维持推力，使推下的髌骨继续保持这个位置，如股四头肌腱有节律地阵阵收缩而使髌骨急速阵阵上下移动，则为阳性。踝阵挛即病人仰卧，医者用右手握住其足部，使膝关节处于半屈曲位，猛力推足使踝关节背屈，若踝关节有节律地出现屈伸动作，则为阳性。

（3）特殊检查。

1）脊柱检查。

头顶叩击试验：病人端坐，医者一手平按病人头顶，另一手握拳，叩击按在病人头顶的手掌掌背，若病人感觉颈部疼痛不适或向上肢窜痛、麻木，即为阳性。此试验多用于颈椎病或脊柱损伤的检查。

椎间孔挤压试验：病人端坐，头部略向患侧的侧后方倾斜，医者双手交叉，按住头顶向下施加压力，若病人感觉颈痛并向上肢放射，即为阳性。此试验多用于颈椎病的检查。

臂丛神经牵拉试验：病人端坐，医者一手握病人患侧手腕，另一手按住病人头部，双手反方向推拉，若病人感到疼痛并向上肢放射，即为阳性。此试验多用于颈椎病的检查。

直腿抬高试验：病人仰卧，两腿伸直，分别做直腿抬高动作，然后再做被动抬高动作，若两侧下肢抬高幅度相等且无疼痛，即正常；若一侧抬高幅度降低，同时又伴有下肢放射痛，即为阳性，表示神经根有压迫现象。医者应记录两腿抬高的度数。此试验用于腰椎间盘突出症和坐骨神经痛的检查。

直腿抬高加强试验：又称足背屈试验，体位同直腿抬高试验。当病人抬高下肢发生疼痛后，略放低病人下肢，使病人不再感到疼痛，医者一手握住病人足部，突然将足背屈，若病人突感疼痛加剧或引起患肢的放射痛，即为阳性。此试验多用于腰椎间盘突出症和坐骨神经痛的检查。

屈髋伸膝试验：病人取仰卧位，医者使病人下肢尽量屈髋、屈膝，然后逐渐伸直膝关节，若在伸膝时出现下肢放射痛，即为阳性。此试验多用于坐

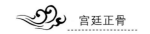

骨神经痛的检查。

屈髋屈膝试验：病人取仰卧位，医者用双手握住病人两膝部使其髋、膝关节尽量屈曲，并向头部推压，使臀部离开床面，若腰骶疼痛，即为阳性。如果腰部有筋伤、劳损，腰椎间关节、腰骶关节、骶髂关节有病变或腰椎结核等均可以出现阳性反应，但腰椎间盘突出症病人做此试验常为阴性。

骶髂关节分离试验：又称4字试验。病人取仰卧位，医者将病人患肢屈膝后做盘腿状放于健侧膝上，一手扶住健侧髂嵴部，另一手将患膝向外侧按压，若骶髂关节发生疼痛，即为阳性。此试验多用于骶髂关节病变的检查（但事先应排除髋关节本身病变）。

分腿试验：又称床边试验。病人仰卧于床边，健侧在床上，患侧垂于床边，医者一手握住健侧膝部使其屈膝、屈髋，另一手扶住患侧大腿用力下压，使髋关节尽量后伸，若骶髂关节发生疼痛，即为阳性。此试验多用于骶髂关节疾病的检查。

2）上肢检查。

肩关节外展上举试验：又称疼痛弧试验。病人上肢外展0°～60°无疼痛，外展60°～120°疼痛，再上举120°～180°无疼痛，即为阳性。此试验阳性提示冈上肌腱炎。

冈上肌腱断裂试验：病人冈上肌腱断裂后，上肢不能维持正常的外展位。患侧越用力外展，肩就越高耸。

网球肘试验：病人前臂在旋前位时，将桡腕关节屈曲后再伸肘，若引起肱骨外上髁处疼痛，即为阳性。

握拳尺偏试验：病人患侧握拳，拇指握于掌心内。医者一手握患腕，一手将患腕向尺侧倾斜，若桡骨茎突部疼痛，即为阳性。此试验多用于桡骨茎突腱鞘炎的检查。

屈腕试验：医者将病人患侧手腕屈曲，同时压迫正中神经1～2分钟，如掌侧麻木感加重，疼痛放射至示指、中指，即为阳性。此试验多用于腕管综合征的检查。

3）下肢检查。

髋关节屈曲挛缩试验：又称托马斯征。病人取仰卧位，尽量屈曲健侧髋、膝关节，使大腿贴近躯干，腰部紧贴于床面，如果患侧髋关节不能伸直平放于床面或虽能伸直但腰部出现前突，即为阳性。此试验多用于髋关节僵硬、强直或髂腰肌痉挛的检查。

单腿独立试验：又称臀中肌试验。病人健肢单足站立，抬起患肢，患侧骨盆及该侧臀皱褶上升，即为阴性；再令病人以患肢单足站立，抬起健肢，健侧骨盆及该侧臀皱褶下降，即为阳性。此试验用于髋关节脱位或臀中、小肌麻痹的检查。

浮髌试验：病人取仰卧位，患侧膝关节伸直，令其放松股四头肌，医者一手在髌骨上方压挤，将髌上囊区的关节液挤压到髌骨下方，另一手示指向下按压髌骨，若髌骨有浮动感，即为阳性。浮髌试验阳性说明膝关节内有积液。

膝关节分离试验：又称膝关节侧副韧带牵拉试验。病人患侧膝关节伸直，医者一手握住小腿下端，将小腿外展，另一手压住膝关节外侧，并向内侧推压，若膝关节内侧发生疼痛和侧方活动，即为阳性。此试验阳性说明胫侧副韧带损伤或断裂。检查腓侧副韧带时，方法与之相反。

推拉试验：又称抽屉试验。病人取仰卧位，患膝屈曲。医者双手握住病人患侧膝部下方，向前后方向推拉，若小腿过度前移，表示前十字韧带松弛或断裂，反之，表示后十字韧带松弛或断裂。

半月板回旋挤压试验：又称麦氏征。病人取仰卧位，医者一手握膝，另一手握足，先使患肢尽量屈膝，然后使小腿充分外展、旋外或内收、旋内，并逐渐伸直。在伸直过程中若患膝出现疼痛和弹响声，即为阳性。小腿外展、旋内伸膝出现疼痛和弹响者，多提示外侧半月板损伤；小腿内收、旋外伸膝出现疼痛和弹响者，多提示内侧半月板损伤。然而临床上也可能出现与之相反的结果。

半月板研磨试验：病人取俯卧位，医者双手握住患肢踝部，屈膝90°，然后用力沿小腿纵轴向下挤压膝关节，并做内、外旋转活动，如患膝关节内、外侧疼痛，即为阳性，说明内、外侧半月板损伤。此外，如将小腿向上牵拉，做内、外旋转活动时膝关节内、外侧疼痛，则说明膝胫、腓侧副韧带有损伤。

半月板重力试验：又称膝伸屈试验。病人取侧卧位，患肢离开床面，膝关节做伸屈活动，用小腿的重力挤压内、外侧半月板牵张侧副韧带，如出现响声或疼痛，提示半月板或侧副韧带损伤。

6. 影像学检查与实验室检查

（1）X 线检查。X 线检查对肌腱、韧带和软骨损伤的诊断有一定参考价值。筋伤的 X 线片表现主要有以下征象。

1）软组织厚度增加，局部膨隆。

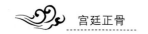

2）局部软组织影像密度增大。

3）原有组织层次混乱、不清晰。

4）皮下组织内有间质水肿而呈网状结构。

5）关节内积液、积血致关节囊膨隆，造成关节囊外脂肪垫间脂肪线的推压移位或受压变窄。

筋伤的 X 线检查主要有以下几种。

1）X 线平片检查。一般对筋伤诊断的意义不大，主要用于骨折、脱位和骨病的鉴别诊断。

2）应力下 X 线检查。主要用于检查 X 线平片所不能显示的关节松弛、关节脱位和韧带损伤。检查方法是将被检查的肢体放在正位，强迫其在内翻或外翻、外展或内收位摄片，从而观察关节解剖位置有无异常改变。

3）造影检查。有助于某些筋伤的诊断，如据髓腔造影可以确定椎管内的病变，据关节造影可以确定关节软骨、关节内软骨和关节囊的病变。

（2）肌电图检查。肌电图检查是记录骨骼肌生物电的一种方法，依据病理肌电图的形态、分布和范围，医者可以确定神经损伤的部位，判断神经肌肉损伤的程度和预后，进一步鉴别上运动神经元和下运动神经元的病变。

（3）CT 检查。CT 检查在腰椎间盘突出症、腰椎管狭窄症等筋伤疾病的诊断上有重要参考价值，据 CT 检查还可推测软组织病变的性质和范围。

（4）MRI 检查。MRI 检查的应用范围与 CT 检查相似，可用于诊断脊髓、椎间盘、膝关节、韧带病变，滑膜肥厚，软组织肿瘤和原发性肌肉疾病等。

（5）关节镜检查。目前关节镜检查主要用于膝、肩、髋或踝关节病变的诊断。但关节镜检查不能排除或代替其他的诊断方法，在临床上应有选择地使用。

（6）实验室检查。实验室检查是筋伤诊断中不可缺少的一部分，但对一般筋伤诊断的意义不大，主要用于严重筋伤病人的鉴别诊断，是判断病情变化、发展和指导治疗的重要指标。实验室检查在临床上越来越重要。

六、筋伤的治疗

（一）治疗原则

1. 筋骨并重

筋与骨在生理和病理上有密切关系，肝主筋，肾主骨，故有"肝肾同源"之说。筋伤与骨伤可同时发生，也可单独发生，并能相互影响。长期姿势不正确或用力不当，可导致肌肉、韧带和筋膜损伤，如老年人腰椎间盘退变缩小、椎间隙狭窄、韧带松弛、椎体失稳，轻微的外力即可使椎间关节突关节发生移位，从而引发各种下腰痛症状。临床治疗应注重"筋骨并重"的原则，明确筋与骨关节间的病理变化，既要治疗筋的损伤，又要治疗骨关节的损伤，即所谓"筋柔才骨正，骨正才筋柔"。

2. 内外兼治

人体是一个统一的整体，无论是跌打损伤，还是外邪侵袭，损伤筋骨，均可使经络受累，气血运行紊乱，严重者消耗津液，伤及脏腑。若脏腑气血受伤，则经络失调，加重外伤病情。因此，外伤与内损密切相关，彼此影响。在筋伤治疗中需要把握"内外兼顾"的原则，既要外治筋骨、皮肉的损伤，又要内治脏腑、气血的病变。临床上可根据损伤的病理变化选择治疗方法，或以外治为主，或以内治为主，或内、外治并重。

3. 急慢各异

临床上筋伤有急、慢性之分。急性筋伤由暴力作用，气滞血瘀所致，肿痛明显；慢性筋伤常由反复损伤或治疗不当，疾病迁延日久，缠绵难愈，脏腑、气血虚弱，筋骨失养，风寒湿邪乘虚而入所致，表现为四肢拘挛、活动不能。急性筋伤多以行气活血、消肿止痛为主；慢性筋伤则宜补益扶正，兼祛除外邪。急性筋伤可因误治、失治而成慢性筋伤，慢性筋伤也可由外力诱因而急性发作，因此，临床常可见实中夹虚、虚中夹实、虚实夹杂、变证多端的情况。故治疗之法，应重视辨证，"病无常形，治无常法，医无常方，药无常品"，不能拘泥于一方一法。

4. 治疗与保健结合

一部分筋伤是人们缺乏足够的自我预防保健知识所引起的，特别是慢性筋伤，治疗过程中常出现功能恢复缓慢或留有后遗症的情况。因此，应将治疗与预防、保健密切结合起来，尽快促使筋伤部位组织愈合，功能恢复。保健应当是积极的，除避免过度疲劳、注意休息外，还可以采取药物调补和功能锻炼的方法。实践证明，功能锻炼对于筋伤的恢复确有良效，合理的肢体关节活动和全身锻炼，能推动气血运行，促进祛瘀生新，使筋骨关节得到滋养，有利于慢性筋伤的恢复。锻炼必须持之以恒，才能取得效果。

（二）手法治疗

手法治疗，主要是指用医者的双手治疗筋伤疾病的方法，属于中医外治法。手法治疗筋伤疾病由来已久，早在《黄帝内经》中便已有按摩疗法的记载，按摩疗法是当时治疗疾病的方法之一。秦汉时期，手法治疗已成为治疗疾病的一种重要手段，如《汉书·艺文志》曾记载了《黄帝岐伯按摩十卷》。唐代以后，按摩已自成一科，设置于太医署中，当时正骨便包括在按摩科中，并占有重要地位。隋唐时期，按摩十分盛行，如《诸病源候论》每卷之末都附有导引按摩之法。清代《医宗金鉴·正骨心法要旨》总结了前人的经验，将各类正骨、治筋手法归纳为"摸、接、端、提、推、拿、按、摩"八法。手法治疗的出现与发展促进了筋伤学科的发展，丰富了治疗筋伤疾病的方法。手法治疗方法独特，效果良好，应用范围十分广泛，适用于各种急、慢性软组织损伤。该方法可以通过医者施加的外力直接或间接地作用于损伤部位，并通过医者的力量和技巧调节机体的生理、病理变化，从而达到治疗筋伤疾病的目的。

1. 手法治疗的作用

（1）舒筋活络，消肿止痛。无论是急性筋伤还是慢性筋伤，肿胀、疼痛都是其主要临床表现。中医认为，由于损伤，脉络受损，血离经隧，瘀血留滞，经气闭阻，不通则痛。离经之血瘀于肉腠，则为肿，逆于皮下，则为青紫瘀斑。理筋手法可有效地缓解组织痉挛，调节损伤局部的血液和淋巴循环，改善局部组织代谢，促进局部瘀血的消散吸收，组织痉挛解除，肿胀消退，则疼痛自可缓解。另外，手法治疗可有效地提高局部组织的痛阈，疼痛减轻则痉挛缓解，气血畅通，通则不痛。正如《医宗金鉴·正骨心法要旨》所说："为肿为痛，宜用按摩法，按其经络，以通郁闭之气，摩其壅聚，以散瘀结之肿，其患可愈。"

（2）整复骨错缝、筋滑脱。在外力作用下，可动关节或微动关节可发生微细开错离位，肌腱也可偏离其正常的解剖位置，出现筋走（筋歪）、肌腱滑脱的情况，导致关节功能障碍。恰当的手法可有效地整复骨错缝、筋滑脱，恢复关节功能。

（3）解痉止痛，活络除痹。痹者，闭也，即闭阻不通之义也。风寒湿邪三气杂合而为痹，痹邪留滞，闭阻经气，不通则痛。《素问·痹论》云："痹在于骨则重，在于脉则血凝而不流，在于筋则屈不伸，在于肉则不仁，在于皮则寒。"又云："留连筋骨间者疼久。"手法治疗循经取穴，迎随补泻，除痹通络，具有解痉止痛、活络除痹的功效。

（4）松解粘连，通利关节。损伤后期，关节、肌肉、韧带等组织可发生不同程度的粘连、纤维化、瘢痕挛缩等病理变化，而风寒湿邪侵袭等也可引起组织充血、渗出、水肿、肥厚，最终导致粘连、关节活动功能受限。恰当的手法一方面可直接将力作用于损伤局部，改善局部的循环状态，另一方面又可使关节被动运动，剥离或撕脱粘连，从而达到恢复关节功能的目的。

（5）迎随补泻，防治废痿，加速组织修复。长期外固定、卧床或神经损伤等，皆可导致气血循行迟滞，血不荣筋，筋骨痿软无力，损伤的组织恢复缓慢。理筋手法可以循经取穴，并施以补泻手法，直接加速气血循行，促进新陈代谢，改善肌肉、筋脉的营养状态，起到协调脏腑、经络、气血功能的作用，从而达到防治废痿，促进组织修复的目的。

2. **手法治疗的原则**

《医宗金鉴·正骨心法要旨·手法总论》指出："伤有重轻，而手法各有所宜。其痊可之迟速，及遗留残疾与否，皆关乎手法之所施得宜，或失其宜，或未尽其法也……故必素知其体相，识其部位，一旦临证，机触于外，巧生于内，手随心转，法从手出……法之所施，使患者不知其苦，方称为手法也。"这就要求医者施行手法时必须遵从以下原则。

（1）明确诊断。明确诊断是施行手法的前提，即《医宗金鉴·正骨心法要旨》所谓"手摸心会""知其体相，识其部位"。这就要求每个医者在施行手法前要全面准确地掌握病情，明确诊断，并熟练掌握局部的解剖关系，即所谓"筋之弛、纵、卷、挛、翻、转、离、合，虽在肉里，以手扪之，自悉其情"。

（2）计划手法治疗步骤。医者在治疗前需计划好病人需要采取什么样的体位，先使用何种手法，后使用何种手法等。

（3）熟练掌握各种手法。病有轻重缓急，手法也有轻重巧拙、得法与不得法。医者必须心明手巧，勤学苦练，熟练掌握各种手法。

（4）熟练掌握局部的解剖关系及骨关节正常活动范围。这是正确整复关节错缝，恢复关节功能，避免损伤脏腑及重要神经、血管的关键。

（5）根据施法部位不同，选择恰当的体位。恰当的体位一方面能够使病人感到舒适，患部肌肉放松，另一方面也便于医者进行手法操作。

（6）根据病情及病人体质状态，调整手法的轻重程度。一般局部用力应先轻后重；局部损伤肿胀者，手法宜轻；慢性劳损者，手法可加重，并根据病人耐受程度，随时调整手法强度。关节被动活动时，活动范围应由小渐大。

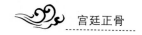

（7）施法时应思想集中，从容沉着。

（8）准确掌握手法治疗的适应证与禁忌证。

3. 手法治疗的适应证与禁忌证

（1）手法治疗的适应证。筋伤手法治疗的范围相当广泛，治疗的关键在于掌握施法原则，并熟练、巧妙地运用手法。

1）一切无皮肤破损、筋没有完全断裂的急性筋伤及慢性劳损性筋伤。

2）骨关节错落不合缝。

3）急性筋伤后或治疗不当而引起的关节僵直。

4）骨折、脱位后期关节僵直及筋脉肌肉萎缩。

5）因骨性关节病及痹症而引起的肢体疼痛、关节活动不利。

（2）手法治疗的禁忌证。

1）诊断尚不明确伴有脊髓症状的急性脊柱损伤。

2）局部肿胀严重的急性软组织损伤。

3）可疑或已经明确诊断的骨关节或软组织肿瘤。

4）骨关节结核、骨髓炎、老年性骨质疏松症等。

5）严重的心、脑、肺疾病。

6）有出血倾向的血液病。

7）严重皮肤损伤或皮肤病。

8）妊娠。

9）精神病。

（三）固定

筋伤疾病，尤其是急性筋伤早期局部肿痛较甚者，必须局部固定制动，以缓解关节周围软组织痉挛，减轻疼痛，促进软组织的修复。

1. 固定的作用

（1）维持手法治疗后的效果。

（2）有利于消肿止痛、解除痉挛。

（3）为筋伤的恢复创造有利条件。

（4）减少或避免并发症和后遗症的发生。

2. 固定的注意事项

（1）选择适当的固定方法和用具。治疗筋伤的固定方法和用具较多，医者应根据病人的受伤部位、受伤机制、伤势严重程度、是否有合并症及治疗效果等对固定方法和用具加以选择。选择的原则是简单、有效、病人易接受。要求既可以起到可靠的固定效果，能维持一定时间，又可以不影响伤处及其远端的血液循环，不影响筋伤的愈合过程，不妨碍肢体的功能锻炼。

（2）注意观察固定后肢体的血运情况。固定对肢体的血运有一定影响，固定时要尽量减小这种影响。包扎松紧度要适当，过紧会造成血液流通障碍，导致患肢肿胀、缺血乃至肌肉挛缩等并发症。因此，固定后要密切观察患肢的血液循环情况，特别是前 3 天更应注意观察肢端动脉搏动和皮肤温度、颜色、感觉、肿胀程度以及指（趾）活动等情况。若出现血液循环障碍征象，必须及时放松固定，如放松固定后仍未好转，应拆开外固定用具，重新固定。

（3）预防褥疮的产生。肢体骨骼隆起部位最容易出现压伤，固定时应在骨骼隆起部位事先放置衬垫加以保护。如在固定过程中某处固定部位出现疼痛或有异常渗出物时，应及时检查以防止产生褥疮。伤后在肢体肿胀达到高峰前固定，患肢会因继续肿胀而出现伤处疼痛，有的还会出现张力水疱，要注意及时调整固定的松紧度。

（4）适当抬高患肢。适当抬高患肢有利于消除肢体肿胀，改善局部组织的营养状态，为损伤的修复创造有利条件。上肢可用三角巾或绷带等悬于胸前，下肢可用软枕、沙袋垫高或将患肢置于支架上。

（5）掌握固定的位置与固定时间。患肢的固定位置要有利于肢体和功能恢复（一般是筋松弛位），避免骨错缝、筋错位的发生。固定时间应根据筋伤情况、病情变化及一般愈合时间而定。若固定时间过长，会出现局部软组织粘连、肌肉萎缩、骨质脱钙、关节囊挛缩或关节功能障碍等症状；若固定时间过短，则肌腱、韧带或关节囊愈合困难，可能造成关节松动不稳或习惯性扭伤、错缝和脱位。一般筋伤的固定时间为2~6周。

（6）指导病人积极练功。固定后应及时指导病人进行练功活动。功能锻炼可以加快局部肿胀的消退，防止关节粘连、肌肉萎缩或僵硬、韧带挛缩等。功能锻炼时动作要协调，要循序渐进，逐步加大运动量。如果病人局部和全身条件许可，可以在固定后立即开始功能锻炼。

3. 固定方法

（1）绷带固定法。绷带固定法的优点是材料简单，应用方便，固定范围可大可小，压力均匀，适合筋伤外固定。尤其是在应用外敷药的基础上，外加绷带包扎固定，药物治疗与局部固定兼而有之，此方法多用于关节附近韧带扭伤。绷带固定时因损伤部位、损伤机制的不同，固定方法、位置也有所不同。如踝关节扭伤多用绷带行"8"字形固定，但其损伤机制有内翻和外翻之分，损伤部位也就有内、外侧之别，内翻损伤与外翻损伤的固定方法也有所区别。外翻损伤易造成内侧韧带（三角韧带）损伤，固定时应将踝关节固定于内翻位。具体固定步骤是用绷带从内向外先在踝缠绕几圈作为固定的支点，然后通过足背外侧从足底绕过，再从内踝向上缠绕到踝上，固定过程如"8"字形缠绕，一般缠绕 6～10 圈。绷带固定的缺点是固定维持时间不长，容易松脱。

（2）纸板固定法。纸板固定法是将硬纸剪成一定形状放在需要固定的部位上，再外缠绷带固定。其优点是取材方便，制作简单，纸板的硬度和厚度可根据伤情适当进行调节，可根据不同损伤部位将纸板裁剪成各种形状，而且捆绑后患处舒适，不影响气血流通，不易产生压迫性损伤。此方法多用于小关节错缝复位后的固定。具体固定步骤是选择合适的硬纸板如包装纸箱、纸盒、X 线胶片盒、橡皮胶布筒等，根据患部情况剪成适当的形状，并调整符合体形的弧度和角度，放在损伤部位，外面用绷带捆绑固定。也可以在硬纸板内侧放置棉垫，硬纸板的边缘用胶布粘贴覆盖，这样能更好地保护皮肤。

（四）药物治疗

筋伤的药物治疗应以辨证论治为基础，遵循局部与整体兼顾、内治与外治相结合的原则，既要注意局部损伤的变化，又要重视脏腑、气血的盛衰，既要注意内服药物的治疗，又要重视外用药物的运用，并以八纲辨证和经络、脏腑、气血等辨证为治疗依据，根据损伤的虚实、久暂、轻重、缓急等具体情况，采用不同的治疗方法。筋伤的药物治疗中，新伤当以化瘀、通络、止痛为主；若迁延失治，经络阻塞，血不荣筋，筋膜僵硬，治宜以养血荣筋为主；若关节筋膜陈旧性损伤反复发作、留瘀未化，治当活血和营、舒筋通络；若患肢肉削形瘦，气血失养，治当重补气血；若筋伤而风寒湿邪乘虚侵袭，则以温经通络为主，以化瘀祛风湿为辅；若筋伤感染或血瘀化热、腐筋蚀骨而见局部红肿热痛、高热烦躁或血热妄行，治当清热解毒、凉血止血。

1. 内治法

《正体类要·序》曰："肢体损于外，则气血伤于内，营卫有所不贯，脏腑由之不和。"该句阐明了局部筋伤通过气血、经络可影响到脏腑及全身。因此，治疗应从整体着眼，将辨病与辨证相结合，将筋伤的发生、发展、转归的连续性及阶段性与三期辨证用药结合起来。内治法常用的剂型有汤剂、酒剂、丹剂、丸剂和散剂等。

筋伤初期（伤后 1～2 周），以气滞血瘀、疼痛、肿胀或瘀血化热为主。根据"结者散之"的原则，宜用攻利法治之，常用攻下逐瘀法、行气活血法和清热凉血法。如损伤严重、瘀血蓄积出现脏腑受损、卒然昏厥、不省人事等症状，应辨别虚实，因证论治。

筋伤中期（伤后 3～6 周），病情虽已减轻，但仍有一定程度的疼痛、肿胀，同时可能出现肝、脾、胃虚弱的症状，形成虚实兼有之象。治疗上宜攻补兼施，调和营卫，以和法为主，常用和营止痛法和舒筋活络法。

筋伤后期（筋伤 6 周以后），瘀血、肿胀基本消除，但撕裂损伤之筋尚未愈合坚固，经脉未能完全畅通，气血、脏腑虚损之象突出。后期以补益为主，常用补养气血法、补益肝肾法。因损伤日久，调护不当，复感风寒湿邪者颇多，故后期治法还应包括温经通络法。

2. 外治法

外治法是一种将药物制成一定剂型，放置在损伤部位，对伤病局部进行治疗的方法。

外治法在筋伤治疗中占有重要地位。外治法和内治法一样贯穿着整体观念和辨证论治的精神，都是运用中医基本理论，通过望、闻、问、切四诊合参，经过归纳与分析，得出的施治方法。清代吴师机认为："外治之理即内治之理，外治之药即内治之药，所异者法耳。"外用药物主要通过皮肤渗透进入体内发挥疗效，临床上外用药大致可分为敷贴药、搽擦药、熏洗湿敷药和热熨药。

（五）功能煅炼

练功疗法又称功能锻炼，即通过运动加强肢体活动功能而达到防治疾病的一种有效疗法。练功疗法是筋伤治疗方法中重要的组成部分，练功疗法治疗筋伤可以促进气血流通，加速祛瘀生新，促进损伤组织和功能的恢复，是巩固和提高临床疗效的一种治疗方法。

1. 练功疗法的作用

（1）活血化瘀，消肿定痛。进行患肢关节和全身锻炼，可起到推动气血流通和加速祛瘀生新的作用。由于损伤产生的不同程度的络道阻塞不通、血瘀气滞，可导致疼痛、肿胀，练功可以行气活血，促进血液循环，达到消肿

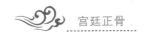

定痛的目的。

（2）濡养关节。练功可使损伤的关节筋络伸展、舒松，有助于缓解筋肉痉挛，对损伤后期的肌筋劳损，局部气血不荣引起的酸痛麻木和肌肉萎缩等症状有一定的改善。

（3）避免关节粘连。关节粘连以至僵硬、强直的原因是多方面的，但其主要原因是不进行活动。因此，积极、合理地练功是防止关节粘连的有效措施。

（4）恢复肢体功能，巩固治疗效果。练功能促进人体的气血生化和运行，逐步改善损伤组织濡养失司的状况，有利于损伤组织的修复。同时，练功能使气血旺盛，筋骨强劲，机体抗损伤能力提高。

2. 练功疗法的临床应用和注意事项

（1）医者要明辨伤情，确定练功内容和运动强度，制定合理的练功计划。练功的内容应因人、因病而异。医者既要了解损伤的病理特点，又要掌握各种功法的治疗作用，正确选择练功方法，合理安排练功内容。

（2）医者要指导病人进行正确的练功动作。

（3）练功要遵循循序渐进的原则，防止发生损伤和偏差。练功时必须以恢复和增强肢体生理功能为中心，锻炼时间由短到长，次数由少到多，动作幅度由小到大，负重由轻到重。如练功过程中疼痛加重、伤情恶化，应立即改变练功方法，或者暂时停止练功。

（4）定期复查，评定疗效，随时调整。定期复查不仅可以让医者了解病人的病情变化和功能恢复情况，还可以让医生及时调整练功内容和运动量。此外，定期复查还可以让病人看到医疗效果，有助于坚定病人练功的信心。

（5）病人练功时要全神贯注，思想集中，以每天 2~3 次为宜。练功时要注意四时气候变化，避免六淫时邪侵袭机体。

第三节　常见筋伤的诊疗

一、颈椎病

颈椎病是一种因颈椎间盘退变及其继发性改变，刺激或压迫颈脊神经根、脊髓、椎动脉和椎旁交感神经等组织而出现的症状复杂、影响广泛的临床综合症候群，因此也被称为颈椎综合症。中医将颈椎病归属于"项痹病"的范畴。

颈椎病是骨伤科的常见病、多发病，发病年龄跨度较大，最小发病年龄为 13 岁，最大发病年龄为 80 余岁。病人多有慢性劳损史，或外伤史，或外感风寒湿邪等病史。

（一）病因病机

颈椎病基于颈椎间盘的退变而发病，颈椎间盘退变本身就会出现许多症状，遇到诱因后，可发展为颈椎病。大多数病人在颈椎原发性退变的基础上还会发生一系列继发性改变（包括器质性改变和动力性改变）。器质性改变包括髓核突出和脱出、韧带及骨膜下血肿、骨赘形成和继发性椎管狭窄等。动力性改变包括椎间松动、错位、生理弯曲改变等。这些病理改变构成了颈椎病发病的实质。

临床上并没有将颈椎退变和颈椎病简单地划等号。有些病人颈椎骨性退变严重，但无症状或仅有轻微颈部症状。

因此，颈椎病的诊断除有病理基础外，还需包括一系列由此而引起的、与此相关的临床表现。影响颈椎病发病的重要因素包括退变、创伤、劳损、颈椎发育性椎管狭窄、炎症及先天畸形等。

（二）临床表现

目前，多数学者倾向于将颈椎病分为颈型、神经根型、椎动脉型、脊髓型、交感神经型和混合型颈椎病。

1. 颈型颈椎病

颈型颈椎病的病理特点是椎间盘处于退变的早期阶段，有纤维环结构的部分破坏、椎间盘组织的轻度膨出及椎骨骨质的轻度增生，这些轻度膨出及增生的结构尚未对神经、血管组织构成实质性压迫，但会刺激分布于其间的窦椎神经感觉纤维。窦椎神经感觉纤维向中枢发放传入冲动，冲动经脊髓节段反射及近节段反射的途径，导致颈项部和肩胛骨间区肌肉处于持续紧张的状态，出现肌紧张性疼痛。

颈型颈椎病的主要临床症状还包括：①"落枕"频繁发作。②肩胛骨内缘肌肉附着处酸痛，颈部易于疲劳。③由于颈椎稳定性的下降，日常生活中过度运动易造成椎旁软组织损伤、颈椎活动节段错位或紊乱。④病人颈椎前屈、旋转幅度明显减小，颈夹肌、半棘肌、斜方肌张力明显增高，肩胛提肌、菱形肌、冈下肌、大小圆肌处往往可触及条索状改变及压痛。⑤在进行神经

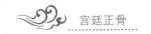

系统检查时，不能发现明确的定位体征，影像学检查结果与病人的症状不完全平行。

2. 神经根型颈椎病

神经根型颈椎病的病理特点是颈椎钩椎关节增生、关节突骨赘及颈椎间盘突出，对神经根产生机械压迫和化学刺激双重伤害，引起上肢典型的放射性神经痛。颈椎椎骨错缝与神经根的伤害有着直接的关系，错位椎骨使一侧椎间孔及神经根管的内径减小，进一步加剧了椎间孔内容积与内容物体积之间的矛盾，引起临床症状的急性发作。神经根型颈椎病的突出表现为向上肢传导的放射痛，放射性神经痛往往呈急性发作，或在慢性疼痛的基础上急剧加重。受压神经根所支配的皮肤在急性期可能出现痛觉的过敏，后期则表现为感觉的减退；所支配的肌肉往往出现肌力的减弱，但明显肌肉萎缩者非常罕见。颈部活动范围减小，尤其是向患侧旋转和侧屈的运动范围受到更为明显的限制，若勉强向患侧旋转及侧屈，可能导致放射性神经痛的加重。在进行特殊检查中，臂丛神经牵拉试验、头顶叩击试验和椎间孔挤压试验呈阳性反应；颈椎拔伸试验（椎间孔分离试验）则因扩大了椎间孔上下径的尺度而使放射痛减轻，亦呈阳性反应。患肢肱二头肌或肱三头肌反射减弱。影像学检查结果与病人的症状体征平行。

3. 椎动脉型颈椎病

椎动脉型颈椎病的病理特点是因椎间盘退变、上位颈椎错位、横突孔骨性非连续管道扭转引起椎动脉扭曲，或因椎体后外缘、钩突的骨质增生导致椎动脉受压，或因椎动脉交感神经丛受刺激导致动脉终末支痉挛，脑干、小脑、大脑枕叶等椎动脉供血区缺血。眩晕是椎动脉型颈椎病的主要临床症状。其眩晕分为 2 种，一是因椎动脉长期供血不足而表现为慢性、持续性的眩晕。二是因椎动脉供血短暂的阻断而表现为发作性的剧烈眩晕，此种眩晕的发作往往和头部位置的改变有关。椎动脉型颈椎病的临床表现还有耳鸣、耳聋，视力降低，精神萎靡，乏力嗜睡；经颅多普勒超声（TCD）可检测椎动脉颅内分支的血流状态，理论上对椎动脉型颈椎病具有特殊的诊断意义。椎动脉造影对椎动脉型颈椎病有积极的指导意义。

4. 脊髓型颈椎病

脊髓型颈椎病的病理特点是突出的颈椎间盘组织、增生的椎体后缘骨赘、向后滑脱的椎体、增厚的黄韧带和椎管内肿胀的软组织形成混合性突出，造成脊髓压迫或脊髓缺血、变性坏死，从而引起脊髓传导束的功能障碍。

脊髓型颈椎病临床表现为双下肢进行性麻木和运动障碍。病人下肢无力，行走不稳，步态笨拙，主诉有"脚踩棉花"的感觉。上肢症状不典型，主要表现为上肢沉重无力，神经根性疼痛并不多见。查体见下肢肌张力增高，肌力减退，膝、踝反射亢进，髌阵挛及踝阵挛等病理反射阳性。感觉障碍不平衡，一般痛觉、温觉障碍明显，而触觉障碍较轻或正常，下肢感觉障碍较重，而躯干部感觉障碍较轻。X线侧位片上可见椎体后缘有较明显的骨赘和（或）椎体沿后关节突斜面向后下方滑脱，但需要依靠 CT 或 MRI 检查来确定是否存在颈脊髓的机械压迫。

5. 交感神经型颈椎病

交感神经型颈椎病的病理特点是增生的骨赘、痉挛的椎前肌群及炎症介质刺激颈交感神经纤维，引起交感神经功能紊乱，身体相应区域内腺体、血管、内脏出现功能活动失调。慢性头痛是交感神经型颈椎病最突出的临床症状。头痛往往呈持续性，头痛部位主要在额部，特别是眼窝和眉棱骨处。由于交感神经兴奋，房水的分泌受到的抑制，眼压下降，病人往往出现眼珠疼痛、恶心、呕吐的症状。由于黏膜腺体分泌及平滑肌活动异常，病人会出现咽喉不适、干渴、异物感、嗳气等症状。

交感型颈椎病可引起所谓的"类冠心病综合征"，病人感到胸前区憋闷、心悸怔忡，心电图检查提示窦性心率不齐、室性早搏、阵发性心动过速等异常心电活动。全身性交感神经紧张时，可引起颈性高血压（颈性眩晕）。

6. 混合型颈椎病

具有两型以上症状及体征者为混合型颈椎病。

临床上颈椎病大致分为以上 6 种类型，其中神经根型、椎动脉型、脊髓型颈椎病为临床常见颈椎病的类型。神经根型颈椎病占各型颈椎病总数的 50%～60%，椎动脉型颈椎病占各型颈椎病总数的 20%～30%，脊髓型颈椎病占各型颈椎病总数的 5%～10%。

（三）治疗方法

目前，颈椎病以非手术治疗为主，手法治疗是中医治疗该病的优势方法，日益受到国内外的高度重视。宫廷正骨手法治疗各型颈椎病有独特疗效，是目前中医治疗该病首选的、广泛应用的重要手段，也是为广大病人所接受的一种治疗方法。

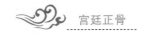

我院治疗颈椎病主要采用宫廷正骨手法、中药热敷、牵引、自制膏药外用及局部理疗等方法。

1. 手法治疗

宫廷正骨手法可以松解劳损、紧张、痉挛的颈肌，尤其是颈伸肌群，改善其力学特性，阻断疼痛－肌紧张－疼痛恶性循环链，促进软组织损伤性炎症消除；调整颈椎节段异常位移或成角，减轻椎间盘负荷，减缓颈椎退变过程，扩大椎间孔、椎管、横突孔等骨性非连续管道的有效空间，改善颈椎管内外的高应力状态和神经根张力，减少或消除神经、血管的机械性压迫和刺激，恢复颈椎动静力平衡。

（1）操作方法。病人取端坐位。

第 1 步：采用摸法及点按法检查病人颈椎生理曲度及压痛点，然后采用松解类手法按摩颈部。医者立于病人后方，拇指与其余四指分开，自上而下沿后正中线、颈项肌、斜方肌、胸锁乳突肌行按揉、弹拨、拿捏及点按手法，使肌肉完全放松。需要注意的是，椎动脉型颈椎病重点按揉上颈段，神经根型颈椎病重点按揉下颈段。

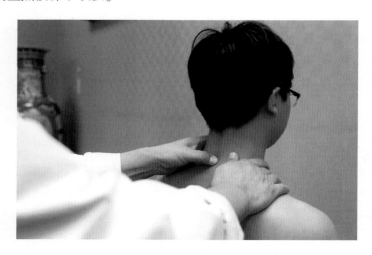

第 2 步：点穴手法。点按风池、风府、颈夹脊、胸夹脊、百会、四神聪、肩井、天宗、阿是穴等穴。头晕病人常采用"风池透百会"的方法。

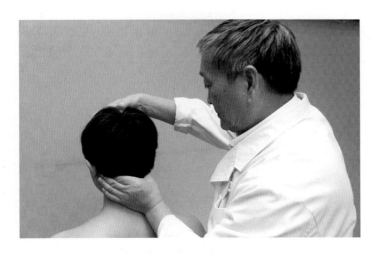

　　第 3 步：整复手法，以颈部端提法为主。医者立于病人侧方，左手托住病人后枕部，右前臂或右肘置于病人颌下，轻提颈部，使颈部旋转运摇 2～3 次，放松病人颈部肌肉，突然用力向上端提，并使颈部保持中立位。颈椎生理曲度反张者，端提时让病人头略前屈。注意端提时应顺应颈椎曲度。

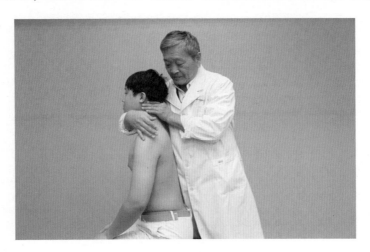

　　第 4 步：善后手法。采用点按、按揉、拿捏、滚法等方法进一步放松肌肉。注意重点是对痛点（如风池穴、C7 棘旁、肩胛内上角等）进行点揉。

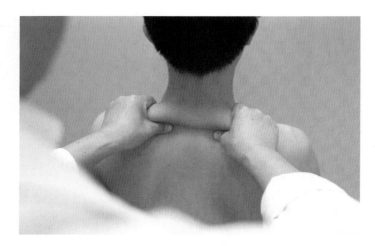

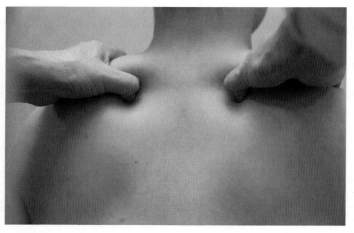

（2）手法要点。治疗神经根型颈椎病，多采用松解类手法及端提法，很少采用颈椎旋提扳法，其原因包括两方面：一方面端提法病人易于接受，另一方面可以避免加重损伤。治疗椎动脉型颈椎病，多以点穴手法为主，再配合端提法治疗。

2. 药物治疗

（1）中药热敷。宫廷正骨熥药（独活、木瓜、骨碎补、海螵蛸、续断、透骨草、当归、附子等）热敷，具有祛风散寒、活血通络的作用，临床使用时可随症加减。

使用方法：每服宫廷正骨熥药加 100 ml 白酒（56% vol）搅拌均匀，平均分成 2 份，装入 2 个 25 cm×30 cm 的布质口袋中，将袋口缝好，置于蒸锅上加热，大约温度到 80 ℃时取出，放凉至皮肤可承受的温度时，置于患处热敷，2个药包交替使用，每服药可反复使用 3～5 次，每次热敷 1 小时，每天 1～2 次，10 天为 1 个疗程。

（2）膏药外用。活血通痹膏外用。活血通痹膏主要包括防己、草乌、天南星、僵蚕、蜂房、全蝎、血竭、大黄等，将以上药物蜜炼成膏，敷于患处即可。活血通痹膏有祛风散寒、活血化瘀、通络止痛的作用。

（四）预后和功能锻炼

如果颈椎病病人在发病后，能得到合理恰当的治疗，并配合相应的功能锻炼，注意自我保护，一般情况下预后尚可。但脊髓型颈椎病如果进一步发展恶化，则预后较差；神经根型、椎动脉型和交感型颈椎病如果未经正规治疗，会严重影响病人的生活和工作。因此，日常生活中，人们应当注意用枕的合理性，注意颈肩部的保暖，纠正不良的习惯姿势。

颈部的功能锻炼方法主要包括以下几个动作。

1. "与项力争"式

双手十指交叉，抱住头颈部，头往后仰，双手十指交叉用力往前对抗，坚持 5～10 秒，重复 10～15 次。

2. "回头望月"式

两腿分开，与肩等宽，头向一侧旋转至最大角度，然后往外上方看，坚持 5～10 秒。与对侧交替进行。

3. "雏鸟起飞"式

两腿分开，与肩等宽，头颈往前探，双手往后伸，坚持 5～10 秒。

4. "10 点 10 分"式

两腿分开，与肩等宽，双手自然下垂，然后平抬上肢至手表"10 点 10 分"的角度，坚持 5～10 秒，重复 10～15 次。

5. "耸肩扩胸"式

两腿分开，与肩等宽，向前内收胸廓，然后顺时针旋转双肩并做扩胸动作，重复 10～15 次。

二、肩关节周围炎

肩关节周围炎，又称肩周炎，是一种因肩关节周围肌肉、肌腱、滑囊及关节囊损伤、退变而引起的慢性无菌性炎症。因关节内、外粘连，肩关节周围炎以肩关节疼痛、功能活动受限和肌肉萎缩为临床特征。

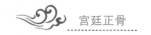

肩关节周围炎常发生在单侧肩部，好发于中老年人，女性多于男性，中医称之为"五十肩""冻结肩""漏肩风"。该病是一种具有自愈倾向的自限性疾病。病人多有慢性劳损史，或外伤史，或感受风寒湿邪等病史。

（一）病因病机

肩关节周围炎主要与肩关节囊和关节周围软组织退变、肩部外伤、慢性劳损，或感受风寒等有关。如病人未能及时治疗且不注意功能锻炼，肩关节功能活动减少，以致肩关节粘连，出现肩痛、活动受限的症状进而发展成肩关节周围炎。肩关节周围炎的主要病理变化是肩关节及其周围软组织出现充血、水肿、渗出、粘连等损伤性、退变性的慢性炎症反应。

颈椎病也是引起肩关节周围炎的原因之一。颈椎椎间孔改变，刺激或压迫脊神经，造成肩部软组织神经营养障碍，从而导致肩关节周围炎。此外，心、肺、胆道系统疾病会引起肩部牵涉痛，因原发病长期不愈使肩部肌肉持续性痉挛，肩关节活动受限而继发肩关节周围炎。

中医认为，肩关节周围炎是气血虚损、筋失濡养，风寒湿邪侵袭肩部，经脉拘急所致。

（二）临床表现

多数肩关节周围炎呈慢性、隐匿性发展，不易被察觉，外展、上举及后伸动作引起疼痛时始被病人注意。初起症状为经常性肩关节疼痛，活动不利，有僵硬感，局部畏寒，夜间疼痛加重，疼痛向颈项及上臂部放射。肩关节活动功能障碍日渐加重，早期为疼痛引起，中期为肩关节出现粘连所致，后期常有局部肌肉僵硬、萎缩、肩峰突起等。肩关节各方向的活动均受限，以外展、上举活动受限更为严重，患手不能摸背。肩关节周围广泛粘连而形成"冻结肩"，随着病程的发展，疼痛会逐渐减轻。根据不同的病理过程，临床上该病分为急性期、粘连期、缓解期。

检查时，患侧喙突、肱二头肌长、短头附着处，肩峰下缘，肩胛冈上缘，小圆肌上缘等处有不同程度的压痛点，患肩活动明显受限。

初期 X 线检查常无异常，后期在肱骨大结节附近软组织内出现钙化影。钙化影的形状、大小、密度均不定。有的呈颗粒状，有的呈斑片状。钙化影除见于上述部位外，还可能出现于肱骨颈、肱骨干、肱骨头及肩峰附近的软组织内，但出现在肩胛盂下方软组织内的钙化影少见。患侧的肩肱关节、肩锁关节显示骨性关节病的改变，肩部诸骨显示骨质疏松，并合并肌肉萎缩。

肩关节造影检查可见关节囊变小，其下缘呈锯齿状，肩胛下隐窝或腋隐窝变小或消失。

（三）治疗方法

目前，肩关节周围炎主要以非手术治疗为主，部分病人可自行痊愈。

我院治疗肩关节周围炎主要采用宫廷正骨手法、中药热敷、自制膏药外用及局部理疗等方法。

1. 手法治疗

宫廷正骨手法治疗肩关节周围炎历史悠久，疗效显著。初期对于疼痛较甚者，宜提高局部组织痛阈，改善局部血液循环，加速渗出的吸收和排泄，促进病变组织的修复；后期以改善肩关节活动功能为主，松解关节粘连，加大关节活动度，滑利关节，促进肩关节功能的恢复。

（1）操作方法。病人取端坐位，患肢自然放松下垂。

第1步：理筋手法。医者立于患侧，首先检查病人患肩关节活动度，然后一手握住病人手臂使其微外展，另一手施以拿捏法，重点拿捏肩前部、三角肌内、外缘及上臂内侧。在肩前部及三角肌部施以拿捏法时，另一手可配合患肢做被动外展和旋内、旋外活动。医者用右手拇指与其余四指对握三角肌束，向垂直于肌纤维走形方向按揉、弹拨数次，再拨动痛点附近的冈上肌、冈下肌、胸大肌、小圆肌等数次，然后再按摩肩前、肩后、肩外侧。

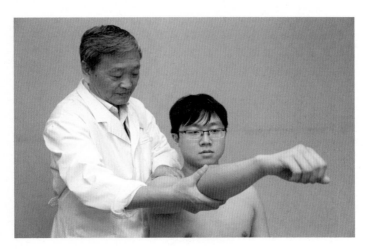

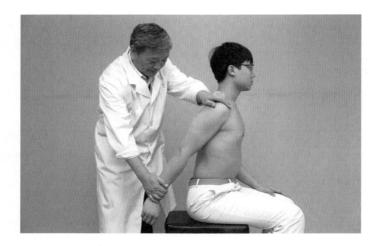

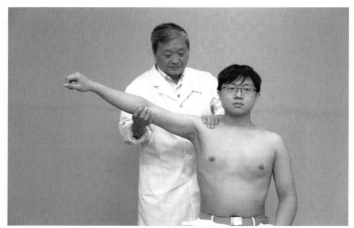

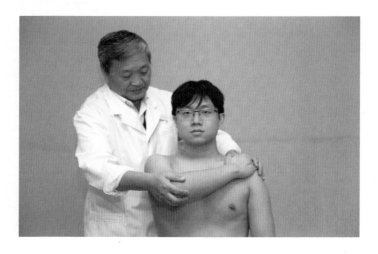

第 2 步：点穴手法。医者立于患侧后方，依次接揉肩井、秉风、天宗、肩贞、肩髃、肩内陵、曲池、手三里等穴。

第 3 步：运肩手法。医者立于病人侧后方，一手扶住患肩，另一手握住病人的腕部或托住病人的肘部，以肩关节为轴心做环转摇动，幅度由小到大。注意以肩关节活动度为准。

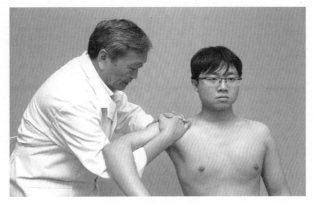

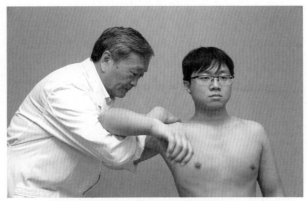

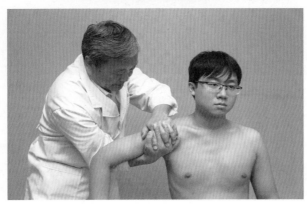

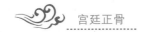
第4步：肩关节内收扳法。医者立于病人背后，用腹部紧贴病人背部以稳住其身体，一手扶住患肩，另一手握住患肘向健侧肩关节方向扳动。

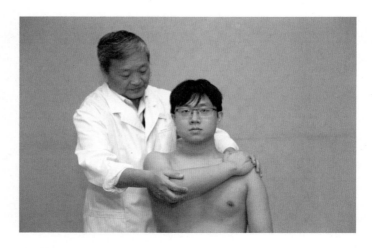

第5步：肩关节后伸扳法。医者立于患侧后外方，一手握住患侧腕部，另一手扶住患侧肩部，用握腕之手将患臂由前向后扳动，尽可能使患臂后伸，后伸幅度逐渐增大。

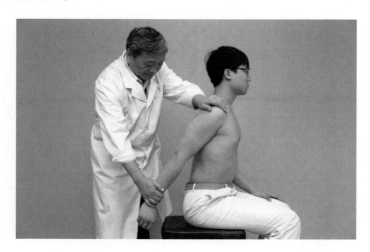

第6步：肩关节后伸旋内扳法。医者立于患侧后外方，一手扶住患侧肩部，防止病人上身前倾，另一手握住患侧腕部，医者缓慢用力，嘱病人放松手腕，边抖手腕，边用力使患肢向后背伸，从背后将患肢向健侧牵拉、上抬，一放一紧，逐渐用力加大活动范围。注意上抬的动作必须稳而缓和，上抬幅度逐渐加大，切忌动作粗暴，以免引起剧烈疼痛，使病人难以忍受。

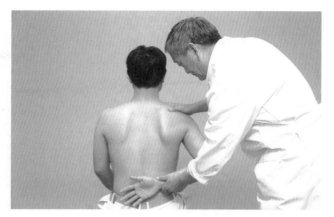

　　第7步：顿肩法，俗称顿筋法。医者一手扶患侧肩部，一手握患侧肘部，将患肩外展、上举，医者双手同时用力，向相反方向推挤。

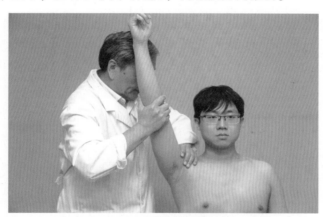

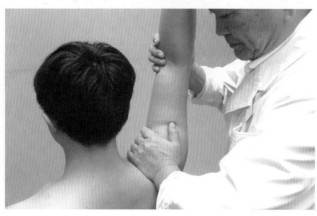

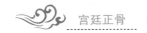
第8步：肩关节抖法。医者立于患侧前方，双手握住患侧腕部，慢慢向上提起，同时牵拉抖动，提抖时患肢要充分放松，提抖频率要快，幅度逐渐增大。注意牵抖时应从下往上进行，幅度以病人疼痛耐受能力为准。

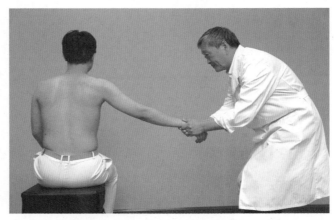

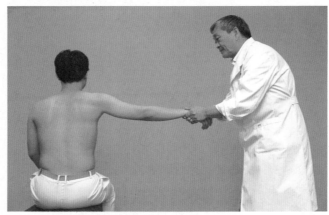

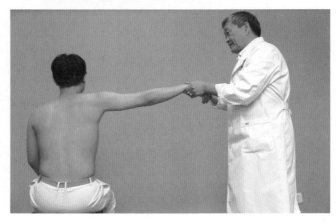

第9步：拿捏法。从肩部到前臂反复上下搓动，以放松肩关节。拿捏法常作为肩部治疗的结束手法。

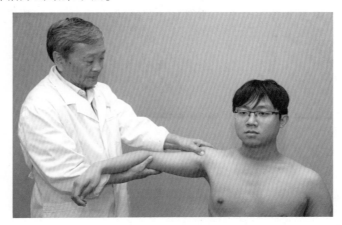

（2）手法要点。以上手法会引起病人不同程度的疼痛，因此，手法治疗要注意用力适度，以病人疼痛能忍受为宜。通过被动运动，粘连松解，功能逐步恢复。

2. 药物治疗

（1）中药热敷。宫廷正骨熥药（独活、木瓜、骨碎补、海螵蛸、续断、透骨草、当归、附子等）或刘钢教授自拟颈肩熥药方（片姜黄、桑枝、当归、牛膝、红花、鸡血藤、乳香、没药、海桐皮、桂枝、川芎、花椒、路路通、川乌、草乌）热敷，具有祛风散寒、舒筋通络、活血止痛的作用，临床使用时可随症加减。

使用方法：每服熥药加 100 ml 白酒（56% vol）搅拌均匀，平均分成 2 份，装入 2 个 25 cm × 30 cm 的布质口袋中，将袋口缝好，置于蒸锅上加热，大约温度到 80 ℃时取出，放凉至皮肤可承受的温度时，置于患处热敷，2 个药包交替使用，每服药可反复使用 3～5 次，每次热敷 1 小时，每天 1～2 次，10 天为 1 个疗程。

（2）膏药外用。活血通痹膏外用。活血通痹膏主要包括防己、草乌、天南星、僵蚕、蜂房、全蝎、血竭、大黄等，以上药物蜜炼成膏，敷于患处即可。活血通痹膏具有祛风散寒、活血化瘀、通络止痛的作用。

（四）预后和功能锻炼

手法治疗肩关节周围炎预后良好，痊愈后很少复发，配合病人主动练功，

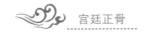

效果更加显著。病人在发病初期就应积极进行练功，发病中期配合功能锻炼，则可加快病情恢复，减少痛苦。功能锻炼须缓慢持久，不可操之过急，否则会加重损伤，有损无益。

肩关节的功能锻炼方法主要有以下几种动作。

1. "弯腰旋肩"式

病人取站立位，弯腰，使垂下的上肢顺时针和逆时针做旋转运动。

2. "手指爬墙"式

病人面对墙壁，用双手或患侧单手沿墙壁缓慢向上摸高爬动，使患肢尽量上举至最大限度，然后再缓慢向下回到原处，反复进行，循序渐进，不断提高爬墙高度，也可让病人站在单杠下用单手或双手握住单杠对肩关节进行牵拉，以解除粘连。

3. "抱头扩胸"式

双手十指交叉，抱住头颈部，双肘尽力后伸并扩胸。

4. "扶栏下蹲"式

身体侧立，一手扶握栏杆或窗台、桌沿，缓缓下蹲，使肩关节外展。

5. "毛巾擦背"式

健肢在上，患肢在下，分握毛巾两头，健肢向上拉毛巾，带动患肢屈肘内旋。此动作也可用棍棒代替毛巾。

6. "寻头摸耳"式

患肢沿对侧前额向后摸健侧耳朵，顺势沿后枕部绕头1周。

三、胸椎小关节紊乱症

胸椎小关节紊乱症，又称胸椎小关节错缝，或胸椎后关节滑膜嵌顿。胸椎小关节紊乱会使神经及血管等一些周围的软组织功能受到严重的伤害，从而表现出相应的临床症状、体征。中医学认为该病属于"椎骨错缝""背痛""岔气"的范畴。

胸椎小关节主要是由肋骨小头关节、胸椎后关节以及肋横突关节这3组关节构成，属于联动微动关节，该处发生外伤、劳损、胸椎椎间盘或胸椎韧带退变时，胸椎小关节的正常位置会发生明显的改变，胸椎的内外平衡失调，从而引起胸椎小关节后仰或旋转移位，最终导致胸椎小关节紊乱。常因用力姿势不正确、各组织间运动不协调而致病。

胸椎小关节紊乱症的常见临床症状为脊背疼痛，肩痛，上肢沉困，挺胸、低头、弯腰时疼痛加重。痛感部位以第 3～10 胸椎的棘突处为主，痛点可在一处或多处同时出现。因胸椎小关节发生错位的程度以及对周围神经（肋间神经、胸神经后支和交感神经）和血管产生的影响存在差异，病人的临床表现也会有所不同，除常见的脊背疼痛外，有时病人还会表现出不同程度的急、慢性肋间神经痛或胸腹腔脏器功能紊乱等诸多临床症状。这些症状很容易被误诊为呼吸系统、心血管系统（假性心绞痛）、消化系统的神经官能症，甚至被误诊为更年期综合征等。

该病好发于青中年，男性多于女性。新鲜错缝易于复位，痊愈较快，陈旧性错位复位较困难，错位时间越长，恢复越慢。病人多因劳损或长期姿势不良，或受外力作用引起胸椎小关节移位，滑膜嵌入错缝的关节腔内，导致筋伤。

（一）病因病机

脊背疼痛是胸椎小关节紊乱症的一种常见症状，多数情况下是由受凉、外伤、工作、不良姿势、高枕或软铺休息等因素致使胸椎关节失稳引起的。明显外伤或重体力劳动导致的胸椎小关节紊乱症病人，其脊背疼痛感比较明显，且背肌相对比较紧张，病人不敢咳嗽、打喷嚏以及深呼吸。但是对于慢性劳损者而言，其临床症状一般表现为背部痛以及沉重感。气候变化或者是久站、久坐、弯腰时间稍长等都会使病人的临床症状明显加重，一般会被误诊为菱形肌劳损、背肌劳损、纤维性肌炎、背肌筋膜炎、风湿性肌炎等。

胸椎小关节紊乱症是临床常见的损伤性疾病，损伤的部位和波及的组织不同，临床表现也各不相同。以往认为胸椎属于较稳定且活动范围小的关节，受损机会较颈椎、腰椎少。因此，人们对该病的认识和重视程度不够，导致相当一部分病人未能得到及时准确的诊治或被误治，极大地影响了病人的学习、工作和生活。

胸椎小关节紊乱症的发病原因和症状表现与颈椎病类似。疼痛导致功能障碍长期不愈，可诱发颈椎病，有时二者相伴而生。因而，胸椎小关节紊乱与颈椎病有着十分密切的内在联系。明代高濂认为："人身流畅，皆一气之所周通。"血因气而荣，也因气而病。因此，该病的治疗应视血、气为一体，不可将二者分开。其病因病机为挫、闪、旋、扭致使关节错缝，脉络受损、瘀血内积、血凝气滞。

胸椎与其他区域的椎骨相比，具有以下特点。关节突的关节面排列接近额状面，呈同心圆状排列，其旋转运动中心位于椎体的中央；横突向外后方倾斜，横突轴向与节段旋转中心恰好呈垂直关系，刺激或压迫交感神经节前纤维，引起相应的内脏自主神经功能紊乱，导致心律失常，呼吸不畅，胃脘胀闷、疼痛等症状；棘突细长，向后下方倾斜，相邻棘突互相成叠瓦状排列；椎体后外侧上下角各有 4 个卵圆形凹陷，与肋骨小头组成肋椎关节；横突外端亦有 1 个卵圆形凹陷，与肋骨结节组成肋横突关节。旋转外力引起小关节向侧方错位，导致疼痛和功能障碍，且错位不能自行复位。

（二）临床表现

从发病时间上分，临床上常将胸椎小关节紊乱症分为急性胸椎小关节紊乱症和慢性胸椎小关节紊乱症。

急性胸椎小关节紊乱症病人大多有不同程度的外伤史，背痛有定处，活动受限。上段胸椎疼痛导致头颈部转动受限，疼痛可向肩背及上臂部放射；中段胸椎疼痛导致身体转侧活动受限，疼痛向胸前部放射，部分病人有胸闷、心悸等症状；下段胸椎疼痛导致弯腰和背伸活动受限，疼痛向季肋部放射。

慢性胸椎小关节紊乱症病人的临床表现以背部酸痛、钝痛、沉重感为主。触诊时受累椎体旁压痛明显，常伴有棘突偏歪；棘旁软组织有不同范围和程度的紧张，甚至痉挛，触之有条索样物，压之疼痛。

从分型上分，临床上常将胸椎小关节紊乱症分为关节突关节紊乱症、肋椎关节紊乱症、肋横关节紊乱症。各型胸椎小关节紊乱症的临床表现亦不同。

关节突关节紊乱症表现为胸椎过度旋转时损伤或合并有胸椎间盘的退变；背痛深在，多为胀痛、休息痛；胸椎旋转、屈伸活动受限，入夜翻身困难。压痛点位于损伤节段的棘突旁 1 cm 处，部位较深，X 线检查可见损伤关节的间隙稍窄或胸椎间隙变窄。

肋椎关节紊乱症多见于胸椎退变或有慢性劳损史的病人，病人多有反复发作史，背痛多合并同侧胸部闷痛或上腹胀，劳累后症状加重，X 线检查可见椎间隙变窄及椎体骨质增生等。

肋横突关节紊乱症多见于胸腔压力突然增加的病人，背痛多伴有肋间神经痛，深呼吸运动受限，压痛点位于病变节段的棘突旁 3 cm 处，部位较浅，X 线检查多无异常。

影像学检查以 X 线检查为主，一般无明显异常。胸椎正位片可见脊柱侧弯、棘突侧偏、小关节不对称、退变增生，侧位片可见椎体序列不整、椎间隙变窄，棘突有"双边""双突"征。另外影像学检查可排除胸椎结核、肿瘤、骨折、类风湿等疾病。

（三）治疗方法

一般认为手法治疗是治疗胸椎小关节紊乱症较好的手段，该方法利用外力的作用直接纠正胸椎小关节紊乱。要治疗该病，首先应充分了解胸椎小关节在解剖学上的结构特点，熟悉各个小关节的功能和运动特点，充分发挥手法治疗的长处。正常情况下胸椎处于一种比较稳定的状态，小关节众多，一旦其中任何一个小关节发生紊乱，由于代偿的原因，其他小关节也会发生紊乱。使用比较单一的手法，不可能使多个错缝的胸椎小关节得到彻底的整复。整复时按一定的顺序进行手法治疗，循序渐进，才会取得较好的效果。

我院治疗胸椎小关节紊乱症主要采用宫廷正骨手法、中药热敷等方法。

1. 手法治疗

胸椎小关节紊乱症采用手法治疗的方法，效果显著，手法治疗具有安全性强、疗程短、恢复快的优点。手法治疗可纠正胸椎解剖位置失常，通经活络、化瘀止痛，使紊乱关节复位，解除肌肉痉挛，恢复胸椎内外平衡，改善局部血液循环，消除局部肿胀及炎症，从而消除病变部位对血管、神经的压迫和刺激，达到治疗目的。

（1）操作方法。手法治疗前医者需给病人解释治疗方法及过程，以缓解病人的紧张情绪，让病人尽量放松。

第1步：病人俯卧于治疗床上，胸前可用软枕垫起，背部肌肉放松，头部自然下垂于软枕前，双上肢分开垂置于治疗床两侧或平放于身体两侧，医者采用摸法及点按法检查病人胸椎生理曲度及压痛点。

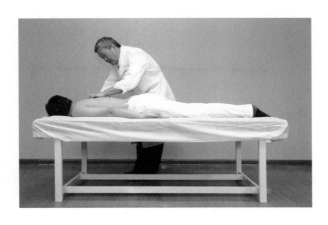

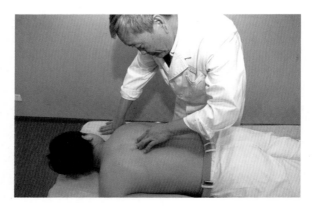

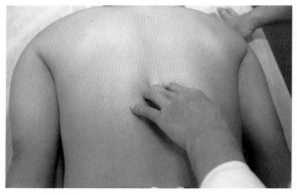

第 2 步：医者双手掌根置脊柱两旁，由表及里，由浅入深，沿足太阳膀胱经，有节奏的推揉背部骶棘肌，双手拇指由上至下按压背部夹脊穴、背俞穴和阿是穴等穴，反复数次以舒筋活络、解痉止痛，为顺利进行复位手法打好基础。

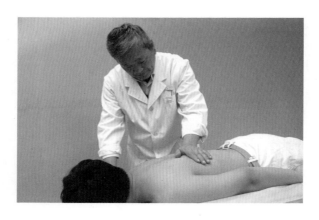

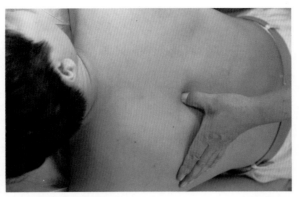

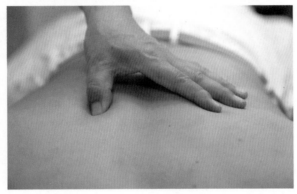

　　第 3 步：俯卧双掌按压复位法。医者立于病人床边，两臂交叉，双掌心贴于患椎棘突两侧旁 1 cm 处，双掌心上下相距 5 cm 缓慢下压，嘱病人缓慢呼吸，待其呼气之末、肌肉放松时适时加力下压，居上之手向下推，居下之手向上推，形成扭挫之力，再将双手交叉互换，居上之手向上推，居下之手向下推，形成分离之力，若复位成功可闻及一声或数声"咔嗒"响声。此法适用于全段胸椎的调整。

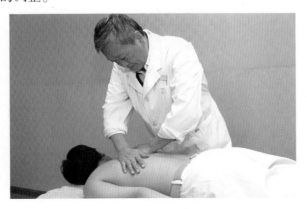

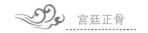
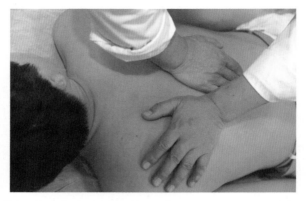

第4步：背提法。病人取端坐位，端坐于凳上，双足分开，与肩等宽或略宽。医者立于病人身后，略侧身，双手分别从病人两腋下伸向前方，双手扣拢，环抱病人腋下，使病人身体略向后仰，医者侧身以右胯臀部抵住胸椎损伤处，将病人轻轻提起，略停3～5秒，当感到病人身体放松时，突然向后上方背提，当闻及一声或数声胸椎小关节弹响声时提示复位成功。

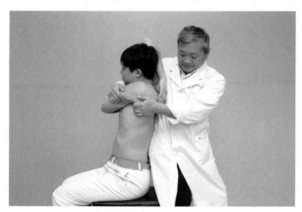

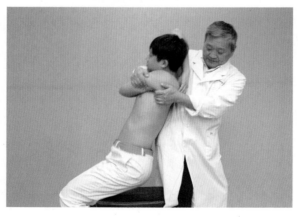

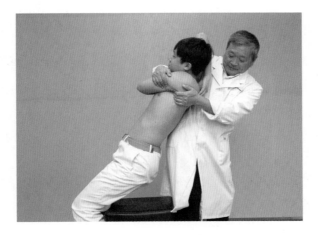

复位后要求病人卧硬板床休息 5～10 分钟，并叮嘱病人平时适当休息，避免劳累，注意保暖。

（2）手法要点。手法治疗能整复移位，恢复小关节的正常解剖结构和力学平衡，还能改善局部组织的血液循环，消除肿胀对局部的刺激，松解粘连和痉挛，有效地减轻或消除疼痛，是标本兼治的首选治疗方法。但医者在操作过程中必须仔细检查，明确诊断，根据患椎情况选择复位手法和用力方向，掌握力度，以免造成治疗性损伤。更重要的是医者应教会病人合理地保护脊柱，避免损伤和防止症状复发。

2. 中药热敷

宫廷正骨熥药（独活、木瓜、骨碎补、海螵蛸、续断、透骨草、当归、附子等）热敷，具有祛风散寒、舒筋通络、活血止痛的作用，临床使用时可随症加减。

使用方法：每服熥药加 100 ml 白酒（56% vol）搅拌均匀，平均分成 2 份，装入 2 个 25 cm×30 cm 的布质口袋中，将袋口缝好，置于蒸锅上加热，大约温度到 80 ℃时取出，放凉至皮肤可承受的温度时，置于患处热敷，2 个药包交替使用，每服药可反复使用 3～5 次，每次热敷 1 小时，每天 1～2 次。

（四）预后和功能锻炼

胸椎小关节紊乱症多为急性发病，一般经 1～3 次治疗即可痊愈，预后良好。

该病无需进行特殊的功能锻炼，可在生活、工作中自行恢复。平时可适当进行游泳、"小燕飞"等活动。

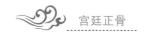

四、小儿髋关节错缝

小儿髋关节错缝，是指股骨头与髋臼窝之间发生微小的移动。临床上又称小儿髋关节半脱位、小儿髋关节一过性滑膜炎。中医古籍中未有该病病名的记载，现在常称之为"掰胯""胯骨骨错"等。

小儿髋关节错缝是一种非特异性炎症引起的急性、短暂性疼痛疾病，部分患儿可以自行恢复，多数患儿可以通过手法治疗痊愈。

小儿髋关节错缝是儿童的常见病、多发病，发病年龄多为 5～10 岁，女多于男。但在临床诊疗中，亦有不少成年人发病。患儿多有跑、跳、蹦、摔、跌等外伤史，成年人多因摔倒致病。

（一）病因病机

当跑步、跳跃，或踢球，或在高低不平的路面上行走，或滑倒等使下肢过度外展或内收时，由于股骨头与髋臼间隙增宽，关节腔内负压增高，关节滑膜或周围韧带等组织嵌顿导致该病。该病也可能是外力伤及下肢的内收或外展肌群，致使肌肉痉挛，关节位置不正所致，如抗痛性肌痉挛可将骨盆强制在健侧高、患侧低的倾斜位置，导致患儿双下肢假性不等长。

（二）临床表现

患儿多有明确的外伤史。患侧髋关节疼痛，不敢做屈髋活动，下肢略呈外展、外旋状，行走缓慢，跛行步态，快走则跛行明显，身体晃动。

平卧时，身体摆正，可见患儿骨盆倾斜，双下肢相对不等长，髋关节疼痛可反射到大腿及膝关节内侧，主动或被动内收、外旋髋关节时疼痛加重。

髋关节 X 线正、侧位片检查显示，患儿一般无实质性病变，部分患儿可见半脱位征象。

（三）治疗方法

小儿髋关节错缝病程短，恢复快，通常 3～7 天症状消失，髋关节功能恢复。故早期诊断，及时治疗是治疗该病的关键。

在临床上治疗该病以宫廷正骨手法为主，药物为辅，通常在检查过程中患儿即感疼痛消除，即所谓"以查代治"。

1. 手法治疗

（1）操作方法。患儿取仰卧位，双手交叉，枕于头下或置于胸前。

第1步：医者先观察患儿双下肢是否等长。一助手固定患儿双肘，另一助手立于患儿健侧，一手按压健侧膝关节前方，勿令患儿屈膝翻身，一手按压健侧髂前上棘，固定患儿骨盆。

第2步：医者立于患儿患侧，一手握住患肢踝关节，一手握患肢膝关节，先轻轻做屈髋屈膝试验，患儿表现疼痛即不再强屈，在无痛范围内做伸屈髋、膝关节运动，至患儿肌肉完全放松并能主动配合活动时，突然将髋、膝关节屈曲至最大限度，按压30秒左右。

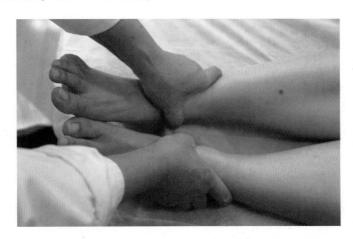

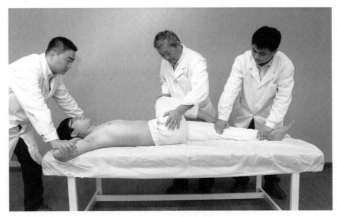

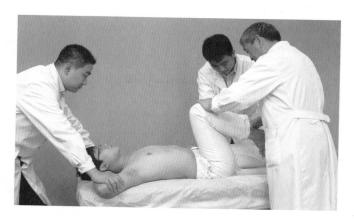

第 3 步：待疼痛缓解后，再行髋关节复位手法。患肢长者做屈髋内收内旋动作，患肢短者做屈髋外展外旋动作，然后伸直患肢，对比双下肢长度。手法治疗即结束。

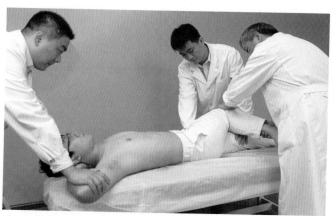

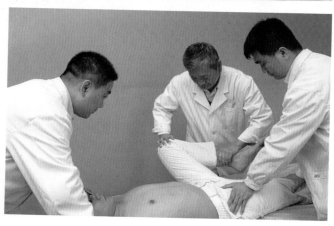

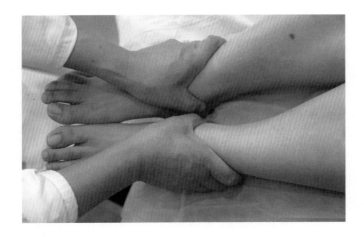

（2）手法要点。在手法治疗结束、患儿肌肉完全放松后，再比较患儿双下肢长度，一般双下肢可恢复等长，患肢功能亦可恢复正常。行手法治疗1次后，若双下肢长度不等长，可重复1次手法治疗。以上手法会引起不同程度的疼痛，因此，手法治疗要注意用力适度，以患儿疼痛能忍受为宜。应用上述手法治疗成年人髋关节错缝，亦能起到满意疗效。

2. 中药热敷

宫廷正骨熥药（独活、木瓜、骨碎补、海螵蛸、续断、透骨草、当归、附子等）热敷，具有祛风散寒、舒筋活血、通络止痛的作用，临床使用时可随症加减。

使用方法：每服熥药加100 ml白酒（56% vol）搅拌均匀，平均分成2份，装入2个25 cm×30 cm的布质口袋中，将袋口缝好，置于蒸锅上加热，大约温度到80 ℃时取出，放凉至皮肤可承受的温度时，置于患处热敷，2个药包交替使用，每服药可反复使用3~5次，每次热敷1小时，每天1~2次。

（四）预后和功能锻炼

大部分病人经过1~3次手法治疗后症状即可完全消失，髋关节活动功能恢复正常。手法复位后要避免患肢外展外旋，病人应尽量卧床休息，减少下床活动。

五、踝关节扭伤

踝关节扭伤，是指伤后踝部出现疼痛、肿胀、活动功能障碍等一系列临床症状的疾病。

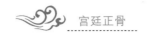

踝关节是由胫、腓骨下端和距骨组成的屈戍关节。胫骨下端内侧向下的骨突，称为内踝，胫骨下端后缘稍向下的骨突，称为后踝，腓骨下端的突出部分，称为外踝。外踝比内踝窄，但较长，其尖端在内踝尖端下 0.5 cm 处，且位于内踝后约 1 cm 处。内、外、后三踝构成踝穴。

踝关节周围的主要韧带有内侧副韧带、外侧副韧带和下胫腓韧带。内侧副韧带又称三角韧带，起于内踝，自上而下呈扇形附于足舟骨、距骨前内侧、下跟舟韧带和跟骨的载距突，相对坚强，不易损伤；外侧副韧带起自外踝，包括距腓前韧带、跟腓韧带、距腓后韧带；下胫腓韧带又称胫腓联合韧带，为胫骨与腓骨下端之间的骨间韧带，是保持踝关节稳定的重要韧带。

踝关节的活动范围因人而异，一般踝关节可背伸70°，跖屈140°。踝关节的功能主要是背伸、跖屈与负重，因此，处理踝关节扭伤时，必须考虑到踝关节的功能，既要保持其负重的稳定性，又须注意活动的灵活性。

踝关节扭伤是临床常见的一种损伤，可发生于任何年龄。病人以青壮年为主，多有明确的踝关节扭伤史。

（一）病因病机

当在高低不平的路面上行走，或下坡、下楼梯，或骑自行车、踢球，或跑步、跳跃、从高处落地时，踝跖屈位，足底突然向内或向外翻转，即可导致踝关节扭伤。临床一般将踝关节扭伤分为内翻扭伤和外翻扭伤，其中以足内翻位扭伤最为多见。根据损伤情况可分为单纯外侧副韧带损伤、骨皮质撕脱及踝关节半脱位。

踝关节跖屈内翻位扭伤容易损伤外侧的距腓前韧带；单纯内翻扭伤容易损伤外侧的跟腓韧带。踝关节跖屈外翻位扭伤由于内侧的三角韧带相对坚强，较少发生损伤，但可引起下胫腓韧带撕裂。若踝关节被外力直接打击或撞击，除韧带损伤外，多合并骨折和脱位。

（二）临床表现

症状：病人有典型的扭伤史，单纯外侧副韧带损伤者，疼痛在外踝，踝关节明显肿胀，皮下有瘀血，活动受限，行走跛行；骨皮质撕脱者，疼痛、肿胀较前者更剧；踝关节半脱位者，活动受限，病人自觉踝关节不稳定，屈伸时有声音，疼痛往往为刺痛，不能行走。

体征：单纯外侧副韧带损伤者，内翻时疼痛加重；骨皮质撕脱者，内翻时踝关节不稳定，足跟叩击试验阳性；踝关节半脱位者，内翻时外踝出现明显凹陷。

X线检查：拍摄踝关节正、侧位片，有助于排除内、外踝撕脱性骨折；损伤严重者，应加拍强力内翻、外翻位片。外侧副韧带损伤者，骨关节正常，有肿胀阴影；骨皮质撕脱者，距骨在外踝处有明显倾斜，可见有骨皮质撕脱；踝关节半脱位者，距骨在外踝处有明显倾斜，关节间隙宽窄不等。

（三）治疗方法

我院治疗踝关节扭伤主要采用跌打万应膏外敷、元书纸排子固定、宫廷正骨手法、中药热敷或中药泡洗、局部理疗等方法。

1. 手法治疗

对于踝关节扭伤初期，肿胀严重者，刘钢主任强调可先外敷跌打万应膏以消肿，并制作大小合适的元书纸排子固定踝关节，外翻损伤固定于内翻位，内翻损伤固定于外翻位，待肿胀消退后（一般3～7天），可用理筋手法进行治疗。

对于恢复期或踝关节陈旧扭伤者，手法宜重，特别是血肿机化，粘连严重，踝关节功能损伤明显的病人，可施以牵引拔伸、摇摆屈伸等法，以松解粘连，恢复踝关节功能。

（1）操作方法。病人取端坐位或仰卧位。

第1步：按揉手法。医者一手扶脚，一手拇指与其余四指分开握住踝关节，轻揉按压伤处，反复数遍。

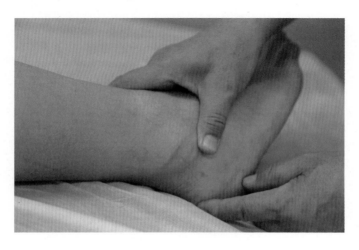

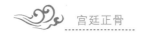
　　第2步：摇晃手法。医者右手掌心托住患踝足跟部，左手握住足尖部，缓慢做踝关节的背伸、跖屈及内翻、外翻动作，动作幅度由小到大。

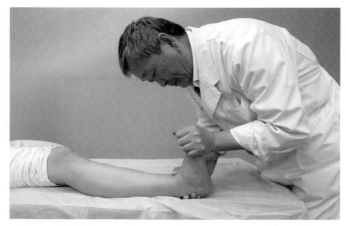

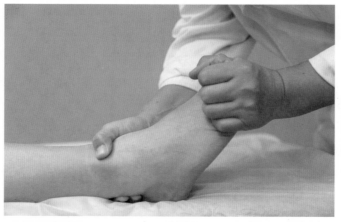

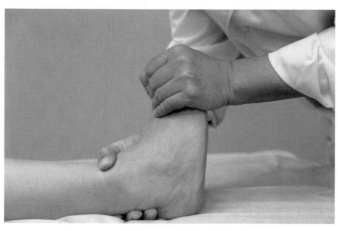

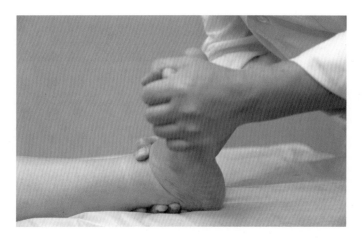

第 3 步：拔伸手法。医者双手握踝位置与第 2 步相同，顺势拔伸踝关节，停留 5 ~ 10 秒，然后，握足尖部的左手逐渐用力，使踝关节背伸数次。

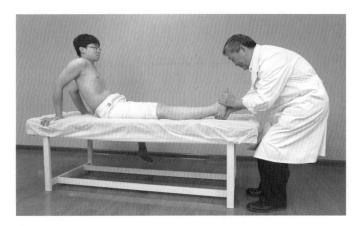

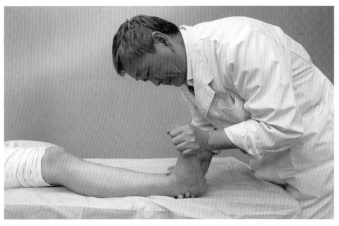

第4步：归合手法。医者用双手掌心对握内、外踝，轻轻用力按压、归挤。

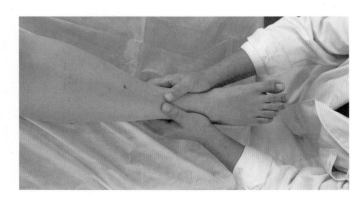

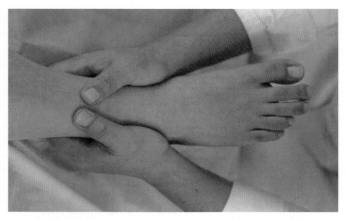

第5步：点穴手法。点按太冲、太溪、解溪、足三里、悬钟、商丘、丘墟、绝骨、昆仑、申脉、阿是穴等穴，以疏通经络。

（2）手法要点。以上手法会引起不同程度的疼痛，因此，手法治疗要注意用力适度，以病人疼痛能忍受为宜。通过被动运动，粘连松解，功能逐步恢复。

另外，在每次手法治疗结束后，可再外敷跌打万应膏以舒筋活血，加快损伤恢复。

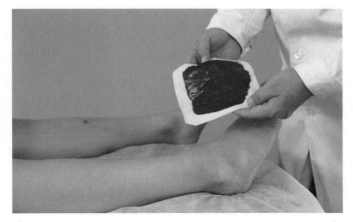

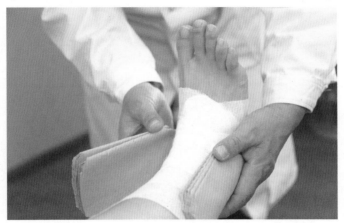

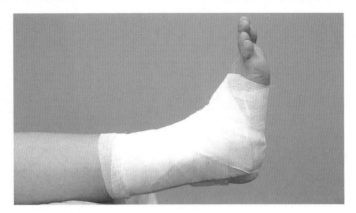

2. 药物治疗

（1）中药热敷。宫廷正骨熥药（独活、木瓜、骨碎补、海螵蛸、续断、透骨草、当归、附子等）热敷，具有祛风散寒、舒筋活血、通络止痛的作用，

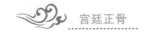

临床使用时可随症加减。

使用方法：每服煳药加 100 ml 白酒（56% vol）搅拌均匀，平均分成 2 份，装入 2 个 25 cm×30 cm 的布质口袋中，将袋口缝好，置于蒸锅上加热，大约温度到 80 ℃时取出，放凉至皮肤可承受的温度时，置于患处热敷，2 个药包交替使用，每服药可反复使用 3～5 次，每次热敷 1 小时，每天 1～2 次。

（2）中药外洗。处方：中药泡脚方加味。

鸡骨草 15 g	川乌 15 g	草乌 15 g	海螵蛸 15 g
牡丹皮 15 g	秦艽 15 g	花椒 15 g	羌活 15 g
防风 15 g	牛膝 15 g	松节 15 g	生艾叶 15 g
大青盐 50 g			

功效：祛风除湿、活血通络。

用法：取 2～3 L 水，把药放入，小火慢熬至药汁 0.5～1 L，兑温开水至温度约 40 ℃即可进行泡洗，每次 0.5～1 小时，每天泡洗 1～2 次。泡洗时应注意水温，避免烫伤。

（四）预后和功能锻炼

踝关节扭伤急性期，应及时予以冰敷或冷敷。手法治疗只对单纯外侧韧带损伤及踝关节半脱位有效，对合并骨皮质撕脱骨折者应予以元书纸排子固定或石膏托外固定。治疗期间应减少踝关节负重活动。一般经过治疗后踝关节功能可得到良好恢复。

外固定之后，病人应尽早进行跖趾关节屈伸活动，进而再做踝关节的背伸、跖屈活动。待肿胀消退后，医者可指导病人行踝关节的内翻、外翻功能锻炼，以防止韧带粘连，促进韧带修复。

六、腰椎间盘突出症

腰椎间盘突出症是临床常见的疾病之一，是指腰椎间盘退变后，或在外力因素的作用下，椎间盘的纤维环破裂，髓核组织从破裂处突出或脱出，导致相邻脊神经根受压或受刺激而产生腰部疼痛，一侧下肢或双下肢麻木、疼痛等的一组临床症候群。

腰椎间盘突出症以 L4～L5、L5～S1 椎间盘发病率最高，约占病人总数的 95%。病人 15 岁以后即可发病，病人多有慢性劳损史，或外伤史，或感受风寒湿邪等病史。

（一）病因病机

1. 腰椎间盘的退变

腰椎间盘退变是腰椎间盘突出症发病的基本因素，随着年龄的增长，纤维环和髓核的水分逐渐减少，导致椎节发生失稳、松动等小范围的病理改变；退变的椎间盘松弛，失去弹性，容易破裂。

2. 损伤

慢性积累性损伤是导致该病的主要原因；反复弯腰、扭转最易引起腰椎间盘突出；急性严重损伤会诱发或加重症状。

3. 遗传因素

研究表明，有色人种该病的发病率较低，此外，腰椎间盘突出症有家族性发病的特点。

4. 椎间盘自身解剖因素

成年之后椎间盘处的血液循环变慢，修复能力变差。在上述因素作用下，某种可使椎间盘所承受的压力突然升高的诱发因素，即可能使弹性较差的髓核穿过已变得不太坚韧的纤维环，导致髓核突出。

5. 腰骶先天发育异常

腰骶先天发育异常包括腰椎骶化、骶椎腰化、半椎体畸形、小关节畸形和关节突不对称等。上述因素可使下腰椎承受的应力发生改变，从而造成椎间盘内压升高，腰椎间盘易发生退变和损伤。

6. 妊娠

妊娠使盆腔、下腰部组织充血松弛，腰骶部承受的应力增大。

7. 其他诱发因素

在椎间盘退变的基础上，腹压增加、腰姿不正、突然负重、受寒和受潮等诱因均可导致髓核突出。

（二）临床分型及病理

结合病理变化，CT、MRI 表现和治疗方法，腰椎间盘突出症可分为膨出型腰椎间盘突出症、突出型腰椎间盘突出症、脱出游离型腰椎间盘突出症、许莫氏结节（Schmorl 结节）。

1. 膨出型腰椎间盘突出症

纤维环部分破裂，表层完整，此时髓核因压力而向椎管内局限性隆起，

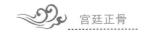

但其表面光滑。此型腰椎间盘突出症经保守治疗大多可缓解或痊愈。

2. 突出型腰椎间盘突出症

纤维环完全破裂，髓核突向椎管，仅有后纵韧带或一层纤维膜覆盖，表面高低不平或呈菜花状。此型腰椎间盘突出症常需手术治疗。

3. 脱出游离型腰椎间盘突出症

破裂突出的椎间盘组织或碎块脱入椎管内或完全游离。此型腰椎间盘突出症不仅可引起神经根症状，还容易导致马尾神经症状，非手术治疗往往无效。

4. Schmorl 结节

髓核经上下终板软骨的裂隙进入椎体松质骨内，一般病人仅有腰痛症状，无神经根症状。此型腰椎间盘突出症多不需要手术治疗。

（三）临床表现

1. 症状

（1）腰痛。腰痛是大多数腰椎间盘突出症病人最先出现的临床症状。纤维环外层及后纵韧带受到髓核突出的刺激，经窦椎神经而产生下腰部感应痛，有时可伴有臀部疼痛。

（2）下肢放射痛。虽然高位（L2～L3、L3～L4）腰椎间盘突出可以引起股神经痛，但高位腰椎间盘突出在临床上少见，不足患病总数的5%。绝大多数病人是L4～L5、L5～S1椎间隙突出，表现为坐骨神经痛。典型的坐骨神经痛是从下腰部向臀部、大腿后方、小腿外侧到足部的放射痛，在打喷嚏和咳嗽等腹压增高的情况下疼痛加剧。放射痛多发生在肢体一侧，少数中央型或中央旁型髓核突出者表现为双下肢症状。

坐骨神经痛的原因有以下几点。破裂的椎间盘产生的化学刺激及自身免疫反应使神经根发生化学性炎症；突出的髓核压迫或牵拉已有炎症的神经根，使其静脉回流受阻，进一步加重水肿，使病人对疼痛的敏感性增高；受压的神经根缺血。上述3种因素相互关联，互为加重因素。

（3）马尾神经症状。向正后方突出的髓核或脱垂、游离的椎间盘组织压迫马尾神经，其主要表现为大、小便障碍，会阴和肛周感觉异常。严重者可出现大、小便失控及双下肢不完全性瘫痪等症状，但该症状临床上少见。

2. 体征

（1）一般体征。腰椎侧凸：是一种为减轻疼痛的姿势性代偿畸形。髓核突出的部位与神经根之间的关系不同而表现为脊柱弯向健侧或弯向患侧。如髓核突出的部位位于脊神经根内侧，因脊柱向患侧弯曲可使脊神经根的张力减低，所以腰椎弯向患侧；反之，髓核突出的部位位于脊神经根外侧，则腰椎多弯向健侧。

腰部活动受限：大部分病人都有不同程度的腰部活动受限，急性期症状尤为明显，其中以腰部前屈活动受限最为明显，因为前屈位可进一步促使髓核向后移位，并增加对受压神经根的牵拉。

压痛、叩痛及骶棘肌痉挛：压痛及叩痛的部位基本上与病变的椎间隙一致，80%～90%的病例呈阳性反应。叩痛以棘突处最为明显。压痛点主要位于椎旁1 cm处，病人可出现沿坐骨神经放射痛。约1/3的病人有腰部骶棘肌痉挛的症状。

（2）特殊体征。直腿抬高试验及直腿提高加强试验：病人取仰卧位，伸膝，被动抬高患肢。正常人神经根有4 mm滑动度，下肢抬高到60°～70°始感腘窝不适。腰椎间盘突出症病人神经根受压或粘连，滑动度减少或消失，下肢抬高角度在60°以内即出现坐骨神经痛，即为直腿抬高试验阳性。阳性病人中，缓慢降低患肢高度，待放射痛消失，再被动屈曲患侧踝关节，再次诱发放射痛为直腿抬高加强试验阳性。有时因髓核较大，抬高健侧下肢也可牵拉硬脊膜诱发患侧坐骨神经痛。

屈颈试验：病人取平卧位，四肢自然放平，医者一手托住病人枕部，另一手按于病人胸前，徐徐将病人颈部屈曲，若能够引发病人腰痛及下肢放射痛，即为屈颈试验阳性。此试验原理是屈颈使枕部离开床面，令脊髓上升2 cm左右，并使硬膜及神经根受到牵拉，加重已经发生病变的神经根的紧张程度，从而引起疼痛。

仰卧挺腹试验：病人取仰卧位，双手置于体侧，以枕部及两足跟为着力点，将腹部向上抬起，如感到腰痛及患侧下肢放射痛，即为仰卧挺腹试验阳性。如不能引起疼痛，可在保持上述体位的同时，深吸气并保持30秒至面色潮红，如患肢放射痛，即为仰卧挺腹试验阳性；或在挺腹时用力咳嗽，出现患肢放射痛者也为仰卧挺腹试验阳性。如上述方法均不能引发患肢疼痛，还可以在病人挺腹时，以双手压迫其颈静脉，此时若出现患肢疼痛，仍是阳性体征。此试验原理是通过增加腹内压力，从而增加椎管内压力，刺激已经发生病变的神经根，引发腰痛及患侧下肢疼痛。

股神经牵拉试验：病人取俯卧位，患肢膝关节完全伸直，医者将病人伸直的下肢抬高，使髋关节处于过伸位，当过伸到一定程度，大腿前方股神经分布区域出现疼痛，则为股神经牵拉阳性。此试验主要用于检查L2～L3和

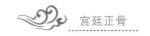

L3～L4 椎间盘突出。

3. 神经系统表现

（1）感觉障碍。受累脊神经根的部位不同，该神经支配区出现的感觉异常也不同。阳性率达80%以上。早期病人多表现为皮肤感觉过敏，渐而出现麻木、刺痛及感觉减退的症状。若受累神经根以单节单侧为多，则感觉障碍范围较小；若马尾神经受累，则感觉障碍范围较广泛。

（2）肌力下降。70%～75%的病人出现肌力下降的症状，L5 神经根受累时，踝及拇趾背伸力下降；S1 神经根受累时，足及拇趾跖屈力下降。

（3）反射改变。反射改变为该病易发生的典型体征之一。L4 神经根受累时，病人可出现膝跳反射障碍，早期反射活跃，之后反射减退；L5 神经根受损对反射多无影响；S1 神经根受累则跟腱反射障碍。反射改变对受累神经的定位意义较大。

4. 影像学检查

（1）腰椎 X 线平片。单纯 X 线平片不能直接反映病人是否存在腰椎间盘突出，但 X 线平片上有时可见椎间隙变窄、椎体边缘增生等退行性改变，这是一种间接征象。部分病人可见脊柱偏斜、脊柱侧凸。此外，X 线平片可以发现有无结核、肿瘤等骨病，对疾病的鉴别诊断有重要意义。

（2）CT 检查。CT 检查可较清楚地显示腰椎间盘突出的部位、大小、形态和神经根、硬脊膜囊受压移位的情况，同时可显示椎板及黄韧带肥厚、小关节增生肥大、椎管及侧隐窝狭窄等情况，对该病有较大的诊断价值，CT 检查目前已被普遍应用于腰椎间盘突出症的诊断。

（3）MRI 检查。MRI 无放射性损害，对腰椎间盘突出症的诊断具有重要意义。MRI 可以全面地观察腰椎间盘是否病变，并通过不同层面的矢状面影像及所累及椎间盘的横断位影像，清晰地显示椎间盘突出的形态及其与硬膜囊、神经根等周围组织的关系，MRI 检查还可诊断椎管内是否存在其他占位性病变。但对于突出的椎间盘是否钙化的诊断 MRI 检查不如 CT 检查。

（4）其他。电生理检查（肌电图、神经传导速度与诱发电位）可协助医者确定神经损害的范围及程度，观察治疗效果。实验室检查主要用于排除一些疾病，起到鉴别诊断的作用。

（四）治疗方法

大多数腰椎间盘突出症可以经非手术治疗缓解或治愈。其治疗原理并非是将退变突出的椎间盘组织回复原位，而是改变椎间盘组织与受压神经根的相对位置或部分回纳突出的椎间盘组织，减轻对神经根的压迫，松解神经根的粘连，消除神经根的炎症，从而缓解症状。非手术治疗主要适用于年轻、初次发作或病程较短者；症状较轻，休息后症状可自行缓解者；影像学检查无明显椎管狭窄者。

我院治疗腰椎间盘突出症主要采用宫廷正骨手法、中药热敷、自制膏药外用及局部理疗等方法。

1. 手法治疗

（1）操作方法。病人取俯卧位。

第1步：捋棘突巡经按揉法。医者站立病人旁边，医者一手示指、中指、无名指并拢，由上至下捋按病人棘突，了解病人腰椎形态，并沿脊柱两侧足太阳膀胱经，自上而下按揉，放松腰部肌肉。

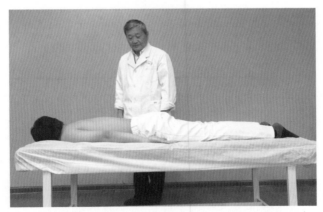

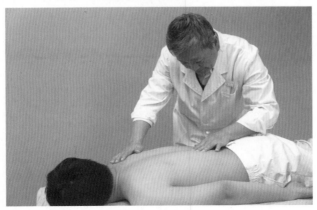

第2步：点穴手法。医者双手拇指沿夹脊穴由上至下按压，直至骶部八

髎穴，并点按腰阳关、肾俞、环跳、足三里、承山、承筋、昆仑等穴。

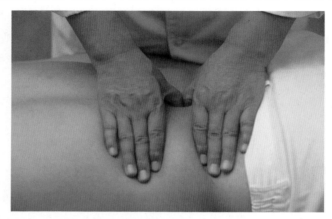

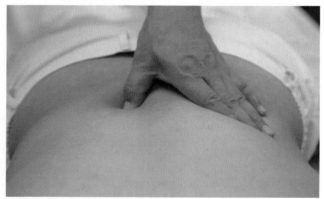

第3步：盘腿按腰法。病人取俯卧位，医者一手按住病人腰部，另一手的前臂抱住病人双侧膝部或大腿中下段，使下肢尽量后伸，双手配合，一手向下按压腰骶部，另一手托起双下肢向上用力，一起一伏，协同用力。

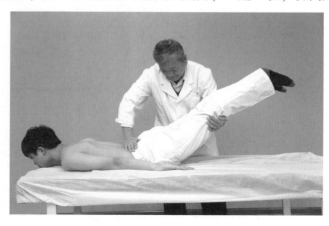

第4步：抖腰法。病人取俯卧位，双手紧抓床前，全身完全放松后，医者双手紧握踝部，向前弯腰，腰部及双手同时发力，向上牵抖，使病人腰及下肢呈波浪样抖动。

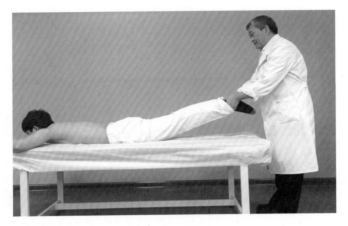

第5步：腰部侧扳法。病人取侧卧位，患侧在上，屈髋屈膝，健侧在下，完全伸直；医者面对病人站立，一手推病人肩部，另一肘置于臀部，嘱病人全身放松，来回摇动数次，使肌肉放松；然后一手向后按压肩部，另一手肘部向前按压臀部使腰椎旋转至最大活动度，完全放松后突然发力，常可听见"咔嗒"响声。侧扳的腰部节段随双上肢发力角度的调整而改变。

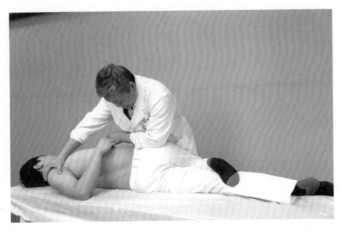

第6步：晃腰舒筋法。病人取俯卧位，医者双手置于病人腰骶部，反复推摇、压晃，使腰骶部左右摆动，幅度由小到大，充分放松腰部肌肉。

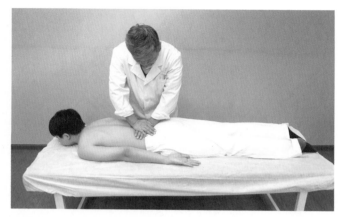

第7步：抱膝摇腰法。病人取仰卧位，两下肢屈髋屈膝，医者一手按病人膝关节，另一手按踝部，双手协同用力，带动腰部顺时针或逆时针方向做摇转运动。

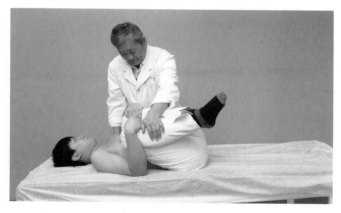

（2）手法要点。行腰部侧扳法时，多以患侧侧扳为主，一般情况下不做健侧侧扳，以免加重损伤。

2. 药物治疗

（1）中药热敷。宫廷正骨熥药（独活、木瓜、骨碎补、海螵蛸、续断、透骨草、当归、附子等）或刘钢主任自拟颈肩熥药方（片姜黄、桑枝、当归、牛膝、红花、鸡血藤、乳香、没药、海桐皮、桂枝、川芎、花椒、路路通、川乌、草乌）热敷，具有祛风散寒、舒筋通络、活血止痛的作用，临床使用时可随症加减。

使用方法：每服熥药加 100 ml 白酒（56% vol）搅拌均匀，平均分成 2份，装入 2 个 25 cm×30 cm 的布质口袋中，将袋口缝好，置于蒸锅上加热，大约温度到 80 ℃时取出，放凉至皮肤可承受的温度时，置于患处热敷，2 个药包交替使用，每服药可反复使用 3~5 次，每次热敷 1 小时，每天 1~2 次，10 天为 1 个疗程。

（2）膏药外用。活血通痹膏外用。活血通痹膏主要包括防己、草乌、天南星、僵蚕、蜂房、全蝎、血竭、大黄等，以上药物蜜炼成膏，敷于患处即可。活血通痹膏有祛风散寒、活血化瘀、通络止痛的作用。

（五）预后和功能锻炼

初次发作时，病人应严格卧床休息，不得下床或坐起大、小便，这样才能达到比较好的治疗效果。卧床休息 3 周后病人可以佩戴腰围起床活动，3 个月内不做弯腰持物动作。症状缓解后，病人应加强腰背肌锻炼，避免复发。

由于腰椎间盘突出症是腰椎在退变的基础上受到积累伤所致，而积累伤又是加速退变的重要因素，故减少积累伤是非常重要的。长期坐位、长时间弯腰劳动者应注意工作姿势，加强腰背肌锻炼，避免腰部损伤。

病人平时要注重预防，保持良好的坐姿，床垫不宜太软；长期伏案工作者需要注意桌、椅高度，定期改变工作姿势；职业工作中常弯腰者，应定时伸腰、挺胸，并使用宽腰带，减轻腰部负荷，加强腰背肌训练，增强脊柱的内在稳定性；长期使用腰围者，尤其需要注意腰背肌的锻炼，以防止失用性肌肉萎缩造成不良后果；如需弯腰取物，病人最好采用屈髋、屈膝下蹲方式，以减少对腰椎间盘后方的压力。

病人还应主动进行腰背肌的功能锻炼，主要功能锻炼方法有"小燕飞"、五点支撑、空蹬自行车、直腿抬高、站立或平卧提肛、仰卧屈髋抱膝等。

七、膝骨关节炎

膝骨关节炎，俗称"骨刺""骨质增生"，实际上膝骨关节炎并非炎症，而是膝关节退行性改变，特别是关节软骨的老化，属关节老化与磨损。膝骨关节炎代表着关节的衰老，故又称之为老年性关节炎。

膝骨关节炎是老年人膝关节疼痛和致残的主要原因。膝骨关节炎的主要原因是关节软骨受到破坏，导致关节软骨基质软化并失去弹性，丧失强度，引起软骨下骨的硬化或囊性变及骨赘的形成，从而使膝关节产生疼痛和运动障碍，严重者将导致患肢病残。膝骨关节炎虽然主要与关节软骨有关，但该病也会影响整个关节结构，包括软骨下骨、韧带、滑膜、关节囊及关节外肌肉，最终因关节软骨全部脱失而导致膝关节畸形和功能丧失。

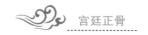

膝骨关节炎是最常见的关节疾病，随着年龄的增大，患病率迅速上升，大于65岁人群中，50%以上的人在进行X线检查可见关节病变，但其中只有25%的人有症状。75岁以上人群中，80%的人会出现症状。病人多有慢性劳损史，或外伤史，或感受风寒湿邪等病史。

（一）病因病机

膝骨关节炎的病因尚未完全明确，有待学者进一步深入研究，目前临床上一般将该病分为原发性膝骨关节炎和继发性膝骨关节炎。以原发性膝骨关节炎最为常见。

1. 年龄

年龄是最大的危险因素，该病的发病率与年龄成正比。随着年龄的增长，膝关节的重复使用刺激关节软骨发生炎性改变。另外，年老关节软骨中糖胺聚糖的含量减少，基质丧失硫酸软骨素，韧性降低，遭到力学的伤害容易产生退行性变。此病多见于45岁以上的女性，50岁以上女性约有60%会受到该病的影响。

2. 肥胖

肥胖增加了关节的负荷，并由于姿势、步态等的改变，导致关节的生物力学改变。大多数肥胖者的膝骨关节病变的常见部位集中于内侧软骨。尤其缺少运动的肥胖者更易患膝骨关节炎。

3. 遗传因素

不同种族和不同人群膝骨关节炎的患病率不同。

4. 雌激素

膝骨关节炎与关节软骨中的雌激素受体有关，因此，女性膝骨关节炎的发病率较男性高，并且女性绝经后膝骨关节炎的发病率比绝经前有明显升高。

5. 气候因素

长期居住在潮湿、阴冷环境中的人多有膝骨关节炎的症状。这可能与温度低，骨内血液循环不佳有关。

6. 关节形态

许多膝骨关节炎病人存在先天的膝内、外翻畸形或髌骨半脱位畸形等。力线的不平衡使这部分病人比同年龄的其他人更容易患膝骨关节炎。

7. 关节劳损

矿工、野外作业者、运动员、纺织工人等患病率高。这说明关节的劳损可以增加关节的退变。研究表明，住无电梯楼房的居民膝关节痛、膝骨关节炎的发病率均高于住平房的居民。

8. 其他

骨折、脱位、十字韧带和半月板损伤，会增加关节软骨面局部的负荷和磨损程度；严重创伤特别是骨折，也可能影响其他部位的功能，从而导致膝骨关节炎。类风湿性关节炎、大骨节病、痛风、糖尿病、脊柱侧弯等疾病也可能会导致膝骨关节炎的发生。

（二）临床表现

膝骨关节炎的关节痛有以下特点：疼痛多出现在负重关节，如膝关节、髋关节等；关节痛与活动有关，休息后疼痛缓解；关节静止后再活动时，局部出现短暂的僵硬感，僵硬感持续时间不超过 30 分钟，活动后僵硬感消失；病情严重者在休息时仍有关节痛和活动受限的症状；受累关节往往伴有压痛、骨性肥大、骨性磨擦音等症状；少数病人关节畸形，没有全身症状，只有局部体征。

1. 疼痛

膝骨关节炎的疼痛多位于髌股之间或髌骨周围、膝关节内侧。疼痛部位常不固定。病人常常不知疼痛从何时开始，有时疼痛好转，有时疼痛加重，夜间膝关节伸直时疼痛加重。走路时疼痛，甚至完全不能走路，尤其是下坡、下楼梯时，疼痛加重。大、小便时不能下蹲，蹲下后再站起时，疼痛加重，且膝关节内有"咔嚓咔嚓"的响声。疼痛常与气温、气压、环境有关，天气变化时疼痛加重。

2. 关节强硬

关节强硬是膝骨关节炎的重要体征，发病早期偶尔出现，发病中后期则经常发作且逐渐恶化。

3. 畸形

以膝内翻畸形最为常见，称为"O"形腿。畸形还有"X"形腿、"K"形腿等，这些名称是根据膝关节变性的角度所命名的。这些都是膝骨关节炎晚期的征象。

4. 跛行

因疼痛致畸形而引起跛行。

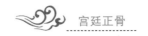

5. 滑脱感或交锁感

膝关节有时出现滑脱感多是因为关节内有游离体，关节滑囊缘卷入关节也可使膝关节出现滑脱感或交锁感。

6. 肿胀

肿胀可由膝关节内积液所致，也可以为软组织变性增生所致，如滑膜肥厚和脂肪垫肥大等。肿胀多为 2 种或 2 种以上的原因共同导致的。患肢的肿胀程度与健肢对比明显。病人用手触摸患部时有浮肿感，有时会有发热感。膝关节积液可以引起关节明显的发胀、发酸和疼痛。当积液达到一定程度时，髌骨的上部会出现肿胀、突起，这是髌上囊肿胀所致。随着积液的加重，膝关节的后部也会出现肿胀。

7. 功能障碍

功能障碍包括膝关节的僵硬、不稳等，病人常诉有"打软腿"的感觉。当关节内存在游离体的时候，膝关节可能有"交锁""弹响"的情况。游离体会引起突然而强烈的疼痛，使病人感到恐惧。功能障碍使关节周围的肌肉日渐萎缩，长期的关节疼痛使病人不自觉的保持屈曲状态，关节挛缩，影响病人的日常生活和工作。

（三）治疗方法

目前医学没有能力使膝骨关节炎的病程发生逆转，因此大部分病人的病情会不断地发展、恶化。保守治疗不能治愈该病，只能缓解症状、改善关节功能、延缓发病进程、矫正畸形及改善病人的生活质量。人工关节置换术是彻底解决膝骨关节炎的根本方法。

我院治疗膝骨关节炎主要采用宫廷正骨手法、中药热敷、自制膏药外用及局部理疗等方法。

1. 手法治疗

手法治疗可放松软组织、松解粘连、解除交锁，调节关节活动度，改善膝关节应力状况，消除关节内外炎症，减轻关节与骨内压力，为关节软骨的修复创造有利条件。

操作方法。膝前手法以"揽月法"为主。病人取仰卧位，医者立于病人足侧，拇指与其余四指分开，握持髌周内、外侧，虎口正对髌下，手形如揽月状。自髌上起渐至髌下按摩，先以外侧四指为支点，握持内侧之拇指施以揉法，行旋转按摩，按摩范围为髌周内侧缘及膝关节内侧韧带；复以内侧拇指为支点，外侧之四指施以轻拿法，沿直线来回按摩，按摩范围为髌周外侧缘、膝关节外侧韧带及髌周上下缘，内、外侧按摩的同时，虎口及鱼际肌轻揉髌面，拿提髌股关节面，反复数次。

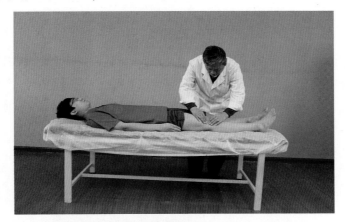

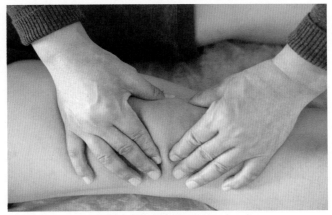

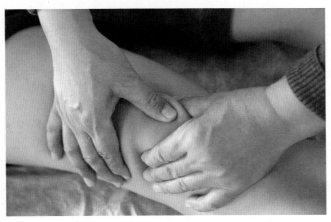

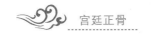

膝后手法以弹拨法及滚法为主。病人取俯卧位，医者立于病人侧方，以双手拇指弹拨病人腘窝部肌腱，自腘窝部沿股二头肌腱及腓肠肌肌腱垂直方向做弹拨运动。一手抬高患侧踝关节，使膝关节屈曲约30°，髌骨略抬离床面，另一手于腘窝部行滚法数次。

2. 药物治疗

（1）中药热敷。宫廷正骨熥药（独活、木瓜、骨碎补、海螵蛸、续断、透骨草、当归、附子等）或刘钢主任自拟颈肩熥药方（片姜黄、桑枝、当归、牛膝、红花、鸡血藤、乳香、没药、海桐皮、桂枝、川芎、花椒、路路通、川乌、草乌）热敷，具有祛风散寒、舒筋通络、活血止痛的作用，临床使用时可随症加减。

使用方法：每服熥药加100 ml白酒（56% vol）搅拌均匀，平均分成2份，装入2个25 cm×30 cm的布质口袋中，将袋口缝好，置于蒸锅上加热，大约温度到80℃时取出，放凉至皮肤可承受的温度时，置于患处热敷，2个药包交替使用，每服药可反复使用3~5次，每次热敷1小时，每天1~2次，10天为1个疗程。

（2）膏药外用。活血通痹膏外用。活血通痹膏主要包括防己、草乌、天南星、僵蚕、蜂房、全蝎、血竭、大黄等，以上药物蜜炼成膏，敷于患处即可。活血通痹膏具有祛风散寒、活血化瘀、通络止痛的作用。

（四）预后和功能锻炼

虽然目前的医疗手段尚不能完全预防膝骨关节炎，但是人们可以通过一些措施，减少或延缓膝骨关节炎的发生。这些措施包括减轻体重，尽量不穿高跟鞋，保护关节，避免关节受到损伤，如避免关节受到反复的冲击力或扭力，尽量减少频繁登高运动。半月板损伤，应及时通过关节镜手术进行修补或缝合；关节韧带损伤，要及时进行治疗，关节内骨折要进行手术解剖复位；关节周围有畸形，要及时手术矫型。另外适当补充维生素A、维生素C、维生素D、维生素E等对膝骨关节炎也有一定的预防作用。

软骨的退行性变可能自20多岁即已开始，在50岁以上人群中，大多数人能在X线照片上观察到膝骨关节炎的病理表现。治疗的关键是防止病变的加剧，减少该病对生活的不良影响。人们要积极做好预防工作，及早了解膝骨关节炎的警示体征（疼痛、关节僵直、肿胀、关节活动困难）。如果关节内部或关节周围出现任何症状并持续2周以上，应及时就医，做到早发现，早治疗。

　　膝骨关节炎病人的锻炼要一分为二，正确、适当的锻炼可以预防、延缓膝骨关节炎的发生。有益的锻炼包括游泳、散步、骑脚踏车、仰卧直腿抬高、抗阻力训练及不负重位关节的屈伸活动。不正确的过度锻炼可增加关节扭力或使关节面负荷过大，加重膝骨关节炎。

　　适当运动锻炼有利于保持和改善关节活动度，增强受累关节肌力。功能锻炼以主动不负重练习为主，人们可先进行增强肌力的练习，再逐渐练习增加关节活动度的功能锻炼。

第六章　病案举隅

一、肩关节周围炎

蓝某，女，59岁。2017年3月15日初诊。

主诉：左肩疼痛、活动受限半年。

现病史：病人半年前受凉后出现颈、左肩关节疼痛，并逐渐出现肩关节活动受限，穿衣系扣困难，夜间痛甚。外院行颈部牵引疗法等无效，今来我院骨科门诊就诊。

刻下症：左肩背疼痛，左肩上举、后伸困难。

查体：左肩三角肌、冈上肌轻度萎缩；左肩喙突，大、小结节，结节间沟，冈上肌，三角肌部广泛压痛；左肩活动受限，上举70°，外展50°，后伸0°。左上肢肌力、肌张力正常，生理反射存在，病理反射未引出。

辅助检查：X线检查示左肩骨质未见明显异常。

诊断：肩关节周围炎。

处置：手法治疗，热敷治疗。

1. 手法治疗

（1）放松手法。病人取端坐位，患肢自然放松置于体侧，以左侧患肩为例，医者左手拇指张开，其余四指并拢，拇指指间、掌指关节屈曲，以指间及指腹沿冈上肌、冈下肌、斜方肌、三角肌点揉放松3~5分钟，然后右手同左手手型，沿喙突、大结节、小结节、结节间沟、三角肌、肱二头肌回旋按揉放松，行肩前、肩后手法时，医者可对有条索、筋结感处并行弹拨法以松解粘连，时间3~5分钟。

（2）松解整复手法。压肩推肘法。医者右手压患侧肩部，左手掌托患肢肘部，使患肢贴颈至极限、极痛位。医者双手相对轻颤施力，改善肩关节上举、外展功能，在感觉关节松动后，突然轻巧短促发力，此时多可闻及关节错动声，同时肩关节活动角度明显改善。

（3）牵法。医者双手相对，握住病人的腕部，沿轴向牵拉患肢，并行抖法。此法用于松解关节囊粘连。

（4）摇摆法。患肢后伸，肘部屈曲放松，医者双手握患肢肘上部，使患肢至极限、极痛位，行钟摆样回旋摇晃，以恢复肩关节后伸功能。

（5）盘肩法。做肩部顺盘、逆盘运动，遇疼痛及阻抗点可短暂停顿，并以此加大盘旋范围，从而恢复肩关节正常功能。

2. 热敷治疗

手法治疗后 2 天，熥药热敷患处，每天 2 次，每次 1 小时。药物组成如下。

葛根 30 g	片姜黄 20 g	桑枝 20 g	当归 20 g
牛膝 20 g	红花 15 g	鸡血藤 30 g	乳香 15 g
没药 15 g	海桐皮 20 g	桂枝 20 g	川芎 20 g
大青盐 100 g	路路通 20 g	川乌 10 g	草乌 10 g
青椒 15 g			

复诊（2017 年 4 月 15 日）：病人肩部疼痛、活动受限减轻，上举 100°，外展 80°，后伸 40°。

【按语】

肩关节周围炎是肩关节周围肌肉、韧带、滑囊等软组织慢性损伤导致的一种慢性非特异性炎症，表现为关节疼痛和活动障碍，又称为冻结肩、漏肩风。

肩关节周围炎在临床中较为多见，临床多采用手法治疗、理疗康复等保守治疗方案。因多数病人合并颈椎、肩背症状，影像学检查又多提示颈椎有退行性改变，所以临床治疗前医者应明确诊断。一般情况下，肩关节活动是否受限、患侧上肢上举角度变化情况，以及颈部特异性查体，可以帮助医者鉴别诊断。

刘钢主任诊治肩关节周围炎病人，多采用手法治疗、熥药外敷等。手法治疗针对肩关节障碍的情况，以压肩提法、盘肩法、摇摆法为主，强调由浅入深，循序渐进，避免手法粗暴加重损伤。

本例病人早先牵引治疗无效，笔者结合临床症状、查体信息，将治疗重心放到肩部。治疗时如遇抬肩受限不甚明显者，嘱病人注意肩部保暖，自行功能锻炼即可。如遇抬肩受限严重者，可施手法治疗，同时配合骨科熥药热敷治疗。手法治疗除肩部按摩外，以被动抬牵、上举患肩为主，医者在助病人抬举时一定要让其感觉到被提托，并逐渐加大抬举力度，这样才能起到较好的治疗作用。

临床应诊时医者应详细问诊、查体，并行X线检查及骨密度检查。医者应严格掌握手法治疗的适应证和禁忌证。有严重骨质疏松、骨质异常的病人，以及有严重心脏病、脑血管病的病人，禁用手法治疗。皮肤破溃、过敏、局部条件差的病人，禁止热敷治疗。

二、小儿斜颈

孙某，男，2个月。2017年2月24日初诊。

主诉：颈部歪斜2个月。

现病史：患儿产后颈部向左侧歪斜，外院行B超检查，诊断为小儿斜颈，建议手法治疗。今来我院骨科门诊就诊。

刻下症：颈部向左侧歪斜，可触及硬物，平卧、怀抱时明显。患儿自发病以来无异常发热、汗出等情况。

查体：患儿颈部向左侧歪斜，面部旋转至右侧，左侧胸锁乳突肌扪及椭圆形条索，2 cm×3 cm大小，质中，边界清晰，活动度差。

辅助检查：B超示左侧胸锁乳突肌区有2 cm×3 cm大小肿块。

诊断：小儿斜颈。

处置：手法治疗，热敷治疗。

1. 手法治疗

手法治疗主要以按揉拿捏、侧旋提拉、悬提复位等手法为主。

（1）初期。家长抱患儿坐位，患侧正对医者，医者一手托住患儿颈枕部，一手沿胸锁乳突肌往复揉按，逐步放松肌肉群，再以示指、中指、拇指指腹拿捏患侧胸锁乳突肌区的肿块，指力要均匀渗透，不要在一个点上突然用力，手法力度要适中，柔和深透，做到轻而不浮，重而不滞，操作时间为5分钟；医者以拇指及示指、中指固定患儿枕颞部，家长环抱患儿躯干及上肢，固定肩部，医者手掌发力，对抗侧扳、旋转颈部，使颈部向健侧侧弯，患侧侧旋，恢复患侧正常角度，力道应绵柔持续，若有若无，不可牵强、生硬。治疗应循序渐进，不可一步到位，以免发生损伤。如此循环进行手法操作2~3次，整个过程耗时约10分钟。

（2）后期。待患儿病情改善，颈部无明显硬结、条索，患儿无活动遮挡感，即可在保护下行徒手悬提法。此时，家长放开患儿，医者手掌环抱患儿枕颞部，侧曲、旋转矫正后，悬提患儿3～5秒，而后轻轻放下，重复5次。

2. 热敷治疗

用温毛巾热敷患处，每天2次，每次1小时。

复诊（2017年4月24日）：患儿颈部歪斜情况改善，左侧胸锁乳突肌椭圆形条索变小，质软。

【按语】

斜颈的临床表现为病人的头、面部歪向一侧，伴头颈转动受限。该病可按病因分为肌性（先天性、生产过程中损伤）、神经性、姿势性、眼性代偿性及骨性等类型。手法治疗对肌性、姿势性斜颈病人效果较好。治疗前需进行完善的B超检查，最好能够多学科协助排除其他病因。

原则上小儿斜颈应早发现，早诊断，早施治。平日应注意姿势矫正，包括家长抱法、喂奶姿势及患儿平躺姿势等，可"矫枉过正"，即使患儿颈部偏向健侧，头面转向患侧。患儿治疗期间，诊室环境应温暖、舒适，就诊环境过冷或过热，易导致患儿外感，影响治疗。医者治疗时要避免强迫施术，应态度亲切、和蔼，使患儿逐步熟悉就诊环境，配合治疗。

刘钢主任认为，患儿多娇嫩，施术手法应轻柔和缓，手法轻而不浮，以免损伤皮肤；重而不滞，以防加重肌肉损伤。针对婴幼儿的手法治疗，力道应绵柔持续，若有若无，不可牵强、生硬。治疗应循序渐进，不可一步到位，以免加重损伤。

三、桡骨远端骨折

张某，女，52岁。2018年10月10日初诊。

主诉：左腕部外伤后肿痛7天。

现病史：病人7天前摔伤，左腕部着地，当即感腕部疼痛，活动困难，外院诊断为桡骨远端骨折，未处置。为求中医特色治疗，今来我院骨科门诊就诊。

刻下症：左腕部肿胀明显，手背、前臂部可见青紫瘀斑，左腕活动困难，自发病以来无异常发热、汗出等情况，一般情况正常。舌形正常，舌燥、紫暗，苔薄，脉紧。

查体：左腕部肿胀，手背、前臂远端可见青紫瘀斑，略呈"餐叉样"畸形，压痛以下尺桡关节、桡骨远端最为明显，左腕活动困难。

辅助检查：X线检查示左桡骨远端骨折，骨折远端粉碎，向背侧、桡侧

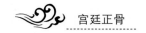

移位，近端纵行劈裂。

诊断：左桡骨远端骨折。

处置：手法治疗。

手法治疗以对抗拔伸牵引为主，辅以折顶、分骨、拿捏合拢等，调整关节面，维持关节掌屈、尺偏位。外敷跌打万应膏，掌背、掌侧各放1个元书纸排子，用绷带缠绕固定关节。

二诊（2018年10月13日）：腕部瘀肿减轻。予以跌打万应膏换药处理，并调整纸排子。

三诊（2018年10月17日）：腕部肿胀瘀青好转。X线检查示骨折对位、对线可。继续予以制动处理，嘱病人做主动屈指、攥拳练习。

四诊（2018年10月30日）：腕部皮肤见大量褪屑。予康复手法治疗。具体康复手法如下。

弹、抖、震颤：医者左手握住病人前臂，右手拇指按于手腕背侧，其余四指握于掌侧，呈钳捏姿态，顺势发力，使腕部弹、抖、震颤。力度由轻及重，逐步加大腕掌屈、背伸角度。

压掌、推掌：在手法的基础上，做推掌、压腕动作，以进一步恢复腕部屈伸功能。

牵旋：医者双手握持患肢手掌，做牵拉和顺势、逆势的大幅度旋转动作，以恢复关节整体功能。

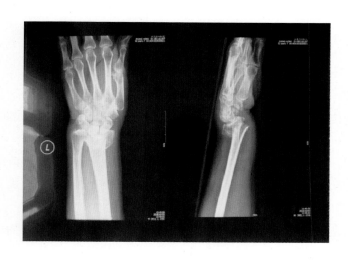

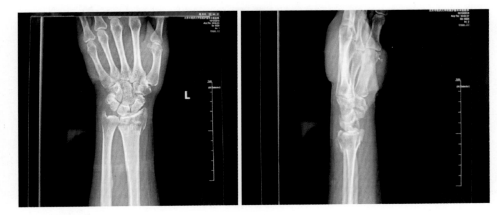

【按语】

　　桡骨远端骨折为临床常见骨折之一，多见于中老年人。刘钢主任传承发扬宫廷正骨疗法，多采用手法复位、外敷万应膏、元书纸排子固定的方法治疗此类骨折。

　　施术之前，医者先以摸法了解骨折部位的错位、成角、分离、嵌插等情况；其次，点揉、按摩经络气血瘀滞肿胀之处，循经推捋，促进瘀血消散，改善肢体肿胀；最后，遵循"正、整、接、实"的原则施术复位。复位过程以拔、牵为主，勿用重手法盲目折顶。对于骨折重叠、分离、短缩者，医者应在维持有效牵引的情况下，行推挤、按压，轻摇、轻挤法。

　　元书纸排子固定是宫廷正骨疗法的特色之一，医者可根据病人的体形来确定元书纸排子的宽度、厚度，根据骨折移位的位置合理安排元书纸排子的位置。元书纸排子固定关节，松紧度一定要适度，以上下活动 1 cm 为宜，且为防止元书纸排子移位，其齿牙应向远端。复诊时医者应注意观察固定情况，调整元书纸排子松紧度。

　　对于老年的骨折病人，施术治疗之前，医者应了解其内科综合情况、骨质情况，进行手法治疗时需柔和、果断，避免用暴力、硬力，避免人为加重损伤。

四、前臂双骨折

　　刘某，女，53 岁。2017 年 2 月 3 日初诊。

　　主诉：左前臂摔伤 3 天，肿痛，活动不能。

　　现病史：病人 3 天前走路时摔伤，左手背着地，当即感疼痛，活动不能，外院行 X 线检查，诊断为左桡骨远端、左尺骨骨折，建议手术治疗。为求中医正骨治疗，来我院骨科门诊就诊。

刻下症：左前臂肿胀、疼痛，活动困难，腕部、前臂可见散在青紫瘀斑，自发病以来无异常发热情况，饮食正常，二便正常。

查体：左腕部肿胀，手背、前臂远端可见青紫瘀斑，压痛以下尺桡关节、桡骨远端、尺骨茎突最为明显，左腕活动不能。

辅助检查：X 线检查示左桡骨远端骨折，骨折远端粉碎，向掌侧、桡侧移位，尺骨茎突移位。

诊断：左尺桡骨骨折。

处置：手法治疗。

两助手分别把持患肢手掌及肘下，缓缓用力对抗牵引，并嘱病人顺牵拉方向伸展前臂，矫正嵌插；医者双手拇指并拢，压住骨折远端，其余四指握紧手掌侧，维持牵握，感觉松动、无抵抗后，迅速折顶以矫正成角；助手维持牵引，医者行尺桡侧推挤、按压，矫正尺桡侧移位；最后轻摇、轻挤关节面，使关节面吻合。用跌打万应膏外敷，绷带缠绕，元书纸排子固定患处。嘱病人进行手指、手腕屈伸练习。3 天后复查。

二诊（2017 年 2 月 6 日）：腕部瘀肿减轻。予以跌打万应膏换药处理，并调整纸排子松紧。

三诊（2017 年 2 月 17 日）：腕部肿胀瘀青好转。X 线检查示骨折对位、对线可。嘱病人维持固定，并指导病人进行功能锻炼。

四诊（2017 年 2 月 25 日）：腕部皮肤见大量褪屑。予康复手法治疗，调整固定方式为绷带固定。

【按语】

前臂、肩肘、腕部骨折在临床骨折类疾病中占有很大比例，治疗初期医者一定要详细了解病人的骨折类型、关节面损伤程度。整复时要求被动拔、牵与主动伸展配合，强调"十斤重拔不如一两伸"。病人一般取端坐体位，助手对抗牵引姿势及方向要正，施术时要沿患肢纵轴方向，以骨折复位为目标。医者施术前要做到心中有数，施术中手法要稳、准、彻底、果断、迅速、刚柔相济。对于成角畸形，医者可选用加垫矫正的方法，同时在患处加棉垫，避免发生局部压迫。元书纸排子固定在远端部位，可配合绷带加强腕掌关节固定，防止出现骨折短缩的情况。病人一旦出现外敷跌打万应膏过敏的情况，应及时清洁局部皮肤，防止皮损加重，出现破溃、感染等。

刘钢主任诊治此类病人，多采用手法复位、元书纸排子固定的方法。确定治疗方案时需综合考虑病人年龄、基础病情况、职业、教育程度、经济情况、预期要求等多种因素，还需取得病人的同意。

　　医者治病时要"心慈术狠"。"心慈"即医者根据自己的专业知识，结合病人各方面情况，制定合适的治疗方案。病人认可治疗方案、充分信任医者，有利于疾病的治疗。本例病人经济条件差，对于疼痛耐受力强，对于手臂功能恢复程度要求高，极其排斥手术，因此笔者在充分评估病人的情况后，予以手法整复，并适时介入康复治疗，尽可能恢复病人手臂功能，以达到病人的要求。

五、胸椎小关节错缝

　　张某，女，23 岁。2018 年 6 月 8 日初诊。

　　主诉：胸背部疼痛伴后仰不利 1 周。

　　现病史：病人 1 周前打球后颈及胸背部酸痛，沉重，休息后疼痛可缓解，后仰、深呼吸等活动受限，今来我院骨科门诊就诊。

　　刻下症：胸背部酸沉、疼痛，有僵硬感，后仰等活动受限，自发病以来无异常发热、汗出等情况。

　　查体：颈及胸部肌肉紧张、压痛，以右侧 C7 及 T3/T4 棘突、棘旁为主，肌力、肌张力正常，霍夫曼征阴性。

　　辅助检查：X 线检查示 T3/T4 棘突略右歪，颈椎曲度变直，C5/C6 椎间隙狭窄，钩椎关节增生。

　　诊断：胸椎小关节错缝。

　　处置：手法治疗，热敷治疗。

　　1. 手法治疗

　　病人取俯卧位，尽量放松肌肉，双上肢伸直，置于身体两旁，头颈放松，胸部卧平。医者先行放松手法，然后两手掌交叉按于患椎处，在病人放松时，双手突然向斜下方按压，可闻及关节响声，然后向患椎上方移动半掌距离，重复按压，再向患椎下方移动半掌距离，重复按压。按压后医者可在痛处再行揉法放松肌肉。

　　2. 热敷治疗

　　颈胸椎熥药热敷患处，每天 2 次，每次 1 小时。

　　嘱病人注意避免劳累、受凉、长期伏案工作，并行扩胸、后仰锻炼。

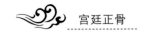

二诊（2018 年 6 月 15 日）：胸背部不适感消失，俯仰活动正常。

【按语】

筋伤错缝为中医骨伤特有的诊断，选择合理的手法可起到意想不到的疗效。

在胸椎小关节错缝诊治过程中，医者应注意将此病与肩背部筋膜炎相鉴别。肩背部筋膜炎往往疼痛部位广泛，多由劳累、受凉、长时间伏案工作等诱发，而胸椎小关节错缝多由外力引起，疼痛部位相对局限，常以棘突、棘旁为主，且病人多有特定角度的功能活动受限和无根性症状。肩背部筋膜炎多需反复多次治疗，而胸椎小关节错缝如治疗得当，往往即刻有效，青壮年病人往往治疗 1 ~ 2 次即可痊愈。

棘突、棘上韧带损伤的老年病人，因骨质、身体情况不适合手法治疗，可采用单纯熥药热敷的方法进行治疗。治疗时应注意以下几点：用力时结合病人气息，以免造成损伤；病人俯卧于治疗床时，其胸前不要有硬物；评估病人身体情况、骨质情况，控制好手法力度。

六、髋关节错缝

病案一

张某，男，78 岁。2018 年 5 月 9 日初诊。

主诉：腰及左下肢疼痛、活动受限半个月。

现病史：病人半个月前锻炼后腰骶左髋关节出现疼痛，屈伸、行走及盘坐时疼痛加重，曾自用膏药，社区医院诊断为腰椎间盘突出症，理疗后病情无明显好转。为求明确诊治，今来我院骨科门诊就诊。

刻下症：腰骶部左髋疼痛，行走及起坐时疼痛明显，跛行，偶感下肢串麻，无明显腰部活动受限，自发病以来无异常发热、汗出等情况。

查体：腰部肌肉紧张，压痛，以 L4/L5 双侧为主，直腿抬高试验阴性，左髋关节无明显肿胀，无青紫瘀斑，左下肢轻度外旋，右腿较左腿短约 2 cm，左髋腹股沟中点压痛，左股骨大粗隆处无压痛，左髂前上棘处压痛，左下肢纵轴叩击痛弱阳性，骶髂关节分离试验阳性，左下肢肌力、肌张力正常，生理反射存在，病理反射未引出。

辅助检查：CT 检查示腰椎 L4/L5 突出。双髋 X 线检查示双髋关节退行性改变。

诊断：左髋关节错缝。

处置：手法治疗，热敷治疗。

1. 手法治疗

先放松髋周筋肉，使患侧屈髋、屈膝至极限，随即内收、内旋患侧髋关节；然后行盘法，于内收、内旋过程中，针对疼痛的位置等进行按压、推挤；最后行合法，合髋规整，复位关节，重复 3 ~ 5 次，至疼痛消失。

2. 热敷治疗

熥药热敷患处，每天 2 次，每次 1 小时。药物组成如下。

骨碎补 20 g	透骨草 20 g	伸筋草 20 g	牛膝 20 g
桑寄生 30 g	续断 20 g	海桐皮 20 g	黑附片 15 g
红花 15 g	鸡血藤 30 g	大黄 15 g	羌活 20 g
独活 20 g	乳香 15 g	没药 15 g	木瓜 15 g
青椒 15 g	生杜仲 20 g	大青盐 100 g	

复诊（2018 年 5 月 16 日）：髋部疼痛不显著，双下肢等长，骶髂关节分离试验阴性，髋关节活动正常。嘱病人继续外敷熥药，并矫正其行走姿态。

【按语】

髋关节错缝又称掰胯、髋掉环，临床上多见于小儿。该病的症状为大腿、膝关节内侧疼痛不适，跛行，下肢不等长。病人 X 线检查、实验室检查等多无明显异常，部分病人 MRI 检查提示关节积液、滑膜炎症。诊断时需将该病与滑膜结核、化脓性关节炎等相鉴别。明确诊断后手法治疗往往立竿见影。

成人髋关节错缝病人多有髋部过度外展、外旋扭伤史，临床 X 线检查无特异性改变，其发病机制可能与髋关节囊、韧带等卡压于髋臼及股骨头之间的组织损伤有关。其临床症状多为髋痛、下肢痛、跛行。当影像学检查提示病人存在腰椎疾病，且医者临床查体不仔细时，该病往往会被误诊为腰部疾病。必要时可行 MRI 检查以明确病因。

成人髋关节错缝伴有疼痛、活动不利等症状，手法治疗时应循序渐进，不可使用蛮力、暴力，可重复多次施以手法，逐步改善关节功能。

本例病人初诊时有腰腿痛并麻木的症状，无明确根性症状，而髋关节相关查体明确，故而首诊、治疗以髋关节错缝为出发点。待髋部症状解除后，根据病情变化，医者应及时调整治疗思路。

股骨头坏死、髋关节发育不良继发骨关节炎、髋关节骨关节炎、髋关节盂唇损伤等均可导致不同程度的髋关节活动受限。股骨头坏死所致髋关节活

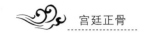

动受限主要表现为髋关节内旋、屈曲，外展活动受限；骨关节炎类所致髋关节活动受限主要表现为髋关节终末活动受限；髋关节盂唇损伤所致髋关节活动受限主要表现为特定角度髋关节活动受限。临床治疗髋关节活动受限时，需仔细查体，同时配合影像学检查，明确诊断。对于患侧下肢长的病人，手法治疗后，医者应指导病人进行适度足尖内扣行走练习，以帮助关节恢复正常的组织结构。

病案二

胡某，男，48 岁。2019 年 11 月 20 日初诊。

主诉：右髋疼痛 3 天。

现病史：病人 3 个月前劳累后出现右髋疼痛，伴右髋活动困难，卧床休息后右髋疼痛稍减轻，但仍活动困难，今来我院骨科门诊就诊。

刻下症：右髋疼痛，活动受限，蹲起有弹响，自发病以来无异常发热、汗出等情况。

查体：右髋腹股沟中点及右股骨大粗隆处肌肉紧张、压痛，右骶髂关节处压痛，无放射痛，双下肢直腿抬高试验阴性，肌力、肌张力正常，生理反射存在，病理反射阴性，骶髂关节分离试验阳性。

辅助检查：X 线检查示右髋关节轻度退行性改变。

诊断：右髋关节错缝（弹响髋）。

处置：手法治疗，热敷治疗。

1. 手法治疗

病人取仰卧位，医者立于患侧床边，点揉局部痛点，并行分筋手法，然后沿阔筋膜走形行捋顺手法，之后以左手托其右膝，右手握其右踝，双足叉开略下蹲，双手使患肢尽量屈髋屈膝，盘旋髋部，待病人肌肉放松时，以右手顺病人身体向其足方向猛然推扔其膝，左手顺势牵拉踝关节，使得筋骨复位。

2. 热敷治疗

骨科熥药热敷患处，每天 2 次。

嘱病人避免久坐、受凉、搬重物。

【按语】

弹响髋为髋关节某些活动引发的以髋及下肢活动受限，伴有声响或疼痛为主要症状的疾病，诊疗时，医者应注意区分引发症状的机制的不同，从而选择合适的治疗策略。

刘钢主任诊治该病重视区分导致弹响的诱因，明确致病机制，进而确定手法等治疗方案。

髋关节弹响、疼痛、活动受限的病因较为复杂，临诊时医者要仔细问诊、查体，注意与其他疾病进行鉴别，注重结合影像学检查明确诊断。施术时医者要做到心中有数，手下有度，切忌盲目进行经验性诊治，切勿用重手法，重手法易加重病情。

本例病人右髋疼痛、活动受限，影像学检查示右髋关节轻度退行性改变，无根性症状，弹响发生于屈伸过程中，压痛集中在阔筋膜张肌部，骶髂关节分离试验阳性，故考虑右髋疼痛及活动受限的原因为右髋阔筋膜挛缩，手法治疗此类疾病往往立竿见影。

手法施术之前，医者应充分了解病人疼痛部位、性质，活动受限角度、方向，同时排除关节内相关损伤情况。对于年幼或年老体质虚弱、骨质较差的病人，不可强行整复，需用放松手法后施以整复手法；对于不耐受手法者，酌情选用其他治疗方式。病人应避免髋部极度外展、后伸及盘腿等，避免受凉。

病案三

张某，男，40岁。2019年4月17日初诊。

主诉：左髋疼痛、活动受限2个月。

现病史：病人2个月前无明显诱因出现左髋疼痛，屈伸时疼痛明显，伴有响声及错动感，曾自用膏药外敷，社区医院诊断为腰椎间盘突出症，经理疗、针刀疗法等治疗无明显好转。为求明确诊治，今来我院骨科门诊就诊。

刻下症：左髋疼痛，疼痛以伸直过程中的特定角度为主，行走时不明显，行走基本正常，无下肢串麻，无间歇性跛行，无明显腰部活动受限，自发病以来无异常发热、汗出等情况。

查体：左髋无明显肿胀，无青紫瘀斑，左下肢无外旋、无短缩，左髋腹股沟中点压痛阴性，左股骨大粗隆处压痛，左股骨大粗隆后方阔筋膜扩展部压痛，左下肢纵轴叩击痛阴性，骶髂关节分离试验阴性，左下肢肌力、肌张力正常，生理反射存在，病理反射未引出。左髋伸直屈曲30°～40°可闻及弹响。

辅助检查：X线检查示双髋关节退行性改变。MRI检查示髋关节盂唇

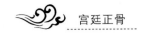

损伤。

诊断：左髋关节错缝（弹响髋）

处置：手法治疗，热敷治疗。

1. 手法治疗

医者以点揉法放松髋周、阔筋膜挛缩部位及股骨大粗隆滑囊，推按理顺筋腱，共 5 分钟。使病人做髋部外展、内收，屈髋、屈膝等动作，以推挤、合髋、抛涮等手法纠正关节位置。

2. 热敷治疗

手法治疗第 2 天，煨药热敷患处，每天 2 次，每次 1 小时。药物组成如下。

骨碎补 20 g	透骨草 20 g	伸筋草 20 g	牛膝 20 g
桑寄生 30 g	续断 20 g	海桐皮 20 g	黑附片 15 g
红花 15 g	鸡血藤 30 g	大黄 15 g	羌活 20 g
独活 20 g	乳香 15 g	没药 15 g	木瓜 15 g
青椒 15 g	生杜仲 20 g	大青盐 100 g	

复诊（2019 年 4 月 24 日）：病人左髋伸直过程中疼痛减轻。嘱病人继续中药热敷，并自行屈髋练习。

【按语】

髋关节错缝、弹响髋，最初是基于症状描述而得出的相对模糊的诊断术语。该病的临床表现为髋部不适，屈伸时出现弹响。外侧型髋关节错缝引发大转子炎症时病人可出现明显的局部疼痛，弹响源于股骨大转子与髂胫束后缘或臀大肌前缘摩擦；有时股骨大转子异常肥大呈骨性突起，阔筋膜张肌后部在其上滑动，股骨大转子附近的滑膜与相邻组织发生磨擦也会产生弹响。内侧型髋关节错缝之弹响源于髂腰肌腱在髂耻隆凸上滑动磨擦。

刘钢主任要求医者临证问诊需详细，查体需细致。髋关节疾病的临床表现特异性不高，医者应充分结合查体、问诊确定病因，对于诊断模糊，且有激素使用史、外伤史等的病人，可借助 MRI 检查来明确病情。

对于髋关节错缝，手法治疗以点、按、揉法为主，辅以盘旋、抛涮等手法。点、按、揉时，手法一定要准确，力量一定要渗透到病处，力量只有达到病处才能起到良好的疗效；盘合时，医者应逐步试探发劲，避免手法过重加重损伤。

手法治疗时医者可对痉挛变性筋腱处重点点揉，如股骨大粗隆部位疼痛明显，可重点加强对该部位的弹拨并进行热敷。热敷时需注意温度控制，一般以手背感觉微热为宜，避免烫伤。必要时可行封闭治疗、针刀疗法等。3 周内患肢避免极度外展发力。

七、桡骨小头错缝

马某，男，4 岁。2019 年 9 月 11 日初诊。

主诉：右上肢牵拉后疼痛、活动不能 3 小时。

现病史：3 小时前家长牵拉后患儿出现哭闹、右上肢疼痛、回避触碰等，为求治疗，今来我院骨科门诊就诊。

刻下症：右上肢疼痛，抓握、抬起困难，自发病以来无异常发热、汗出等情况，一般情况可。

查体：右上肢压痛，以肘部为主，屈肘、上举困难，无肿胀、瘀青，无异常活动，无明显畸形，皮温正常。

诊断：右桡骨小头错缝。

处置：手法治疗。

患儿由家长抱坐于凳，医者立于患肢前方，左手托其肘部，右手以大拇指按于患肢的第四掌骨远端，其余四指由背侧握向其大鱼际位置，右手就势以大拇指顶按手背尺侧，其余四指配合向外旋转，使患儿前臂尽量外旋，闻及关节复位声即可停止。

复诊（2019 年 9 月 18 日）：右上肢肘部无疼痛，患儿可正常进行日常活动。嘱家长看护期间避免强力拉扯患肢。

【按语】

桡骨小头错缝，亦称"错环""牵拉肘"，为小儿特有损伤。该病多因强力拉扯使桡骨小头从环状韧带内滑出所致，临床表现为肘关节疼痛伴屈伸受限。如诊断明确，治疗及时，多可痊愈。

临床上该病一般不需要进行影像学检查，多经 1 次手法治疗即可治愈。临诊时医者须注意患儿的病史、所受外力类型及强度，避免盲目治疗造成漏诊、误诊。

患儿多有肢体被牵连的外伤史，或极度旋拧史，因此治疗时，医者应详细询问病史。若患儿哭闹，抵触情绪明显，治疗时应分散患儿的注意力，手法轻柔、迅捷，避免手法过重、拖沓造成患儿紧张及加重原有损伤。

如单纯手法复位治疗效果不理想，医者可一并施以旋法、合法。医者立于患肢前方，如患肢为左肢，则医者用左手托其肘部，右手握其腕部，牵拉前臂，并用力推合肘部，使肘关节屈曲到最大限度，左手拇指同时下压桡骨小头，闻及关节复位声即可停止。

手法治疗桡骨小头错缝，体现了中医治病简、便、易、廉的特点。手法治疗依赖医者的手法经验，治疗时医者应遵循宫廷正骨"知详备细"的主旨，仔细询问病史，详细了解患儿伤前、伤时、伤后的情况，周密检查患儿全身和局部的情况。

八、神经根型颈椎病

徐某，女，63 岁。2016 年 8 月 31 日初诊。

主诉：颈肩不适伴左上肢疼痛 2 个月。

现病史：病人 2 个月前受凉后出现颈肩部酸痛、沉重，休息后症状缓解，受凉、过劳后症状出现且加重，左上肢、手指疼痛，颈部活动受限，外院行牵引疗法无效，今来我院骨科门诊就诊。

刻下症：颈肩部疼痛，左上肢、拇指麻痛，颈部活动受限，以向左侧旋转受限为重，自发病以来无异常发热、汗出等情况。

查体：颈部肌肉紧张、压痛，以左侧 C5 ~ C7 棘突、棘旁为主，C5/C6 左侧放射痛，神经根牵拉试验、椎间孔挤压试验阳性，肌力、肌张力正常，双侧霍夫曼征阴性。

辅助检查：X 线检查示颈椎曲度变直，C5/C6 椎间隙狭窄，钩椎关节增生。

诊断：神经根型颈椎病。

处置：手法治疗，药物治疗，物理疗法。

1. 手法治疗

采用旋扳手法。病人取坐位，医者立于患侧，先用揉法及拿法治疗，然后令病人头向左侧前倾至极限，以左手大拇指按于病人右侧棘突之上，其余四指按其对侧颈部，再使病人头向右旋转至极限，以右手掌心托病人下颌，令其放松，之后双手相对，将患颈旋紧，再双手同时动作，左手大拇指向左按压，右手向右上方托病人下颌进行旋扳，可闻及关节的引导响声，治疗后病人症状明显减轻或消失。

2. 药物治疗

（1）维生素 B$_1$、维生素 B$_{12}$ 和川芎嗪 40 mg，穴位注射，2 天 1 次。

（2）颈椎熥药热敷患处，每天 2 次，每次 1 小时。

3. 物理疗法

颈椎（C5/C6）电火花治疗，2 天 1 次。

病人应注意避免劳累、受凉、长期伏案工作。

二诊（2016 年 9 月 3 日）：颈部疼痛减轻，活动自如，手指麻痛仍有。继续予以药物治疗。

三诊（2016 年 9 月 21 日）：颈部疼痛、上肢麻木消失，活动自如。

【按语】

颈椎病属于骨伤科的常见病，神经根型颈椎病占各型颈椎病总数的 60% 以上，手法治疗是中医治疗该型颈椎病的重要手段。国内一些研究显示，手法治疗可改善颈椎屈伸旋转功能和椎间孔大小。

刘钢主任强调，治疗此型颈椎病，在施以旋扳手法之前，医者应对病人的病史、体质、骨质、精神状态进行全面评估，对于诊断不明确，骨质疏松、破坏，紧张、焦虑不能配合治疗的病人，不可强行进行手法复位。

整复前，医者应充分放松病人的局部肌肉，同时摸及病变之所，待颈椎行屈曲、前倾、旋转活动后，小幅度试探关节活动功能，评估关节复位所需要的角度、力度，而后做短促轻巧的复位手法，不可心中无数，盲目发力，施行蛮力。

对于神经根型颈椎病急性期神经根肿胀、疼痛剧烈的病人，手法治疗应轻柔，旋扳、端提宜点到为止，还可配合口服药物、穴位注射、静脉注射等方法消除水肿、消炎、止痛，待急性期过后，选择合适的治疗时机施以手法治疗，往往可达到事半功倍的效果。

九、颈椎小关节错缝

宋某，女，43 岁。2018 年 8 月 8 日初诊。

主诉：颈肩部疼痛、活动困难 2 天。

现病史：病人 2 天前侧卧位看手机后出现颈肩部疼痛、颈部活动困难，伴有背部疼痛，为求治疗，今来我院骨科门诊就诊。

刻下症：颈部右侧弯强迫位，低头、后仰及左右旋转受限，颈肩部、背部疼痛，自发病以来无异常发热、汗出等情况。

查体：颈部右屈侧弯畸形，双侧肌肉紧张、压痛，右侧斜方肌、肩胛提肌压痛，C5 ～ C7 棘突、棘旁压痛，无放射痛，椎间孔挤压试验阴性。肌力、

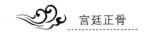

肌张力正常，双侧霍夫曼征阴性。

辅助检查：X 线检查示颈椎侧弯，胸椎侧弯。

诊断：颈椎小关节错缝。

处置：手法治疗，热敷治疗。

1. 手法治疗

（1）放松手法。病人取坐位，医者立于病人身后侧，先用揉法，用拇指揉斜方肌、胸锁乳突肌，由上至下重复 2～3 次，再用大拇指与示指、中指沿两侧风池穴向下至 C6/C7 部位行拿法，反复 5 次，使颈部筋腱放松。

（2）端提法。医者立于病人右后方，两腿略下蹲，屈右肘，以肘托病人下颌，右手环抱病人颈项部，左手托病人枕部，徐徐提紧，略做前后摇晃，令病人颈部放松，突然用力向上端提，可闻及关节响声。治疗后疼痛明显减轻或消失。

2. 热敷治疗

颈椎熥药热敷患处，每天 2 次。

嘱病人避免寒凉、长期伏案工作，适当进行后伸、后仰练习。

复诊（2018 年 8 月 11 日）：病人颈肩痛、活动受限消失。

【按语】

颈椎在极度活动及较长时间保持某个姿势后，椎间隙增大，关节囊内层滑膜或滑膜皱襞可能嵌入小关节间，临床认为脊柱小关节间的滑膜嵌顿是造成脊柱活动受限及疼痛的主要原因，即中医所讲的骨错缝、筋出槽。

本例病人颈椎较长时间屈曲、侧弯，造成颈椎小关节牵张，关节囊滑膜嵌顿，而引起颈肩部疼痛、活动受限。因疾病尚未影响神经根，故本例病人的临床表现以颈型颈椎病的临床表现为主。

中医手法是治疗此型颈椎病的重要手段。治疗前医者需全面评估病人病史、骨质、锥体序列及稳定性、是否合并发育异常、精神状态、配合度等情况。

对于病程短、年轻、无明显椎体增生及变形的病人，手法治疗往往有立竿见影的效果。手法治疗强调手感，即手下有松动感即可，勿强求关节复位声。

端提法为宫廷正骨手法中的特有手法，施行前医者一定要找好角度。一般病人患颈椎病后，颈椎的生理角度会发生改变（变直或反弓），因此医者要顺势拔伸、端提，开始时可轻端提试劲，观察病人有无不适，如无不适，可行端提法，手法一定要果断，一步到位，这样才能达到好的治疗效果。

十、膝骨关节炎

赵某，女，56 岁。2018 年 11 月 28 日初诊。

主诉：双膝关节疼痛、行走受限 2 年，症状加重 1 个月。

现病史：病人 2 年前无明显诱因出现双膝关节疼痛，上下楼及蹲起时疼痛加重，偶有弹响，经膏药贴敷、理疗等治疗，症状时轻时重，多因受凉而发作或加重。1 个月前病人膝痛再次发作，为求系统治疗，今来我院骨科门诊就诊。

刻下症：双膝关节略肿，蹲起、上下楼疼痛，自发病以来无异常发热、汗出等情况。

查体：双膝关节略肿，轻度内翻畸形，浮髌试验阳性，右膝关节内侧间隙压痛，双侧半月板研磨试验阴性，抽屉试验阴性。

辅助检查：X 线检查示双膝退行性改变，内侧关节面致密，间隙略窄。

诊断：膝骨关节炎。

处置：手法治疗，热敷治疗。

1. 手法治疗

（1）膝前松解手法。医者立于病人健侧，拇指与其余四指相对，把持髌骨，先以指端自上而下按揉髌上缘、髌周内外侧、髌下脂肪垫等，然后拇指与其余四指相对，钳住髌骨内外侧，先后发力，互为支点，做切刮动作，拿提髌股关节面，反复数次，共约 5 分钟。

（2）关节周围手法。医者拇指指间关节屈曲，指端置于股四头肌内外侧，在脂肪垫、内侧韧带、外侧韧带、髌韧带、疼痛点、筋结处点揉及按摩，在肌肉痉挛处捏拿、点揉，在筋腱粘连处充分弹拨，约 5 分钟，然后两手掌环抱髌骨上下端，使之轻柔颤抖，并施以按压手法，理顺、伸直膝关节，反复操作 10 次。

（3）腘窝部手法。病人取俯卧位，医者以膝关节为中心，向两端行按揉手法，分别用手指或肘尖按揉股二头肌及腓肠肌等肌肉、肌腱、关节囊处，按揉时间约 5 分钟，后辅以被动屈伸旋转动作，以恢复伸曲角度，反复操作 10 次。

2. 热敷治疗

骨科熥药药物组成如下。

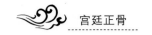

骨碎补 20 g	透骨草 20 g	伸筋草 20 g	牛膝 20 g
桑寄生 30 g	续断 20 g	海桐皮 20 g	黑附片 15 g
红花 15 g	鸡血藤 30 g	大黄 15 g	羌胡 20 g
独活 20 g	乳香 15 g	没药 15 g	木瓜 15 g
青椒 15 g	生杜仲 20 g	大青盐 100 g	

将上述药物打碎，与 100 ml 56% vol 的白酒混合，置于蒸锅中，水开后慢蒸 15 分钟左右。每天 2 次，每次热敷 40 分钟。

复诊（2018 年 12 月 19 日）：膝关节肿胀明显好转，疼痛轻微，屈伸活动自如。

【按语】

对于膝关节肿痛、活动受限的病人，治疗时医者应明确病人发病的病因。关节部位常见疾病包括关节炎、半月板损伤、韧带损伤、关节软骨损伤，还包括风湿性关节炎、痛风性关节炎、色素沉着绒毛结节性滑膜炎、滑膜软骨瘤病等。医者须熟练掌握各项疾病的特点，避免误诊、漏诊，延误病情。

膝骨关节炎是首发于关节软骨，合并软骨下骨、滑膜组织等组织结构的病理改变，累及多结构及层次的系统疾病，主要临床表现为关节疼痛、肿胀、变形，并伴有活动受限。

刘钢主任诊治此类病人，多采用手法治疗、外敷药物等方法。他在膝前处施以按摩、切刮、拿提手法，以松解髌骨、股骨间粘连，增大髌股间隙，减小髌股间压力，恢复髌骨滑动轨迹，促进软骨代谢；在关节周围肌肉、韧带、脂肪垫等的痛点及有筋结、条索感处和痉挛处，分别施以点揉、按摩、捏拿、弹拨手法，以缓解关节紧张，促进炎症吸收，降低骨内压力；在膝前处行颤抖按压理顺手法及俯卧位屈伸旋转手法，以改善关节屈伸功能障碍。

关节弹响、打软，多提示半月板损伤；关节松动不稳，多提示韧带损伤；夜间静息痛，多为软骨下骨损伤、感染类疾病所致。常用鉴别诊断的方法有风湿检查、血常规、尿酸检查、MRI 检查等。

十一、腰椎小关节错缝

蒋某，男，34 岁。2018 年 10 月 17 日初诊。

主诉：腰部疼痛 3 天。

现病史：病人 3 个月前劳累后出现腰部疼痛，伴弯腰、后伸活动困难，经卧床休息后腰痛稍减轻，但仍活动困难，今来我院骨科门诊就诊。

刻下症：腰骶部疼痛，弯腰、后伸活动受限，自发病以来无异常发热、汗出等情况。

查体：腰部肌肉紧张、压痛，以双侧 L4～S1 棘突、棘旁为主，无放射痛，双下肢直腿抬高试验阴性，肌力、肌张力正常，生理反射存在，病理反射未引出。

辅助检查：腰椎 MRI 检查示 L4～L5 膨出。

诊断：腰椎小关节错缝。

处置：手法治疗，热敷治疗。

1. 手法治疗

（1）侧扳法。病人健侧卧床，健侧下肢伸直，患侧下肢屈曲在上，健侧上肢置于胸前，患侧上肢置于身后。医者立于病人腹侧，一手置于患侧肩前，另一手臂尺侧置于病人臀后，双手相对发力，逐渐加大腰椎旋转角度，至最大限度时，瞬间用力，加大旋转角度，可听到患处弹响复位的声音。

（2）俯卧扳腿法。病人取俯卧位，医者站在病人侧方，一手置于病人对侧大腿下段的前外侧，一手按压其腰骶部，双手相对用力，使病人腰部后伸至最大限度后，瞬间用力，使腰部加大后伸 5°～10°。

2. 热敷治疗

骨科煀药热敷，每天 2 次。

嘱病人避免久坐、受凉，避免搬重物。

复诊（2018 年 10 月 24 日）：腰痛减轻，弯腰、后伸活动自如。嘱病人继续煀药热敷治疗。

【按语】

腰部扳法施术之前，医者应明确病人腰痛、活动受限的病因，必须在掌握影像学资料后才可行重手法整复。病人肌肉紧张、精神紧张时，不可强行整复，医者需先施放松手法，再施以整复手法。

手法治疗之初，医者务必诊断明确，排除骨折、骨病等禁忌证。施术之时，医者务必心中了然，手法准确，力道适中，角度准确，不可含糊、拖沓，不可步骤、程序混乱。

本例病人腰椎活动受限，以前屈、后伸受限为主，影像学检查提示无明显棘突偏歪、旋转，临床无肢体症状，无神经刺激体征，故考虑腰痛及活动受限的原因以腰椎后关节错缝、关节囊肿胀为主。手法治疗此类疾病往往立竿见影。侧扳手法只需扳动关节即可，故不必过分强调定位。俯卧扳腿法同样以滑利关节为目的。整复后，嘱病人抱膝滚床，以牵张椎后关节，促进屈伸功能的恢复。

中医所述的腰部伤筋，即现代医学所说的腰扭伤、腰肌劳损、棘突韧带炎、盘性腰痛等，对于腰痛伴活动受限者，如诊断明确，无手法禁忌证，多可行手法治疗，并可配合局部热敷，以巩固、扩大疗效。

在手法治疗中，医者使用扳法时，一定要定位准确，利用力学的角度对病变部位进行侧扳复位，但扳的部位应有侧重，一般以患侧为主，扳患侧时力量要大，健侧只轻微调节即可。扳法配合中药热敷效果更佳。

十二、颈源性头痛，颞下颌关节紊乱综合征

张某，女，78 岁。2018 年 8 月 22 日初诊。

主诉：颈后及左侧脸颊疼痛 3 个月。

现病史：病人 3 个月前无明显诱因出现左侧脸颊部疼痛伴后枕部僵硬，张口疼痛加重。外院诊断为三叉神经痛，行痛点封闭处理，疼痛缓解，3 天后疼痛再发。为求中医治疗，今来我院骨科门诊治疗。

刻下症：左侧颞颌部跳痛，后枕部疼痛，颈部僵硬、转侧受限，自发病以来无异常发热、汗出等情况。

查体：颈肩部肌肉紧张、压痛，C2～C3 棘突、棘旁压痛，向枕部头顶放射痛，左侧颞颌关节压痛，张、闭口时可触及跳动，椎间孔挤压试验阴性，神经根牵拉试验阴性，肌力、肌张力正常，双侧霍夫曼征阴性。

辅助检查：X 线检查示颈椎退行性改变。

诊断：颈源性头痛，颞下颌关节紊乱综合征。

处置：手法治疗，热敷治疗。

1. 手法治疗

（1）颈部端提法。医者立于病人右后方，两腿略下蹲，屈右肘，以肘托病人下颌，右手环抱病人颈项部，左手托病人枕部，徐徐提紧，略做前后摇晃，令病人颈部放松，突然用力向上端提，可闻及关节响声。治疗后疼痛明显减轻或消失。

（2）颞颌关节复位手法。医者施以点揉手法，令病人局部肌肉放松，双手拇指缠上纱布，置于病人第三磨牙处，轻轻摆动使其放松，然后拇指下压、后推、上提，可闻及复位的弹响声。

2. 热敷治疗

颈椎熥药方热敷颈部、颞颌部，每天 1 次，每次 30 分钟。

复诊（2018 年 8 月 29 日）：颞颌部、颈枕部疼痛减轻，颈部活动明显自如。嘱病人继续热敷颈枕部，避免咀嚼硬食及张大口。

【按语】

医者诊断颈源性头痛时需关注颈部活动、患侧枕区压迫是否诱发头痛，是否伴有非根性颈肩背部症状，并可进行诊断性阻滞治疗。颈源性头痛病人可伴有额部、眶周、面部疼痛，或眼胀，耳鸣，嗅觉、味觉改变，这与颈神经及相关神经在高位脊髓汇聚有关。

颞下颌关节紊乱综合征是口腔科、骨科的常见病，表现为颞下颌部位疼痛、弹响，伴下颌活动障碍。部分颞下颌关节紊乱综合征病人会因病程长、病情严重出现心理和全身不适。

刘钢主任强调医者诊治疾病时应重视倾听和查体，避免先入为主，盲目跟随或否认之前的诊疗行为。本例疾病病因复杂，治疗前医者应调查致病因素，剖析发病原因，根据不同临床表现确定病因。

解剖学上后枕部及冠状缝之间的区域由枕大神经、枕小神经、耳大神经支配，其余头部区域由三叉神经和混入面神经、舌咽神经及迷走神经的躯体感觉传入神经共同支配，颈部病变引起痛觉传入，通过头部神经和高位颈神经传导至中枢，在中枢汇聚而产生牵涉痛。

治疗本例病人时，除采用对点治疗（神经传导阻滞封闭疗法）以外，医者还应结合查体、体征，采取整体治疗的方法。治疗疾病时需充分发挥不同学科的优势。颞下颌关节紊乱综合征手法治疗先以按揉放松为主，然后行颈部端提复位法。手法治疗时不强求复位感，手法治疗后可行局部热敷治疗。

十三、颈源性眩晕

病案一

谢某，女，42 岁。2017 年 11 月 15 日初诊。

主诉：头晕伴项背部僵硬 2 个月。

现病史：病人 2 个月前劳累后出现头晕、视物旋转等症状，伴颈肩部及后枕部沉重、僵硬、发胀，颈部转侧受限，卧床休息后头晕、目眩稍减，仍感昏沉。为求治疗，今来我院骨科门诊就诊。

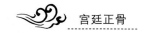

刻下症：时有头晕，头昏沉，颈肩部及后枕部沉重、发胀，头颈转侧受限，口苦，便干。

查体：颈肩部肌肉紧张、压痛，以 C2~C6 棘突、棘旁为主，无放射痛，神经根牵拉试验、椎间孔挤压试验阴性，肌力、肌张力正常，双侧霍夫曼征阴性。

辅助检查：X 线检查示颈椎生理曲度消失，C2/C3、C5/C6 椎间孔狭窄。

诊断：颈源性眩晕。

处置：手法治疗，热敷治疗，内服中药。

1. 手法治疗

（1）放松手法。医者立于病人身后侧，先用拇指揉斜方肌、胸锁乳突肌，由上至下重复 2~3 次，再用拇指与示指、中指行拿法，由两侧风池穴向下至 C6/C7 部位重复 5 次。

（2）端提法。医者立于病人右后方，两腿略下蹲，屈右肘，以肘托病人下颌，右手环抱病人颈项部，左手托病人枕部，徐徐提紧，略前后摇晃，令病人颈部放松，突然用力向上端提，可闻及关节响声。治疗后疼痛明显减轻或消失。

（3）指推法。医者右手拇指、示指相对，指端抵住病人风池穴，向前上方推顶，左手大小鱼际置于病人额部正中，拇指屈曲，以拇指指端点病人百会穴。

2. 热敷治疗

颈椎熥药热敷患处，每天 2 次。

3. 内服中药

药物组成如下。

天麻 6 g	钩藤 6 g	石决明 3 g	半夏 3 g
石菖蒲 6 g	川牛膝 6 g	丹参 6 g	川芎 6 g
鸡血藤 6 g	全蝎 3 g	僵蚕 3 g	葛根 6 g
威灵仙 6 g	夜交藤 6 g		

嘱病人避免寒凉、长期伏案工作，适当进行后伸、后仰练习。

复诊（2017 年 11 月 22 日）：头昏沉、头晕减轻，颈部酸痛减轻，活动自如。予手法调整，继续热敷治疗。嘱病人注意保暖、避风寒，行头颈部功能锻炼。

病案二

梅某，女，41 岁。2018 年 4 月 11 日初诊。

主诉：颈部沉胀感伴头晕 2 周。

现病史：病人 2 周前加班后出现颈肩部及后枕部沉重、发胀等症状，同时伴有头晕、颈部转侧受限，卧床休息后头晕、目眩稍减，仍感昏沉。为求治疗，来我院骨科门诊就诊。

刻下症：颈肩部及后枕部沉重、发胀，自觉头昏沉、头晕，头颈转侧受限，口苦，便干。

查体：颈肩部肌肉紧张、压痛，以 C2～C6 棘突、棘旁为主，C5/C6 右侧放射痛至肩背，神经根牵拉试验、椎间孔挤压试验阴性，肌力、肌张力正常，双侧霍夫曼征阴性。

辅助检查：X 线检查示颈椎生理曲度消失，C2/C3、C5/C6 椎间孔狭窄。

诊断：颈椎病，颈源性眩晕。

处置：手法治疗，热敷治疗。

1. 手法治疗

（1）放松手法。病人取坐位，医者立于病人身后侧，先用拇指揉斜方肌、胸锁乳突肌，由上至下重复 2～3 次，再用拇指与示指、中指行拿法，由两侧风池穴向下至 C6/C7 部位重复 5 次。

（2）端提法。医者立于病人右后方，两腿略下蹲，屈右肘，以肘托病人下颌，右手环抱病人颈项部，左手托病人枕部，徐徐提紧，略前后摇晃，令病人颈部放松，突然用力向上端提，可闻及关节响声。治疗后疼痛明显减轻或消失。

（3）指推法。医者右手拇指、示指相对，指端抵住病人风池穴，向前上方推顶，左手大小鱼际置于病人额部正中，拇指屈曲，以拇指指端点病人百会穴。

2. 热敷治疗

颈椎熥药热敷患处，每天 2 次。

嘱病人避免寒凉、长期伏案工作，适当进行后伸、后仰练习。

复诊（2018 年 4 月 25 日）：头颈昏沉减轻，颈部活动自如。嘱病人继续热敷治疗，避免长期伏案工作，继续功能锻炼。

【按语】

颈源性眩晕临床表现以眩晕为主，可伴有头颈疼痛、恶心、呕吐、耳鸣等，发病机制是颈椎退行性改变、外伤、小关节错位等刺激椎动脉、交感神

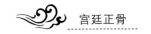

经或局部软组织而出现的一组症候群。

刘钢主任认为此类疾病多属本虚标实，本虚指肝、脾、肾虚，标实主要指风、火、痰、瘀。诊治此类疾病应充分发挥中医药特色，中西并举。

此类病人临床主诉多、客观体征少，诊断前医者需仔细询问病史，排除高血压、高血糖、内分泌紊乱、前庭系统疾病、梅尼埃病、良性位置性眩晕及精神疾病等。

诊断此类疾病应注意查体和影像学检查，这种诊断是一种排他性诊断。此类疾病查体可见枕下区触痛，C1 横突、C2～C3 棘突、肩胛提肌、上斜方肌、头夹肌、头半棘肌处压痛。查体时还应做转颈试验或擦肩试验、颈部扭转眼球震颤试验等。此类疾病的影像学检查以颈椎正位、侧位、功能位检查为主。

手法治疗时应条理清晰，动作规范，力度精准，不可含糊、拖沓。医者应加强医患交流，充分告知病人病情，使病人积极配合治疗。具体施术时，放松手法要轻柔、深透；端提手法应迅速、果断，不可盲目追求关节复位声响；指推手法应精准持久。不可用重手法粗暴治疗，避免加重原有病情。

十四、颈源性头痛

刘某，女，45 岁。2019 年 6 月 19 日初诊。

主诉：颈肩部疼痛，伴头痛 2 周。

现病史：病人 2 周前工作后出现颈肩部疼痛、颈部活动困难等症状，伴后枕部、头顶部疼痛，休息后疼痛无明显缓解。为求系统治疗，今来我院骨科门诊就诊。

刻下症：颈肩部疼痛、僵硬、转侧受限，伴有头枕、顶部胀痛，自发病以来无异常发热、汗出等情况。

查体：颈肩部肌肉紧张、压痛，C2～C5 棘突、棘旁压痛，无放射痛，椎间孔挤压试验、神经根牵拉试验阴性，肌力正常，双侧霍夫曼征阴性。

辅助检查：X 线检查示颈椎侧弯，C4/C5 椎间孔狭窄。

诊断：颈源性头痛。

处方：手法治疗，热敷治疗，电火花治疗。

1. 手法治疗

（1）放松手法。病人取坐位，医者立于病人身后侧，先用拇指揉斜方肌、胸锁乳突肌，再用拇指与示指、指行由两侧风池穴向下至 C6/C7 处行拿法，重点揉按、弹拨痛点及有筋结、条索感处等。

（2）端提法。医者立于病人右后方，两腿略下蹲，屈右肘，以肘托病人下颌，右手环抱病人颈项部，左手托病人枕部，徐徐提紧，略前后摇晃，令病人颈部放松，突然用力向上端提，可闻及关节响声。治疗后疼痛明显减轻或消失。

（3）指提手法。医者右手拇指、示指相对，指端抵住病人风池穴，向前上方推顶，左手大小鱼际置于病人额部正中，拇指屈曲，以拇指指端点病人百会穴。

2. 热敷治疗

颈椎熥药热敷患处，每天 2 次。

3. 电火花治疗

电火花治疗 C4/C5 双侧，注射用腺苷钴胺 1.0 mg，隔日 1 次，穴位注射。嘱病人避免寒凉、长期伏案工作，适当进行后伸、后仰练习。

复诊（2019 年 7 月 3 日）：治疗 5 次后颈肩部疼痛、僵痛减轻，头痛基本消失。嘱病人间断热敷，继续功能锻炼。

【按语】

病人就诊时主诉不准确，会对医者明确诊断疾病造成一定的困难。对疑似颈源性头痛的病人，医者需要注意疼痛与颈椎活动的情况、高位颈椎区域或患枕部位压迫能否诱发症状、患侧颈肩症状是否属于根性症状、神经阻滞治疗后症状是否缓解等。

刘钢主任诊治病人，重视详细问诊和查体，同时结合影像学检查分析病因病机，合理安排治疗方案。诊断之初，医者务必根据疼痛的部位、特点及病人体征，排除其他可致头痛的器质性疾病。单侧相对固定压痛是诊断颈源性头痛的重要依据。

对于肩背、上肢症状，医者需要区分是否由根性刺激所致，此时可通过查体及影像学检查去印证；对于症状、体征不典型的病人，也可以进行诊断性颈神经局麻药阻滞治疗。

刘钢主任治疗颈源性头痛病人一直坚持充分发挥中医药特色及优势，根据病人体质、年龄、骨质、椎体序列等情况，有针对性地调整手法、热敷药物以及穴位注射等治疗手段的比重，尽可能为病人选择最优的治疗方案，以获得最佳效果，将风险降到最低。医者进行手法治疗时需掌握操作要领，动作准确，力度合适，刚柔兼具。

颈源性头痛多见于中年女性，治疗前后医者要与病人充分沟通，告知病

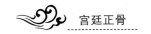

人疾病情况，帮助病人树立信心，同时帮助病人调整焦虑紧张的情绪。

十五、梨状肌综合征

李某，女，64岁。2020年11月8日初诊。

主诉：腰及右下肢疼痛1年。

病史：病人1年前受凉后出现右腿部酸痛、沉重等症状，休息后症状可缓解，受凉、过劳后症状出现或加重，不能长距离行走，弯腰受限。外院行牵引疗法等无效，今来我院骨科门诊就诊。

刻下症：腰及右下肢疼痛，右足小指、足外侧麻木，自发病以来无异常发热、汗出等情况。

查体：腰部肌肉紧张、压痛，无放射痛，右侧梨状肌紧张、压痛，并放射至小腿后外侧，仰卧挺腹试验阴性，屈颈试验阴性，双侧直腿抬高试验阴性，右侧跟腱反射减退，皮肤针刺觉正常。

辅助检查：MRI检查示L5/S1椎间盘突出。

诊断：腰椎间盘突出症，梨状肌综合征。

处置：手法治疗，热敷治疗。

1. 手法治疗

医者先施放松手法，即于臀周梨状肌部位重点点揉，然后以拇指指端及掌根点揉按摩局部痛点及有筋结、条索感处，并行弹拨手法以松解痉挛。

2. 热敷治疗

熥药热敷患处，每天2次，每次1小时。药物组成如下。

骨碎补20 g	透骨草20 g	伸筋草20 g	牛膝20 g
桑寄生30 g	续断20 g	海桐皮20 g	黑附片15 g
红花15 g	鸡血藤30 g	大黄15 g	羌活20 g
独活20 g	乳香15 g	没药15 g	木瓜15 g
青椒15 g	生杜仲20 g	大青盐100 g	

嘱病人避免劳累、受凉。

复诊（2020年11月29日）：经3周治疗，腰及下肢疼痛减轻，略有麻木感。嘱病人继续热敷治疗。

【按语】

梨状肌综合征的典型表现为急慢性臀部疼痛，久坐、久站时症状加重，活动后症状可部分缓解，疼痛或感觉异常可沿臀部向大腿后侧、外侧放射。

该病可伴有患肢麻木等异常感觉，易与腰椎间盘突出症混淆。腰椎间盘突出症的症状主要是椎管、根管部位的突出物压迫导致的根性症状，伴椎旁压痛、特定神经支配区表现异常、腹压增加时病情加重等。

刘钢主任强调，医者临床诊治腰腿痛病人时，不能习惯性地将治疗精力只集中在腰部，而忽略外周的诊查及处理。诊治过程中，医者应区分根性症状及外周压迫症状，如根性症状明确，可行电火花治疗，同时针对腰部患椎施行手法、热敷治疗；如无根性症状，仅以外周压迫症状为主，治疗方法应随症调整，方能全面有效。

梨状肌综合征的病人，多有劳损、久站、久蹲及感受风寒等情况，该病病人梨状肌局部多可触及硬性条状肿块，压之疼痛，日久可出现臀大肌、臀中肌萎缩，B 超对该病的诊断具有一定价值。治疗该病时医者应沿着病变结节、条索重点施行手法治疗，治疗手法以点揉、弹拨、点穴为主。

如临床病例兼具梨状肌综合征及腰椎间盘突出症的特点，医者可根据症状主次制定相应治疗策略，做到总体、局部兼顾。

十六、膝关节半月板损伤

韩某，女，64 岁。2019 年 9 月 3 日初诊。

主诉：右膝屈伸不利伴疼痛 1 天。

病史：病人 1 天前蹲起后出现右膝关节疼痛，自觉有卡住感，上下楼及蹲起时症状加重，膏药贴敷等治疗后，仍觉膝部疼痛、屈伸不利。为求系统治疗，今来我院骨科门诊就诊。

刻下症：右膝关节略肿，呈屈曲位，跛行，自发病以来无异常发热、汗出等情况。

查体：右膝关节略肿，屈曲畸形，浮髌试验阴性，右膝关节内侧间隙压痛，右侧半月板研磨试验阳性。

辅助检查：X 线检查示双膝退行性改变，内侧关节面致密，间隙略窄。MRI 检查示内侧半月板撕裂。

诊断：膝关节半月板损伤。

处置：手法治疗，热敷治疗。

1. **手法治疗**

病人取平卧位，医者立于病人侧方，先以拇指点揉放松膝前上下肌肉、韧带，然后一手从一侧将四指插向膝关节后方，拇指由前方按握于外膝眼下，

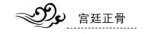

令病人放松肌肉，另一手握持踝部，用力做小幅度的伸曲摇晃，确感病人放松时，用力突然牵抛小腿。手法治疗后屈伸活动恢复正常，疼痛减轻或消失。

2. 热敷治疗

药物组成如下。

骨碎补 20 g　透骨草 20 g　伸筋草 20 g　牛膝 20 g　桑寄生 30 g

续断 20 g　海桐皮 20 g　黑附片 15 g　红花 15 g　鸡血藤 30 g

大黄 15 g　羌活 20 g　独活 20 g　乳香 15 g　没药 15 g

木瓜 15 g　青椒 15 g　生杜仲 20 g　大青盐 100 g。

将上述药物打碎，与 100 ml 56% vol 的白酒混合，置于蒸锅中，水开后蒸 15 分钟左右。每天 2 次，每次热敷 40 分钟。嘱病人制动休息，避免过度屈伸、行走等。

复诊（2019 年 9 月 10 日）：患肢屈伸自如，局部略肿痛。嘱病人继续热敷治疗。

【按语】

临床 MRI 检查的应用可以更早、更精准地诊断膝关节损伤，运动医学的快速发展给膝关节损伤提供了更丰富的治疗手段。

一部分膝关节损伤的病人为中老年人。中老年人关节损伤多由行走不慎或扭伤、挫伤所致，主要表现为膝关节肿胀疼痛、关节积液，同时还伴有不同程度的关节退行性改变、滑膜炎等。在治疗意愿上，中老年病人往往不接受手术治疗。

刘钢主任强调，医者诊治此类病例时应重视传统中医手法、药物的使用，施行手法时一定要根据伤情，手法宜轻不宜重，宜以点为主，采用理顺点揉等手法理筋调和、散瘀活血，以牵拔抛手法纠正筋骨错位。外用骨科熥药，可促进损伤部位血液循环，促进局部组织修复，达到较好的治疗效果。

对于膝关节疼痛、活动困难，医者应积极明确病因。对于外伤隐匿骨折、年老骨质疏松，或痛风等滑膜类疾病导致的膝关节疼痛、活动受限，应进行有针对性的治疗，不可盲目施以手法治疗。

施行手法治疗时不可暴力强求复位，若首次治疗效果不理想，可充分热敷放松患处，部分病例可自行解除绞索。

十七、腕关节错缝

宋某，男，79 岁。2017 年 5 月 10 日初诊。

主诉：右腕肿痛1周。

现病史：病人1周前提重物后出现右腕部疼痛，伴肿胀，背伸、旋后疼痛明显，膏药贴敷治疗后症状无缓解。为求系统治疗，今来我院骨科门诊就诊。

刻下症：右腕部略肿、疼痛，疼痛以伸腕及反手抓物最为明显，自发病以来无异常发热、汗出等情况。

查体：右腕部略肿，皮温、皮色正常，无畸形，下尺桡韧带、尺侧副韧带处压痛，右腕背伸5°，掌屈15°。

辅助检查：X线检查示右腕诸骨位置可，未见骨折脱位。

诊断：右腕关节错缝。

处置：手法治疗。

诊查手法：医者拇指沿病人的前臂至手背部点揉放松，重点诊查桡骨远端、尺骨小头、手舟骨、三角纤维软骨等处；推、压腕部，以明确腕关节功能情况。

牵旋法：医者双手握持患肢手掌，做牵拉动作和顺势、逆势的大幅度旋转动作，以恢复关节整体功能，牵旋过程中往往可感觉到关节复位弹跳感或闻及关节复位声。

最后施以压、推法检查关节功能恢复情况。

用跌打万应膏外敷，元书纸排子捆扎固定1周。

复诊（2017年5月17日）：腕关节肿痛消失，可正常屈伸及旋转。予弹力护腕继续保护2周。

【按语】

中医骨伤科认为骨错缝为关节在外力的作用下发生微细错动引起的，以关节活动障碍和局部疼痛、肿胀为主要临床表现的疾病。临床上腕、踝关节错缝尤其常见，其症状相比关节脱位要轻，容易被忽略。

下尺桡关节稳定性依靠桡腕掌侧韧带、桡腕背侧韧带和尺侧副韧带维持。腕关节损伤程度与受到的外力大小、方向有关。轻者表现为韧带损伤，重者表现为脱位、骨折。部分职业需要前臂长时间处于旋前、旋后状态，这可造成关节过度劳损，韧带松弛，进而引发腕关节错缝。

刘钢主任要求医者诊治腕关节损伤类疾病时，要排除骨折，尤其是病人有明确外伤史时，需要详细查体，并借助X线检查，必要时可行CT、MRI检查等，以验证临床判断。

治疗中手法应由轻到重，牵抖、左右摇摆、屈伸腕关节时力量大小要根据病人的病情及体质来定。牵旋过程中部分病例可闻及关节复位声，这提示筋骨错缝归位，手法复位完成。治疗时牵拉之力应大于旋转之力，这符合骨折复位手法中"欲合先离"的理念。施术后可予跌打万应膏外敷，后期可予中药泡手。病人应避免过早持物及扭腕动作，以免病情反复。

十八、第一掌骨基底骨折

李某，男，30岁。2016年8月10日初诊。

主诉：右拇指外伤后疼痛肿痛1天。

现病史：病人1天前戳伤右手，当即感到手掌部肿痛，今晨肿痛情况加重，今来我院骨科门诊就诊。

刻下症：右拇指、手腕桡侧肿胀明显，右拇指屈伸活动困难，自发病以来无异常发热、汗出等情况，一般情况可。

查体：右拇指、右腕肿胀，以腕掌关节处为重，压痛，纵轴叩痛。

辅助检查：X线检查示右手第一掌骨基底骨折，骨折线经过关节面。

诊断：右手第一掌骨基底骨折。

处置：手法治疗。

医者双手拇指抵按骨折部，纵向牵拉，然后向掌侧推按骨折部，保持外展约30°。贴敷跌打万应膏，绑扎绷带，元书纸排子保持固定位置，纸排子至前臂中段。

二诊（2016年8月13日）：予病人换药处理，并调整元书纸排子松紧度，继续固定。

三诊（2016年8月17日）：X线检查示骨折对位、对线可。予病人换药处理，并调整元书纸排子松紧度，继续固定。

四诊（2016年9月7日）：X线检查示骨折线模糊，未见移位。拆除元书纸排子，嘱病人外用泡手方。

【按语】

第一掌骨基底部骨折在临床上比较常见，多因暴力传导所致，骨折线可表现为横形、斜形，骨折断端容易受拇外展长肌、屈拇肌作用而向桡、背侧移位。

治疗过程中复位相对容易，但维持稳定有效的固定并不容易。手术治疗有内固定创伤大、容易造成粘连、费用高等缺点，故不提倡将其作为首选治疗方案。因此临床治疗需选择牢靠稳定的固定方式。

刘钢主任诊治此类病例时，多选取手法复位、外敷跌打万应膏、元书纸排子固定。固定材料中元书纸排子、加压垫、绷带有特有的弹性，可将包扎加压作用力准确传导至断端部位，确保复位效果稳定牢靠；血肿吸收后，相对于木质夹板、石膏、高分子材料等，元书纸排子、加压垫、绷带等又可以充分回弹以紧贴、压实骨折部位。元书纸排子固定法体现了"随骨随形""随紧随松"的宫廷正骨骨折整复要领。

十九、第四掌骨骨折

程某，男，32岁。2016年4月6日初诊。

主诉：右手外伤肿痛3天。

现病史：病人3天前打架后出现右手掌肿痛，外用云南白药气雾剂后，肿痛情况无明显好转。为求中医特色治疗，今来我院骨科门诊就诊。

刻下症：右手掌、手指部肿胀明显，手背、指间部可见青紫瘀斑，右手握拳困难，病人自发病来无发热、汗出等情况，一般情况可。

查体：右手掌尺侧、第四掌骨、第五掌骨、指骨部肿胀伴有瘀青，第四掌骨颈部压痛，纵轴叩痛，屈曲困难。

辅助检查：X线检查示右手第四掌骨颈骨折，骨折线为斜形。

诊断：右手第四掌骨骨折。

处置：手法治疗。

医者触摸探查骨折部位，一手握患肢远端，助手握患肢前臂，做纵向拔伸、牵拉动作，然后拇指置于第四掌骨颈掌侧推挤头部以纠正移位。第四掌骨保持复位后的位置，医者于临近掌骨间以拇指推挤、分骨。将跌打万应膏贴敷患处，棉条分骨垫置于临近掌骨间，用绷带绑扎。用元书纸排子固定掌侧、背侧，元书纸排子至近节指骨及腕掌部。

二诊（2016年4月9日）：予更换跌打万应膏，调整元书纸排子松紧度，嘱病人观察末梢感觉、血运情况，如皮肤瘙痒、起疹明显，应去除跌打万应膏。

之后定期随诊，调整纸排子松紧度。

三诊（2016年5月6日）：X线检查示骨折对位、对线可，骨折线模糊。拆除元书纸排子，以绷带绑扎保护，嘱病人外用泡手方，行握拳练习。

【按语】

掌骨骨折多见于中青年，因损伤手多为优势手，所以对于功能恢复要求较高。对于不稳定性骨折,手术是常用的一种治疗方式。实际工作中因不同病人的实际需求不同,采取保守治疗的病例仍占一定比重。

根据骨折部位不同,掌骨骨折分为基底部骨折、掌骨干骨折、掌骨颈骨折。因手内在肌、外在肌、关节囊、韧带的相互作用,掌骨骨折后手掌可出现短缩、旋转、成角等移位。一般基底部骨折时移位不多见。掌骨干骨折多为小斜形、螺旋形或横形骨折,多见成角畸形。斜形骨折常引起短缩畸形。掌骨颈骨折多为横形骨折,且往往移位较大,畸形明显。

中医治疗此类骨折具有"简、便、验、廉"的特点,固定方式简单易学,取材方便,效果确切,费用低廉。

刘钢主任诊治此类骨折时多采用手法复位、元书纸排子外固定,配合跌打万应膏外敷的方式,主张早期功能锻炼配合药物泡手以恢复功能。

复位时,医者先以手法拔伸牵拉,再根据骨折移位成角方向,行按压、推挤、分骨手法。成角处可行元书纸排子固定法,先在掌骨间加棉条分骨垫,再进行元书纸排子固定,固定时间为3~4周。固定前根据病人皮肤情况,选用跌打万应膏贴敷。拆除外固定后,用泡手方泡洗。

二十、髌骨骨折

胡某,男,10岁。2022年8月28日初诊。

主诉:左膝外伤肿痛、活动不能12天。

现病史:病人12天前摔伤左膝,当即感到肿痛,活动困难,外院诊断为髌骨骨折,行石膏固定,2天前复诊见骨折较前移位。为求中医特色治疗,今来我院骨科门诊就诊。

刻下症:左膝部肿胀明显,膝前、小腿部可见少量青紫瘀斑,左膝活动困难,自发病以来无异常发热、汗出等情况,一般情况可。

查体:左膝关节肿胀、有少量瘀青,髌前压痛明显,左膝屈伸不能。

辅助检查:X线检查示左髌骨骨折,远端骨折块分离。

诊断:左髌骨骨折。

处置:手法治疗。

病人平卧治疗床上,患肢放松,医者先探摸骨折部位,了解骨折断端情况,然后双手拇指与其余四指相对,呈弧形,轻轻触碰、推挤骨折处,至髌骨外形恢复,然后双手保持手型,把持髌骨做左右、上下滑动,调整至关节活动顺畅。将备好的跌打万应膏贴敷患处,用脱脂棉、抱膝圈固定髌骨,长腿元书纸排子固定下肢，寸带加压抱膝圈。

二诊（2022 年 9 月 2 日）：X 线检查示骨折断端移位纠正。调整元书纸排子松紧度。

之后定期随诊，调整抱膝圈及元书纸排子松紧度。

三诊（2022 年 9 月 23 日）：X 线检查示断端无分离，关节缘平整，骨折线模糊。予弹力绑带继续外固定 1 周，嘱病人外用熥药方，并在非负重状态下锻炼下肢肌肉力量。

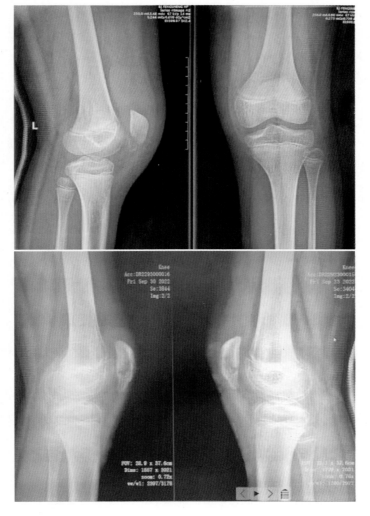

【按语】

髌骨骨折为骨伤科的常见病，多为直接或间接暴力所致，伤后局部出现肿胀、疼痛，膝关节屈伸活动丧失。根据移位、骨折线情况可将髌骨骨折分为不同类型。一般医者借助 X 线检查即可明确诊断该病，但需要排除二分髌骨的情况。根据局部关节肿胀、压痛情况，或骨折后特有体征情况，一般很容易鉴别二分髌骨与髌骨骨折。

抱膝圈由竹圈和麻线制成，抱膝圈固定为中医骨伤科治疗髌骨骨折的固定方式，经历代医家改良，沿用至今。

刘钢主任治疗髌骨骨折多选用抱膝圈固定，在治疗过程中重视保留髌骨，并力求恢复膝关节整体功能。抱膝圈适用于无移位或有轻度移位的髌骨骨折病人，也适应于老年人或全身情况不良的病人，治疗时医者应先行手法复位，再行抱膝圈固定。

本例病人骨折远端骨块向下后方移位，单纯石膏固定不能有效限制髌骨移位，病人佩戴抱膝圈后，于圈内放置厚棉垫，上方覆盖元书纸排子，给骨折处以相反方向的作用力，并配合长腿石膏，弹力绷带固定，能更好地限制骨折移位。治疗过程中，病人应根据骨折愈合情况，适时进行不同幅度的屈伸锻炼，以尽早恢复功能，预防骨折后关节僵直、肌肉萎缩。

二十一、肱骨近端骨折

张某，女，65 岁。2020 年 12 月 16 日初诊。

主诉：右上肢外伤 1 周，肿痛，活动不能。

现病史：病人 1 周前走路时摔伤，右上肢着地，当即感到疼痛，活动不能，外院行 X 线检查，诊断为右肱骨近端骨折。为求中医正骨复位治疗，今来我院骨科门诊就诊。

刻下症：右上臂肿痛、瘀青，抬肩活动困难，自发病以来无异常发热、汗出等情况，饮食正常，二便正常。

查体：右上臂及肘部瘀青、肿胀，压痛以肱骨近端为重，右肩活动不能。

辅助检查：X 线检查示右肱骨近端粉碎性骨折，肱骨头向前侧旋转。

诊断：右肱骨近端骨折。

处置：手法治疗。

一助手握病人肘部牵拉，另一助手于病人肩部用布巾绕腋窝，二人缓缓做牵拉、拔伸，医者拇指探摸骨折部位，待牵拉后，右手压按病人肩上，左手逆骨折方向推压骨折断端数次，可闻及关节复位声，之后用拇指探寻骨折断端，骨折断端位置较前改善，然后制定弧形过肩元书纸排子，内侧放置棉垫支撑，前臂悬吊后固定。

二诊（2020 年 12 月 19 日）：X 线检查示骨折移位较前改善。调整元书纸排子松紧度，嘱病人定期复诊以调整外固定。

三诊（2021 年 2 月 3 日）：X 线检查示骨折线模糊。肩关节活动角度上举30°，后伸 0°。解除元书纸排子，嘱病人外用颈肩熥药，并循序锻炼肩关节功能。

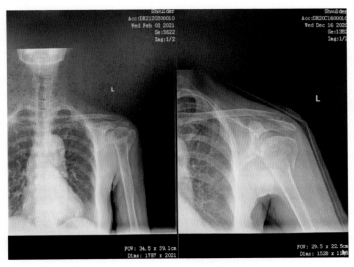

【按语】

肱骨近端头颈过渡部分为松质骨、致密骨交界处，为常见骨折部位，此处骨折多为跌打外伤暴力传导所致，年轻人及老年骨质疏松者多见。根据骨折应力、骨折线类型，肱骨近端骨折可分为外展型、内收型、裂纹型等。

刘钢主任诊治肱骨近端骨折的病人，多采用长臂元书纸排子、绷带棉垫固定的方式。因年老病人居多，故治疗此类骨折前医者需与病人及其家属做好沟通，全面掌握病人身体情况，视其耐受程度，谨慎施以手法复位，同时做好急救准备。

对于肱骨近端粉碎性骨折、肱骨头旋转，治疗关键在于使骨折对线、对位良好。具体复位要求，可根据病情而定，部分病例骨质条件差，骨折线不稳定，或者身体条件不耐受，复位后骨折断端咬合，亦可存在部分错位。复查时医者可根据骨折生长情况，适时要求病人进行功能锻炼。早期锻炼康复应动静结合，以保证肩关节功能。

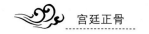

二十二、锁骨骨折

邢某，男，9岁。2020年8月28日初诊。

主诉：左肩外伤后肿痛、抬肩不能1周。

现病史：病人1周前玩耍时肩部着地，当即感到疼痛，活动不能，外院诊断为左锁骨骨折，予肩带固定。为求中医正骨复位治疗，今来我院骨科门诊就诊。

刻下症：左肩畸形凸起，略肿，抬肩活动不能，自发病以来无异常发热、汗出等情况，饮食正常，二便正常。

查体：左锁骨中段肿胀、凸起，压痛，抬肩活动不能。

辅助检查：X线检查示左锁骨骨折。

诊断：左锁骨骨折。

处置：手法治疗。

助手立于患侧，双手握持患肢，医者立于患侧后方。助手双手协同用力，架肩，上提患肢，使患侧肩部后伸；医者双手拿捏骨折远端，并向骨折近端靠拢，在骨折周围挤按，矫正前后、左右移位，使骨折逐渐复位。医者对患处进行触碰检查，确认整复是否彻底。病人保持叉腰架肩位，医者用"8"字绷带将患处固定牢靠，绷带松紧适度。

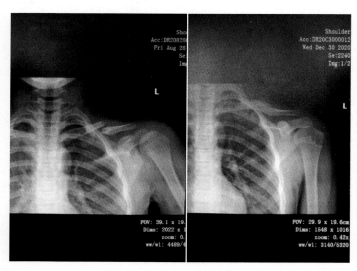

【按语】

锁骨骨折多因直接、间接外力作用所致，表现为患肢肿胀、畸形，肩关节被动体位、活动丧失。此病临床外伤史明确，结合症状、体征、X 线检查等，医者可明确诊断。幼儿就诊时医者须仔细询问病人并查体，注意青少年青枝骨折影像学的特有表现，避免临床误诊、漏诊。

刘钢主任诊治锁骨骨折病例，多采用元书纸排子、纸垫加压、"8"字绷带固定的方式。诊治前医者要详细诊查，了解骨折移位及稳定性情况，了解血管、神经、韧带损伤情况。对于青枝骨折、未发生移位或者发生轻度移位、移位明显但复位后相对稳定者，均可行手法复位、"8"字绷带固定治疗，且在肌肉牵拉成角部位可酌情放置加压垫。对于有重叠移位者，复位时架肩、上提、后伸要充分，以利于骨折断端复位，复位后使病人保持挺胸架肩屈肘位，用"8"字绷带固定，绷带松紧度应随时调整。固定后医者应注意患肢手指麻木及血运情况，并做出针对性处理，但不能影响绷带及肩圈的固定效果。固定期间病人可进行适当的挺胸锻炼。

下　篇
宫廷正骨的传承与发展

刘钢教授手法治疗椎动脉型颈椎病经验总结

甄朋超　吴　冰　刘　钢

刘钢教授是我国著名骨伤科专家，师从著名中医、清代上驷院绰班处传人吴定寰教授，现为我院主任医师、骨伤科研究室主任，国家级非物质文化遗产项目"中医正骨疗法（宫廷正骨）"的代表性传承人。刘钢教授得吴老真传，在继承前人医术的基础上，结合自己多年的临床经验，对骨科诊疗手法进行了系统的整理和研究，形成了一套行之有效的方法。本文作者师从刘钢老师，亲聆教诲，受益颇深，对刘钢教授治疗椎动脉型颈椎病的手法有一些肤浅的认识，现整理如下，以飨同仁。

一、辨证思路与治疗原则

（一）辨证思路

椎动脉型颈椎病在颈椎病病人中较为常见，且发病人群有年轻化趋势。刘钢教授认为，该病是颈椎退行性改变、慢性劳损，导致椎节失稳，刺激或压迫椎动脉，以致血管狭窄、折曲而造成椎基底动脉供血不足，表现为头晕、头痛等的一种疾病。

椎动脉型颈椎病属于中医"眩晕"范畴，其病机为颈部长期处于某种强迫体位，而致气滞血瘀，筋脉失养；或风寒邪气侵袭人体，导致气滞血瘀，筋脉失养，经络痹阻；或中老年肝肾亏虚、气血不足，导致肝不养筋，肾不主骨，关节筋脉失养；或颈部受伤导致局部气滞血瘀，经络痹阻，筋脉失养。刘钢教授认为，椎动脉型颈椎病多属本虚标实，内外因合而为病。人体气血不足、肝肾亏虚，为颈椎病之内因，属本虚；外感风寒、感受外伤、过度劳累为该病之外因，属标实。

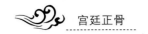

（二）治疗原则

刘钢教授临证时，以证分型：头晕头痛，颈项强痛，遇寒加重，得温则舒，舌质暗，苔薄白，脉沉迟者，为风寒痹阻型；头晕头痛，颈项强痛剧烈，痛处固定，动则加重，舌质紫暗、有瘀斑，脉弦涩者，为气滞血瘀型；头晕头痛，颈项胀痛沉重，畏寒肢冷，舌淡，苔白，脉沉细弱者，为肝肾不足型。他还根据病人的性别、年龄、病程长短、病情轻重、临床具体症状及辨证分型设定独特的手法处方。刘钢教授秉承宫廷正骨学术体系"知详备细，心慈术狠"的学术思想[1]，除详细了解病人病情、参考辅助检查结果外，特别强调认真对患处进行望、摸、比、对，每诊必施用摸法，充分做到手摸心会，胸有成竹。施用手法时，刘钢教授遵循"机触于外，巧生于内，手随心转，法从手出"的施术要旨，以心法统技法，严格依据手法适应证进行手法治疗。

二、诊疗手法

（一）检查手法

施用摸法时病人取端坐位，颈部放松，两臂自然垂于身体两侧。医者立于病人身后，先以右手拇指指端沿颈椎棘突自上而下了解颈椎生理曲度及椎体序列有无异常；再自上而下、由颈椎棘突向两侧按压、弹拨，悉心体会患处软组织的变化；除触寻压痛点及有筋结、条索感处外，施用摸法时还应特别注意患处软组织的寒热、松紧、挛纵、厚薄等触感，手摸心会，并据此确定实施手法的类型、力度、方向等；最后，右肘关节屈曲 90° 托病人下颌，左手轻扶颈后固定颈部，垂直向上端提，判断是否诱发头痛、头晕症状。

（二）治疗手法

手法治疗时病人取端坐位，颈部放松，两臂自然垂于身体两侧。治疗左侧时，医者立于病人左后方；治疗右侧时，立于右后方。

以治疗右侧为例。第 1 步，医者一手轻扶病人左肩；另一侧大臂轻抬，肘关节自然弯曲，腕部放松，拇指与其余四指相对置于病人颈部，拇指屈曲约 90°，拇指指端先按顺时针或逆时针方向，自上而下按揉棘突及两侧颈部肌肉，然后再沿两侧肩胛骨内缘由上到下按揉。施术过程中，对筋结或条索感显著的部位，重点进行点按和弹拨。上述手法反复操作 3 ~ 5 遍。以风寒痹阻为主证者，施术时以点、按法为主，施术范围广，力度大，渗透作用强，旨在祛风散寒、解痉止痛；以气滞血瘀为主证者，以按、揉法为主，施术范围宜集中于痛点，力度宜持续有力、均匀平稳，旨在活血通络、行气止痛；以肝肾不足为主证者，以揉法为主，力度宜轻巧柔和，旨在调理气血。

第2步，医者立于病人身后，以右手肘部托病人下颌，左手扶病人颈后固定其头部，前后屈伸颈椎数次，避开诱发体位后，垂直向上端提。感觉病人颈椎牵拉充分后，迅速向上发力端提，随即轻松放下。施用端提手法时，常可闻及关节弹响。眩晕症状显著者，可改用指提法。指提法：医者立于病人左后方，右手拇指、示指相对，以指端抵住病人风池穴，向前上方推顶；左手大小鱼际置于病人额部正中，固定头部，拇指屈曲，以指端点按病人百会穴。此手法力度以病人稍感胀痛为度，持续3~5秒。端提手法旨在调整颈椎生理曲度，扩大椎间隙，增宽椎间孔，解除颈肌痉挛。

第3步，医者拇指与其余四指相对，拿捏颈部两侧肌肉和两侧斜方肌，并在大椎穴行点穴法。上述手法反复操作3~5遍。此操作旨在放松颈部及周围软组织，调理气血，消除手法反应。

（三）手法要点

施术时指端不可离开皮肤，力度须均匀、平稳、持久。施术时应随时体会指端触感的变化，并注重医患交流，随时了解病人的感觉，以病人可以忍受为度。施用端提手法前，须向病人交代手法流程，尽量缓解病人紧张情绪，避免紧张造成的肌肉抗阻。施用端提手法时，动作应自然流畅，发力要彻底，切不可犹豫不决，不可盲目追求关节弹响。

三、体会

刘钢教授全面继承了吴定寰教授"知详备细，心慈术狠"的学术思想，遵循"四诊合参，正整接实"的诊疗原则，施用手法时，秉承"机触于外，巧生于内，手随心转，法从手出"的施术要旨，在吴定寰教授"轻、柔、透、巧"手法特点的基础上，形成了自己"透、稳、巧、柔"的手法特点。

刘钢教授治疗椎动脉型颈椎病，辨证施治，严格遵循手法适应证，强调以心法统技法。临证时刘钢教授特别强调：①要注重中西并举，将摸法与现代医学影像学检查相结合，症状、体征与辅助检查结果相符，则治疗针对性更强；②要注重摸法在四诊中的重要作用，除触寻压痛点及有筋结、条索感

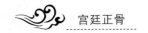

处外，还应特别注意患处软组织的寒热、松紧、挛纵、厚薄等触感，以此指导手法的具体实施；③施用治疗手法时，要据证型选用不同手法，要做到透、稳、巧、柔；④要注重个体的差异，病人性别、年龄、病程长短、病情严重程度存在差异，因此施用手法的力度、时间长短要因人而宜。

参 考 文 献

[1] 徐斌，吴冰，吴定寰. 上驷院绰班处正骨手法之治疗思想及特点 [J]. 中国骨伤，
    2009，22（1）：63-64.

宫廷正骨特色治疗膝关节骨性关节炎的临床观察

王　琪　张艳芝　孙　实　王　岩　佟乐康

膝关节骨性关节炎（OA）是一种以膝关节软骨变性、破坏及骨质增生，伴有关节周围骨反应，累及滑膜及关节其他结构为特征的慢性炎症。根据病因可将膝关节骨性关节炎分为原发性和继发性两种。该病可导致膝关节肿胀、变形、功能受限，严重影响病人的生活质量。本研究采集就诊于我院骨科门诊病人的信息，以观察评价宫廷正骨特色疗法（正骨手法加骨科熥药）的临床疗效。现报告如下。

一、资料与方法

（一）病例选择

美国风湿病协会（ACR）关于膝关节骨性关节炎的诊断标准[1]：①1 个月内大多数时间有膝痛；②X 线检查示关节边缘骨赘形成；③骨关节炎性滑液［透明、黏性、白细胞（WBC）＜2 000/ml］；④年龄≥40 岁；⑤晨僵≤30 分钟；⑥关节活动时有弹响声。满足①＋②或①＋③＋⑤＋⑥或①＋④＋⑤＋⑥，可诊断为膝关节骨性关节炎。

Kellgren – Lawrance（K – L）X 线分级标准[2]：0 级，正常；Ⅰ 级，轻度骨赘；Ⅱ 级，明显骨赘，关节间隙可疑变窄；Ⅲ 级，大量骨赘，关节间隙明显变窄，软骨下骨硬化；Ⅳ 级，大量骨赘，关节间隙明显变窄，严重软骨下骨硬化及明显畸形。

纳入标准：①符合 ACR 诊断标准，X 线分级为 0 ~ Ⅱ 级；②年龄18 ~ 75 岁；③自愿签署知情同意书，同意参加；④对于观察、评价有良好依从性。

排除标准：①不符合病例纳入标准；②合并风湿性关节炎、类风湿关节炎或其他骨关节病；③未按规定方案治疗或中断治疗；④合并严重心、肝、

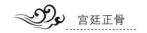

肾等疾病，不能耐受治疗；⑤正在接受其他相关治疗，可能影响本研究观测；⑥孕妇、哺乳期妇女及精神病病人。

（二）临床资料

选择我院 2013 年 3 月至 2015 年 4 月骨科门诊 OA 病人 120 例，通过随机分组法将其分为治疗组与对照组，每组 60 例。治疗组男性 12 例，女性 48 例；年龄 41～72 岁，平均年龄（54.12±8.18）岁；平均病程（14.01±3.45）个月；单膝 14 例，双膝 46 例。对照组男性 10 例，女性 50 例；年龄 43～71 岁，平均年龄（56.12±7.13）岁；平均病程（11.01±7.05）个月；单膝 12 例，双膝 48 例。两组临床资料比较差异无统计学意义（$P > 0.05$）。

（三）治疗方法

1. 治疗组

治疗组予手法及外用熥药治疗。

治疗手法包括膝前松解手法、关节周围手法及腘窝部手法。①膝前松解手法。医者立于病人健侧，拇指及其余四指相对，把持病人髌骨，似揽月状，先以指端自上而下按揉髌上缘、髌周内侧及外侧、髌下脂肪垫等，行回旋按摩，然后拇指与四指相对，钳住病人髌骨内、外侧先后发力，互为支点，做切刮、拿提髌股关节面运动，反复数次，约 5 分钟。②关节周围手法。医者拇指指间关节屈曲，指端于病人股四头肌内、外侧，在脂肪垫、内侧韧带、外侧韧带、髌韧带、疼痛点、有筋结感处点揉、按摩，在肌肉痉挛处捏拿、点揉，在筋腱粘连处充分弹拨，约 5 分钟，后双手掌环抱髌骨上下端，轻柔颤抖，并施以按压手法，理顺伸直膝关节，反复约 10 次。③腘窝部手法。病人取俯卧位，医者以膝关节为中心，向两端，分别用手指或肘尖以轻手法按揉股二头肌及腓肠肌等肌肉、肌腱，以及关节囊处，约 5 分钟，后辅以被动屈伸旋转，以恢复伸曲角度，反复约 10 次。

外用骨科熥药药物组成：骨碎补 20 g，透骨草 20 g，伸筋草 20 g，牛膝 20 g，桑寄生 30 g，续断 20 g，海桐皮 20 g，黑附片 15 g，红花 15 g，鸡血藤 30 g，大黄 15 g，羌活 20 g，独活 20 g，乳香 15 g，没药 15 g，木瓜 15 g，青椒 15 g，生杜仲 20 g，大青盐 100 g。用法：将药物打碎，混合 100 ml 左右 56% vol 白酒，置于蒸锅，水开后蒸 15 分钟左右。待温度适宜后敷于患处，每次热敷 40 分钟，每日 2 次。每周治疗 3 次，连续 4 周。

2. 对照组

对照组予关节腔注射及外用双氯芬酸钠乳胶剂。

关节腔注射：在无菌条件下行膝关节穿刺术，以注射器在髌骨外上方穿刺点垂直进针，斜向髌股关节中心进入关节腔，回抽关节液后，向腔内注射玻璃酸钠 2 ml，穿刺完毕后用无菌敷料贴覆。每周 1 次，共治疗 5 次。

外用双氯芬酸钠乳胶剂（北京诺华制药有限公司，国药准字 H19990291），取适量于痛点轻揉搓，每日 3 ~ 4 次，每周 3 次。

（四）疗效指标

①疼痛评分：选用视觉模拟评分法（VAS）[3]，评估病人治疗前后疼痛程度。②症状评分：参照日本骨科协会（JOA）评分法，对治疗前及 6 周随访时病人疼痛（步行）、疼痛（上下楼）、屈伸程度及肿胀程度进行评分。③疗效评价标准：参考 JOA 骨关节炎疗效评定法，改善率（RIS）≥75% 者为优，50% ≤RIS <75% 者为良，25% ≤RIS <50% 者为中，RIS <25% 者为差。

RIS = ［（治疗后积分 – 治疗前积分）/ （100 – 治疗前积分）］×100%

（五）统计学处理

应用 SPSS 13.0 统计软件分析数据。正态分布者采用 t 检验，非正态分布者采用非参检验，治疗前后的比较采用 χ^2 检验。以 $P < 0.05$ 为差异有统计学意义。

二、结果

（一）两组病人临床疗效比较

随访 6 个月后所有病例无一失访，均完成随访。所有病例均未见明显不良反应，治疗组优良率高于对照组（$P < 0.05$）。两组病人临床疗效比较见表 1。

表 1　两组病人临床疗效比较

组别	n	膝数	优	良	中	差	优良率/%
治疗组	60	106	16	81	5	4	(91.51)[△]
对照组	60	108	7	76	13	12	(76.85)

注：与对照组比较，[△]$P < 0.05$。

（二）两组病人治疗前后 VAS、JOA 评分比较

治疗前两组 VAS、JOA 评分差异无统计学意义（$P > 0.05$）。治疗后两组 VAS、JOA 评分均明显改善（$P < 0.05$），且对照组改善更明显（$P < 0.05$）。两组病人治疗前后 VAS、JOA 评分比较见表2。

表2　两组病人治疗前后 VAS、JOA 评分比较（分，$\bar{x} \pm s$）

组别	n	膝数	时间	VAS 评分	JOA 评分
治疗组	60	106	治疗前	6.21 ± 1.13	58.52 ± 14.13
			治疗后	2.13 ± 1.04 *△	78.13 ± 12.04 *△
对照组	60	108	治疗前	6.13 ± 1.25	60.13 ± 10.25
			治疗后	4.34 ± 1.27 *	72.34 ± 9.27 *

注：与同组治疗前比较，* $P < 0.05$；与对照组治疗后比较，△ $P < 0.05$。

三、讨论

膝关节骨性关节炎是首发于关节软骨，合并软骨下骨、滑膜组织等一系列组织结构的病理改变[4]，并累及多结构及层次的疾病。其主要表现为关节疼痛、肿胀、变形，活动受限。中医手法疗效确切[5-6]，多通过松解粘连、缓解痉挛来增加髌骨活动度，改善关节应力，从而调整关节"力平衡失调"；同时通过改善血液循环来促进炎症吸收，加快营养物质代谢[7]。

上驷院绰班处为清代特设，是专职宫廷内各类跌打损伤治疗的机构，上驷院绰班处正骨医术源自蒙医正骨，形成于清中期，成熟于清晚期，集蒙医正骨术、传统中医正骨术之大成，后经传承、发展，逐渐形成了传统上驷院绰班处正骨术和现代医学理念方法相结合并独具特色的中医正骨学术流派，即宫廷正骨学术流派[8]。本文作者中的佟乐康主任是我院第四代正骨传人，在临床工作数十年，基于《医宗金鉴·正骨心法要旨》所述"机触于外，巧生于内，手随心转，法从手出"提出心法引导技法、心法与技法相结合的治疗理念，认为诊治之时手法为临证之首务，施术前"必素知其体相，识其部位……手法亦不可乱施""用手细细摸其所伤之处……然后依法治之"；强调治疗时要手法与功力并重，手法又分技巧型和功力型，两者但无明确界限，仅侧重有所不同[9]。

在该病的治疗中，施用手法的部位以膝部为主，关节上下为辅，具体手法包括切刮、拿提、弹拨、点揉、按压等。施术时主要针对髌上缘、髌下脂肪垫、胫骨结节、内侧韧带、外侧韧带、腘窝部六点[10]。对于膝前，通过按摩、切刮、拿提手法松解髌骨及股骨间粘连，增大髌股间隙，减小髌股间压力，恢复髌骨滑动轨迹，促进软骨代谢[11]。对于关节周围肌肉、韧带、脂肪垫等痛点及有筋结、条索感处和痉挛处，分别施以点揉、按摩、捏拿、弹拨手法以缓解关节紧张[12]，促进炎症吸收，减低骨内压[13]。膝前方颤抖按压理顺及俯卧位屈伸旋转手法可改善关节屈伸功能障碍。功能锻炼采用不负重屈伸练习，即病人取仰卧位，交替用力屈伸膝关节 30 ~ 50 次，牵拉膝关节。肌肉锻炼，即病人膝关节伸直，股四头肌等长收缩，这样可增强关节稳定性，增加肌力。功能锻炼及肌肉锻炼旨在牵拉关节、改善功能、增加肌肉力量，从而增强关节稳定性，巩固治疗效果。

　　骨科熜药为清代上驷院绰班处特色药剂，在我院临床应用多年，以杜仲、续断、牛膝、骨碎补、桑寄生等补肝肾，强筋骨；以红花、鸡血藤、乳香、没药、黑附片等活血通经，温经通脉，舒筋通络；以独活、木瓜、海桐皮、羌活、透骨草、伸筋草祛风胜湿，通痹止痛。加热熏蒸药物，便于有效成分进入经脉气血，促进关节血液循环，加快新陈代谢，促进炎症吸收，以祛病邪于外，开泻发散，从而达到治病目的[14]。

　　宫廷正骨特色手法及熜药治疗中、早期膝关节骨性关节炎，有助于调整、改善关节周围软组织平衡，促进局部血液循环及关节代谢，延缓软骨退行性改变。本研究表明，宫廷正骨特色手法及熜药治疗膝关节骨性关节炎临床疗效显著，值得进一步研究。

参 考 文 献

[1] 徐卫东，吴岳嵩，张春才. 骨关节炎的诊断与治疗 [M]. 上海：第二军医大学出版社，2004：3.

[2] LAWRENCE J S. Rheumatism in population [M]. London：Wiliam Heinemann Med Books LTD，1997：153.

[3] 侯立仁，李林生，杨双梅. 长期慢性疼痛病人术前超前镇痛效果评估 [J]. 中国临床康复，2006，10（8）：35 - 37.

[4] SOREN A，COOPER N S，WAUGH T R. The nature and designation of osteoarthritis deter-

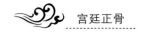
mined by its histopathology [J]. Clin Exp Rheumatol, 1988, 6 (1): 41 – 46.

[5] 梁朝，余志勇，闫立，等. 六步手法与电针治疗早期膝关节骨性关节炎临床随机对照研究 [J]. 中医杂志，2012, 53 (17): 1478 – 1481.

[6] 杨济，何名江. 手法治疗退行性膝骨关节炎 [J]. 中国骨伤，2012, 25 (5): 411 – 412.

[7] 王济纬，史炜镔，杜宁，等. 手法治疗实验性膝骨关节炎的血流动力学研究 [J]. 中国骨伤，1997, 10 (6): 13 – 15.

[8] 吴冰，叶海东. 清代上驷院绰班处学术体系的研究 [J]. 北京中医药，2014, 33 (6): 435 – 438.

[9] 佟乐康. 清上驷院绰班处历史沿革及其流派学术思想研究 [J]. 中国骨伤，1992, 5 (4): 41 – 42.

[10] 周俊杰. 吴定寰治疗老年性膝关节病经验 [J]. 中国骨伤，1995, 8 (4): 40 – 41.

[11] 杜宁，陆勇，顾翔等. 手法促进膝关节炎软骨修复的核磁共振病例对照研究 [J]. 中国骨伤，2008, 21 (11): 824 – 827.

[12] 孙奎，鲍学梅，宋阳春，等. 针刺配合手法调整膝关节肌力平衡治疗膝骨性关节炎的临床对照试验 [J]. 中国骨伤，2010, 23 (12): 895 – 898.

[13] 李建华，龚利，房敏，等. 推拿对膝骨关节炎患者膝屈伸肌肌张力的影响 [J]. 中国骨伤，2011, 24 (7): 575 – 577.

[14] 徐斌. 骨科熥药治疗老年性退行性膝关节骨关节病 152 例 [J]. 四川中医，2007, 25 (6): 83.

宫廷正骨夏氏背提法配合中药热敷治疗腰椎后关节紊乱症临床疗效观察

胡勇文　戚晴雪　甄朋超　刘　华　刘　钢

腰椎后关节紊乱症是由腰椎后关节错缝、腰椎后关节滑膜嵌顿、腰椎后关节炎[1]等腰背疾病引发的以急性腰痛和功能受限为主要表现的临床综合征，多见于青壮年，以腰骶关节和 L4～L5 关节为常见，目前临床疗效差异较大，如反复发作或不能及时治疗，易引起其他慢性腰椎疾病，严重影响病人生活质量。中医将该病归于"闪腰"范畴[2]，认为该病是由慢性腰部劳损及在此基础上的急性闪、扭外伤引起的。应用中医按摩、牵引等外治法可以很好地缓解病痛，改善病情。我们应用宫廷正骨夏氏背提法配合中药热敷治疗腰椎后关节紊乱症，取得了满意疗效，报道如下。

一、临床资料

（一）病例来源

本项研究的所有腰椎后关节紊乱症病例均来自我院。

（二）分组及治疗方法

1. 分组方法

符合诊断标准、入选标准的腰椎后关节紊乱症病例共 69 例，其中治疗组 35 例，对照组 34 例，所有病例均根据随机数字表法随机入组。

2. 治疗方法

治疗组应用宫廷正骨夏氏背提法配合中药热敷治疗，每次治疗 30 分钟，每日 1 次。先嘱病人俯卧，医者双手置脊柱两旁、骶棘肌表面，由表及里，由浅入深，有节奏地推揉骶棘肌，沿足太阳膀胱经、夹脊穴部位，用双手拇指由上至下按压腰部压痛点及环跳、承扶、委中、承山等穴位，反复数次。

后令病人端坐于凳上，双足分开，与肩等宽或略宽，医者立于病人身后，略侧身，双手从病人两腋下伸向前方，双手扣拢，环抱病人腋下、前胸或腹部（视后关节紊乱部位而定，如为女性病人，环抱其腋下或腹部），使病人向前弯腰，侧身以右胯臀部抵住病人腰部损伤处，将病人轻轻提起，略停 3～5 秒，当感到病人腰部放松时，突然向后上方背提，往往可闻及一声或数声腰椎小关节弹响声。复位后要求病人卧床休息 5～10 分钟。采用我院制剂骨科熥药，于患处进行热敷，每服药可反复使用 3～5 次，每次热敷 15 分钟，隔日 1 次，治疗 1 周，共 4 次。

对照组应用腰椎牵引配合中药热敷治疗，每次治疗 30 分钟，隔日 1 次。应用牵引治疗，牵引重量为病人体重的 1/5～1/4，每次牵引 15 分钟，隔日 1 次，治疗 1 周，共 4 次。应用我院制剂骨科熥药进行局部热敷，每次热敷 15 分钟，隔日 1 次，治疗 1 周，共 4 次。

3. 禁用其他治疗

在整个试验中，禁用其他药物、物理治疗等，避免干扰本方案的疗效评价。

二、诊疗方案

（一）诊断标准

参照《中医病证诊断疗效标准》[3] 及《中医常见病证诊疗常规》[4] 中腰椎后关节紊乱症的诊断标准：①多有腰部前屈旋转或扭闪受伤史，多见于青壮年；②腰部剧痛、刺痛或顽固性酸痛，疼痛局限于受累关节突以下，可向一侧臀部、骶尾部放射，不能翻身、起床、坐立和行走，咳嗽、深呼吸时疼痛加剧，需要保持一定强迫体位来缓解疼痛；③单侧腰肌呈条索样改变，棘上韧带有肿胀或剥离感，且伴有腰部肌肉痉挛；④患椎棘突偏歪，偏歪棘突旁压痛，多不向下肢放射；⑤X 线检查可见腰椎后关节排列方向不对称，腰椎侧弯和后突，椎间隙左右宽窄不等。

（二）入选标准

①年龄 16～50 岁；②符合腰椎后关节紊乱症诊断标准；③生命体征平稳，神志清楚，有一定的表达能力；④签署知情同意书，并且同意参加本次研究。

同时符合以上 4 项者，方可入选。

（三）排除标准

①合并有严重心血管（如心肌梗死、心力衰竭等）、肺（如肺功能不全等）、肝脏、肾脏、造血系统等疾病的病人；②腰椎滑脱、腰椎管狭窄、股骨头坏死、腰椎结核、血管性疾病、肿瘤等导致大块髓核突出引起严重神经功能障碍者，马尾神经受压者，有其他手术指征者；③2 周内使用过非甾体类消炎止痛药治疗者（接受过药物治疗稳定至少 2 周又发作者除外）；④孕妇、哺乳期妇女或精神病病人；⑤正在参加其他药物临床试验的病人；⑥因其他原因不适合参加临床试验者。

符合上述其中 1 项者，给予排除。

（四）观察标准

对所有病人在治疗前 1 周、治疗后 1 周及治疗后 1 个月的情况进行观察和评价，并填写临床观察表。观察和评价指标包括：视学模拟评分法（VAS）评分、日本骨科协会（JOA）评分、腰椎活动度。

三、统计学处理

应用 SPSS 17.0 统计软件分析数据。定性指标主要采用 χ^2 检验或秩和检验，定量指标组内比较使用配对 t 检验，组间比较使用独立样本 t 检验或方差分析。所有的统计学检验均采用双侧检验，以 $P < 0.05$ 为差异有统计学意义。

四、结果

（一）脱落病例

本研究过程中，最初有 72 例病例被纳入研究，治疗组脱落 1 例，对照组脱落 2 例，因地址变动无法回访 1 例，病人自愿终止试验 1 例。

（二）两组病人一般性资料可比性检测

对两组病人年龄、性别、病程、VAS 评分、JOA 评分、腰椎活动度等进行统计比较，两组病人各项基本数据相比均无统计学差异，具有可比性。

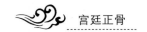

（三）治疗结果

1. 两组病人治疗前后 VAS 评分比较

治疗组治疗 1 周后 VAS 评分下降明显，与治疗前相比有显著差异（$P <$ 0.01）；治疗后 1 个月 VAS 评分与治疗前相比具有显著统计学差异（$P < 0.01$）；与对照组相比，治疗组病人在治疗后 1 周、1 个月时 VAS 评分均有降低，但二者相比无统计学差异（$P > 0.05$）。两组病人治疗前后 VAS 评分比较见表3。

表3　两组病人治疗前后 VAS 评分比较（分，$\bar{x} \pm s$）

组别	n	治疗前	治疗后 1 周	治疗后 1 个月	F 值	t 值
治疗组	35	5.46 ± 1.31	1.40 ± 1.06**	1.37 ± 0.91**	1.35	14.20
对照组	34	5.50 ± 1.46	1.74 ± 0.96**	1.76 ± 0.89**	4.97	12.94

注：与治疗前相比，**$P < 0.01$。

2. 两组病人治疗前后 JOA 评分比较

JOA 评分自觉症状类，治疗组治疗后 1 周、1 个月时与治疗前相比，分数增长明显，具有显著差异（$P < 0.01$）；治疗组评分增长较快，疗效明显优于对照组（$P < 0.01$）。JOA 评分体征类，治疗组及对照组在治疗后 1 周和 1 个月时评分有所增加，但与治疗前相比均无统计学差异（$P > 0.05$）。JOA 评分日常生活动作类，治疗组治疗后 1 周、1 个月时与治疗前相比，分数增长显著（$P < 0.01$），与对照组相比无明显差异（$P > 0.05$）。JOA 总分，治疗组与对照组治疗后 1 周与 1 个月时分数增长明显，与治疗前相比有显著差异（$P < 0.01$）；治疗组治疗后评分较对照组增加较多，但二者相比无明显差异（$P > 0.05$）。两组病人治疗前后 JOA 评分比较见表4。

表4　两组病人治疗前后 JOA 评分比较（分，$\bar{x} \pm s$）

组别（评分项目）	治疗前	治疗后 1 周	治疗后 1 个月	F 值	t 值
治疗组（自觉症状）	2.91 ± 1.50	6.51 ± 1.42**▼▼	6.49 ± 1.15**▼▼	2.39	10.30
对照组（自觉症状）	2.97 ± 1.93	5.53 ± 1.35**	5.59 ± 1.50**	1.71	6.32
治疗组（体征）	2.29 ± 1.30	2.71 ± 1.32	2.71 ± 1.27	0.35	1.37
对照组（体征）	2.26 ± 1.33	2.74 ± 1.00	2.76 ± 1.18	0.18	1.63
治疗组（日常生活动作）	5.66 ± 2.04	9.17 ± 2.48**	9.26 ± 2.39**	1.60	6.47

续表

组别（评分项目）	治疗前	治疗后1周	治疗后1个月	F 值	t 值
对照组（日常生活动作）	5.68±2.21	8.59±2.60**	8.65±2.42**	0.77	4.98
治疗组（总分）	10.86±2.79	18.40±3.11**	18.46±2.93**	0.33	10.69
对照组（总分）	10.91±3.55	16.85±3.63**	17.00±3.22**	0.32	6.83

注：与治疗前相比，** $P<0.01$；与对照组相比，▼▼ $P<0.01$。

3. 两组病人治疗前后腰椎活动度比较

腰椎屈曲：治疗组在治疗后1周与1个月时活动度明显增大，与治疗前相比明显改善（$P<0.01$），且改善程度优于对照组（$P<0.05$），同时可以看出，随着时间的延长，腰椎屈曲活动度有逐渐增加的趋势。腰椎伸直：治疗组治疗后1周时与治疗前相比，腰椎活动度增加，二者有统计学差异（$P<0.01$），治疗后1个月时活动度进一步增加，与治疗前相比有显著差异（$P<0.01$）；对照组在治疗后1周及1个月时腰椎活动度与治疗前相比无统计学差异（$P>0.05$）。两组病人治疗前后腰椎活动度比较见表5。

表5 两组病人治疗前后腰椎活动度比较

组别（腰椎活动）	治疗前	治疗后1周	治疗后1个月	F 值	t 值
治疗组（屈）	9.80±4.61	56.71±15.05**▼	62.29±15.83**▼	32.74	17.64
对照组（屈）	9.97±4.41	48.09±12.45**	54.56±13.67**	26.11	14.90
治疗组（伸）	11.60±4.55	14.77±7.48*	15.54±5.76**	12.32	2.14
对照组（伸）	11.47±4.60	12.44±5.55	13.65±5.62	0.93	0.79

注：与治疗前相比，* $P<0.01$，** $P<0.01$；与对照组相比，▼ $P<0.05$。

五、病案举例

李某，男，28岁。2015年5月20日初诊。1天前弯腰搬物时突感剧烈腰痛，随即腰部后伸受限，深呼吸及咳嗽时腰痛加重，由家人搀扶入院就诊。检查：腰部呈半屈位，两侧骶棘肌紧张，顺着棘突逐个检查，L4、L5棘突向右旁开1.5 cm处压痛明显。X线检查未见明显异常。诊断为L4、L5后关节紊乱症。运用上述手法治疗1次，疼痛即刻缓解。嘱病人自行回家热敷。隔日复诊诉疼痛消失。1个月后随访无复发。

六、讨论

腰椎后关节紊乱症属于中医"闪腰"范畴。该病多见于青壮年，主要表现为起病急、疼痛明显，伴有严重的活动受限[5-7]。该病病人多有腰部急性扭伤史。腰椎后关节在外力冲击作用下会出现瞬间的轻度滑移及间隙增宽现象，此时，关节突周围滑膜会吸附至关节间，造成腰椎后关节滑膜嵌顿或腰椎后关节错缝，从而引起相应的临床表现[8-10]。中医认为，腰背部损伤后经脉受损，离经之血瘀滞于筋肉之间，阻滞经脉，不通则痛；气血凝滞，筋脉失其濡润，则出现功能障碍。

临床上，对于腰椎后关节紊乱症，现代医学多采取非甾体类抗炎药或理疗、牵引等方法对症处理，此类方法起效慢、效果有限，一些病人甚至可能转为慢性腰痛。宫廷正骨手法尤其适用于该病的治疗，具有起效快、疗效好、副作用小等优势。夏氏背提手法的目的在于整复错位小关节，解除滑膜嵌顿，恢复脊柱生物力学平衡及运动的协调性，缓解局部软组织充血水肿，消除疼痛引起的腰肌痉挛，其临床疗效立竿见影。此外，与其他类别手法相比，宫廷正骨手法以"轻、柔、透、巧"为特点，往往更能被病人接受，正如刘寿山所云："法之所施，使患者不知其苦，方为手法。"[11]本次临床试验中，治疗组多数取得了良好的疗效，病人往往仅需1~2次治疗即可痊愈，而且这种疗效具有长期性、稳定性，主要体现在病人疼痛、自觉症状、腰椎活动度等症状的改善，病人生活质量的提高等方面。

参 考 文 献

[1] 冯天有. 中西医结合治疗软组织损伤 [M]. 北京：人民卫生出版社，1977：9 - 65.

[2] 潘长青. 针灸配合推拿治疗腰椎后关节紊乱症的疗效观察 [J]. 中国临床康复，2003，7 (29)：4014 - 4015.

[3] 国家中医药管理局. 中华人民共和国中医药行业标准：中医病证诊断疗效标准 [S]. 南京：南京大学出版社，1994：201.

[4] 庞春生. 中医常见病证诊疗常规 [M]. 郑州：河南医科大学出版社，1998：491 - 493.

[5] 宋亚文. 坐位理筋手法治疗腰椎滑膜嵌顿58 例 [J]. 中国中医骨伤科杂志，2015，23 (6)：66 - 67.

[6] 李林，袁坤，张立恒，等. 电针夹脊穴治疗腰椎间盘突出症临床随机对照观察 [J]. 中华中医药学刊，2013，31（3）：630－632.

[7] 陈成冬，范新星，詹碧水，等. 微创联合补阳还五汤在椎体间融合术治疗下腰椎疾患的临床疗效 [J]. 中华中医药学刊，2013，31（6）：1452－1454.

[8] 王艳国，郭秀琴，刘凯，等. 推拿治疗腰椎间盘突出症随机对照试验的系统评价 [J]. 中华中医药学刊，2013，31（8）：1638－1642.

[9] 马桂芝，张奕，陈雷，等. 不同频率电针治疗腰椎间盘突出症临床疗效观察 [J]. 中华中医药学刊，2013，31（12）：2727－2729.

[10] 李银山，王尚文，邰永涛. 手针加手法治疗腰椎后关节滑膜嵌顿症 [J]. 中国矫形外科杂志，1998，5（3）：276.

[11] 吴冰，叶海东. 清代上泗院绰班处学术体系的研究 [J]. 北京中医药，2014，33（6）：435－438.

宫廷正骨手法联合腰脊神经后内侧支阻滞治疗腰椎小关节综合征 60 例疗效观察

胡勇文　戚晴雪　甄朋超　刘　华　刘　钢

腰椎小关节综合征是下腰痛的常见病因，研究发现，腰椎小关节的各种病变可以引起支配小关节及周围组织的感觉神经受到炎性刺激，这种神经末梢的冲动可经脊神经后内侧支传导而引起疼痛[1-3]。传统疗法在短期内有一定效果，但远期效果并不理想[4]，有的病人甚至转为慢性腰痛，迁延数月、数年不愈[5]。本文作者用宫廷正骨手法联合腰脊神经后内侧支阻滞治疗腰椎小关节综合征病例 60 例，观察病人治疗前、治疗后 1 周及治疗后 3 个月时的视觉模拟评分法（VAS）评分、日本骨科协会（JOA）评分变化，并对该疗法的有效性和起效机制进行评价。

一、资料与方法

（一）一般资料

选取 2014 年 6 月至 2015 年 10 月我院门诊及住院部收治的腰椎小关节综合征病例 60 例，采用随机数字表法将病人随机分为观察组和对照组，每组 30 例。观察组中，男 12 例，女 18 例；年龄 22~68 岁，平均年龄 34.6 岁；病程 1 小时至 14 天，平均病程 2.5 天。对照组中，男 14 例，女 16 例，年龄 24~66 岁，平均年龄 36.2 岁；病程 2 小时至 12 天，平均病程 2.3 天。两组的年龄、性别、病程等均呈正态性分布，两组间具有可比性。

（二）诊断标准

①慢性腰痛，伴臀部及大腿疼痛，但疼痛范围不超过膝关节。②腰椎棘突旁局限性压痛。③腰椎侧屈、过伸、过屈或旋转时腰痛加重。④无下肢肌力、感觉和反射异常。⑤直腿抬高试验无神经根牵拉体征。⑥CT、MRI 影像

学检查未见明显椎间盘突出、椎管肿瘤、椎管狭窄等表现，可见关节突关节面软骨下骨改变、软骨破坏和骨赘形成。⑦诊断性小关节阻滞试验阳性（用2%盐酸利多卡因注射液 0.5 ml 行内侧支或小关节腔内阻滞，如病人疼痛减轻80%则为阳性）。

（三）纳入标准

①年龄 20~70 岁。②符合腰椎小关节综合征诊断标准。③生命体征平稳，神志清楚，有一定的表达能力。④签署知情同意书，同意参加本次研究。同时符合以上 4 项者，方可入选。

（四）排除标准

①合并有严重心血管疾病（如心肌梗死、心力衰竭、严重心力衰竭等）、肺部疾病（如肺功能不全等）及肝脏、肾脏、造血系统等疾病的病人。②腰椎滑脱、腰椎管狭窄、股骨头坏死、腰椎结核、血管性疾病、肿瘤等导致大块髓核突出引起严重神经功能障碍者，马尾神经受压者，有其他手术指征者。③糖尿病病人，血糖控制不良者。④2 周内使用过非甾类消炎止痛药者（接受过非甾类药物治疗稳定至少 2 周又发作者除外）。⑤孕妇或哺乳期妇女或精神疾病病人。⑥正在参加其他药物临床试验的病人。⑦因其他原因不适合参加临床试验者。

符合上述其中 1 项者，给予排除。

（五）脱落标准

①受试者失访，自行退出。②发生不良事件。③缺乏疗效。④病人主动撤回知情同意书等。

（六）治疗方法

1. 观察组

采用腰脊神经后内侧支阻滞联合宫廷正骨手法治疗。每周 1 次，3 次为 1个疗程。

（1）腰脊神经后内侧支阻滞。采取毛鹏等[6]及丁伟国等[7]所示穿刺方法，病人取俯卧位，查体确定腰椎压痛的关节突关节，根据等比例腰椎正侧位片，分别确定两侧压痛关节突关节及其上、下位关节突关节的上关节突与相应横突根部的交界处，与对应棘突或棘突间隙之间的关系，确定进针点，用 22 G 长针垂直刺入皮肤，缓慢进针，直达骨质，病人感觉发胀并向下方放射，回抽无回血和脑脊液后注入药物，阻滞药物共 2 ml，包括 1% 盐酸利多卡因注射液、复方倍他米松注射液 1 ml 及注射用腺苷钴胺 0.5 mg。

（2）宫廷正骨手法——腰椎定点斜扳法。病人取俯卧位，医者先以手指扣清棘突偏歪及小关节压痛的位置，用一手拇指轻按于偏歪的棘突以及其与上椎体的棘突间隙处；后嘱病人取侧卧位，患侧在上，健侧在下，上位下肢屈髋、屈膝，下位下肢完全伸直，使脊柱位于中轴线，再缓慢将病人上半身尽量旋后，下半身尽量旋前，医者立于病人前侧，定位的拇指保持不动，以一肘推病人肩部，另一肘置于臀部，两肘同时用力，缓慢推肩扳臀，并嘱病人全身放松，来回摇晃数次，使病人腰部旋转至最大限度，同时用置于腰段的拇指推挤病变棘突旁，两肘施用相对巧力，使上下旋转力量到达病变棘突，听到"咯噔"声时，小关节已复位。

2. 对照组

病人采用单纯腰脊神经后内侧支阻滞，每周 1 次，3 次为 1 个疗程。

（七）观察指标

观察和评价病人治疗前、治疗后当天及治疗后 1 个月的 VAS 评分、JOA 评分，并填写临床观察表。

（八）疗效判定标准

疗效判定参照中华医学会骨科分会脊柱外科组手术疗效标准[8]，"优"代表病人治疗后疼痛消失，腰椎活动功能恢复正常，恢复原工作及生活；"良"代表病人治疗后疼痛基本消失，腰椎活动功能部分恢复正常，基本恢复原工作及生活；"可"代表病人治疗后疼痛部分缓解，腰椎活动功能部分恢复，不能坚持原工作；"差"代表病人治疗后无明显效果或症状加重，体征无显著改善。

（九）统计学方法

采用 SPSS 17.0 统计软件进行所有数据的统计学处理。定性指标主要采用 χ^2 检验或秩和检验，定量指标组内比较采用配对 t 检验，组间比较采用独立样

本 t 检验或方差分析。所有的统计学检验均采用双侧检验，以 $P<0.05$ 为差异有统计学意义。

二、结果

（一）两组病人治疗前后 VAS 评分比较

观察组病人治疗后当天、治疗后 1 个月的 VAS 评分与治疗前比较，差异有统计学意义（$P<0.01$）；与对照组比较，观察组病人在治疗后当天、治疗后 1 个月的 VAS 评分均降低，但二者比较，差异无统计学意义（$P>0.05$）。两组病人治疗前后 VAS 评分比较见表 6。

表 6　两组病人治疗前后 VAS 评分比较（n，$\bar{x}\pm s$）

组别	例数	治疗前	治疗后（当天）	治疗后（1 个月）	F	t
观察组	30	5.59±1.33	1.47±1.27**	1.49±0.98**	1.46	11.39
对照组	30	5.61±1.46	1.67±1.12**	1.74±0.90**	3.89	12.23

注：与治疗前比较，**$P<0.01$。

（二）两组病人治疗前后 JOA 评分比较

观察组病人治疗后当天、治疗后 1 个月的 JOA 评分与治疗前比较，增长明显，差异有统计学意义（$P<0.01$）；观察组病人治疗后当天的 JOA 评分与对照组比较，差异无统计学意义（$P>0.05$），治疗后 1 个月的 JOA 评分高于对照组（$P<0.05$）。对照组病人治疗后当天的 JOA 评分与治疗前比较，有所增长，差异有统计学意义（$P<0.01$），治疗后 1 个月的 JOA 评分较治疗后当天有所下降，与治疗前比较，差异有统计学意义（$P<0.05$）。两组病人治疗前后 JOA 评分比较见表 7。

表 7　两组病人治疗前后 JOA 评分比较（n，$\bar{x}\pm s$）

组别	例数	治疗前	治疗后（当天）	治疗后（1 个月）	F	t
观察组	30	13.46±2.58	18.58±4.29**	18.24±3.93**△△	0.36	10.69
对照组	30	13.69±3.32	17.86±3.78**	15.21±4.57*	0.44	7.55

注：与治疗前比较，*$P<0.05$，**$P<0.01$；与对照组比较，△△$P<0.01$。

（三）两组病人临床疗效比较

治疗后 1 个月，观察组中，优 22 例，良 6 例，可 2 例，差 0 例，优良率 93.3%，总有效率 100.0%；对照组中，优 13 例，良 8 例，可 6 例，差 3 例，优良率 70%，总有效率 90.0%。观察组的优良率和总有效率与对照组比较，差异均有统计学意义（$P < 0.05$）。两组病人临床疗效比较见表 8。

表 8　两组病人临床疗效比较（$n/\%$）

组别	例数	优	良	可	差	优良率/%	总有效率/%
观察组	30	22（73.3）	6（20.0）	2（6.7）	0（0.0）	93.3*	100.0*
对照组	30	13（43.3）	8（26.7）	6（20.0）	3（10.0）	70.0	90.0

注：与对照组比较，*$P < 0.05$。

三、讨论

腰椎小关节综合征是骨伤科常见病、多发病，多由腰椎负荷过重或突然弯腰起立，腰椎小关节间隙增大，关节滑膜吸嵌入关节间，从而引起关节错位、交锁等解剖结构变化所致，是导致急、慢性腰痛的重要病因[9]。其基本病理变化是腰椎关节发生退行性改变[10]。Cavanaugh JM 等通过研究发现，腰椎小关节及其周围组织分布有神经感受器，关节囊受到牵张或压迫时，可刺激神经感受器，从而引发剧烈疼痛[11]。

宫廷正骨手法治疗腰椎小关节综合征，可以舒筋活络，解除肌肉痉挛，整复移位，纠正小关节错位，恢复小关节的正常解剖结构和力学平衡，改善局部组织的血液循环，消除局部肿胀的刺激，松解粘连，有效地减轻或消除疼痛[12-14]。腰部定点斜扳法可有效减轻腰椎椎间小关节退行性改变后增生物对硬膜囊或神经根的压迫。与其他手法比较，宫廷正骨手法以轻、柔、透、巧为特点，因此，该手法往往更容易被病人接受，正如刘寿山所云："法之所施，使患者不知其苦，方为手法。"[15]在我国，针对腰椎小关节病变导致的急、慢性腰痛，目前多采用 X 线片引导下腰脊神经后内侧支阻滞或射频毁损治疗[16-17]，但二者的远期疗效需要进一步确认，许多病人在经过治疗后，短期内症状减轻，但易于再次发病，病情常反复。低浓度局麻药作用于炎性改变的神经根，可消除疼痛，阻断疼痛等伤害性刺激向中枢传导，复方倍他米松注射液具有消炎、消肿止痛的作用，注射用腺苷钴胺可营养神经，三者协同作用，可起到"治标"的作用。但腰椎小关节的滑膜嵌顿、关节移位及卡压并未得到纠正，药效消失后疾病仍有复发的可能。在阻滞治疗后，应用宫廷正骨手法对病变部位进行松解、整复，可通过牵拉小关节囊韧带和黄韧带扩大神经根管，从而减轻神经卡压症状，改善血液循环，减轻神经根水肿，促进无菌性炎性反应的消除，巩固疗效，起到"治本"的作用，这也符合中医"标本兼治"的原则。

本研究中，观察组治疗后当天与治疗后 1 个月的 VAS 评分明显降低，病人疼痛明显减轻；观察组治疗后当天与治疗后 1 个月 JOA 评分明显增加。单纯应用腰脊神经后内侧支阻滞的病人在治疗后 1 个月出现病情反复，JOA 评分有所降低；在临床疗效比较中，观察组的优良率和总有效率也明显高于对照组。宫廷正骨手法联合腰脊神经后内侧支阻滞治疗，可以有效改善病人的自觉症状、体征，这种方法的疗效要优于单纯应用腰脊神经后内侧支阻滞。

参 考 文 献

[1] SHEALY C N. The role of the spinal facets in back and sciatic pain [J]. Headache, 1974, 14 (2): 101 – 104.

[2] 李忠海，侯树勋. 小关节源性腰痛机制研究进展 [J]. 中国脊柱脊髓杂志, 2013, 23 (10): 943 – 946.

[3] 姜德友，邓洁初. 邓福树教授治疗腰骶小关节综合征的三步整复法 [J]. 中医正骨, 2013, 25 (12): 78, 80.

[4] 尤春景，黄杰，肖少华. McKenzie 法与传统疗法治疗腰椎间盘突出症 [J]. 中华物理医学与康复杂志, 2002, 24 (3): 176 – 178.

[5] 宋亚文. 坐位理筋手法治疗腰椎滑膜嵌顿 58 例 [J]. 中国中医骨伤科杂志, 2015, 23 (6): 66 – 67.

[6] 毛鹏，隋静湖，樊碧发，等. X 线片引导腰脊神经后内侧支阻滞治疗腰椎小关节综合征 [J]. 中国疼痛医学杂志, 2010, 16 (3): 135 – 138.

[7] 丁伟国，顾春江，陶初华，等. 腰椎脊神经后内侧支阻滞治疗关节突源性腰痛疗效观察 [J]. 浙江中西医结合杂志, 2013, 23 (5): 361 – 362.

[8] 俞兴，徐林，毕连涌，等. 应用纳米晶胶原基骨材料行腰椎后外侧融合初步效果分析 [J]. 中国矫形外科杂志, 2005, 13 (8): 586 – 588.

[9] 彭亦良，胡安惠，张彦，等. 局部封闭联合超短波治疗腰椎小关节综合征的前瞻性随

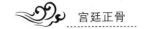

机对照研究 [J]. 临床军医杂志, 2014, 42 (1): 52 - 55.

[10] BORENSTEIN D. Does osteoarthritis of the lumbar spine cause chronic low back pain? [J] Current Pain Headache Reports, 2004, 6 (1): 14 - 19.

[11] CAVANAUGH J M, OZAKTAY A C, YAMASHITA H T, et al. Lumbar facet pain: Biomechanics, neuroanatomy and neurophysiology [J]. Journal of Biomechonics, 1996, 29 (9): 1117 - 1129.

[12] 吴朔, 张诚, 胡林海, 等. 手法复位治疗腰椎关节突关节综合征的临床疗效观察 [J]. 中医临床研究, 2015, 7 (13): 41 - 42.

[13] 陈耀龙, 陈荣钟, 陈淑慧. 龙氏治脊手法结合圆利针斜刺治疗慢性腰肌劳损的临床研究 [J]. 世界中医药, 2014, 9 (6): 788 - 791.

[14] 高越, 李文锋. 新医正骨复位结合臭氧注射治疗腰椎小关节紊乱 80 例 [J]. 湖北中医杂志, 2014, 36 (1): 58 - 59.

[15] 吴冰, 叶海东. 清代上驷院绰班处学术体系的研究 [J]. 北京中医药, 2014, 33 (6): 435 - 438.

[16] 周瑾, 杜冬萍. 脊神经背支内侧支射频损毁治疗慢性下腰痛的临床效果评估 [J]. 实用疼痛学杂志, 2006, 2 (3): 138 - 141.

[17] 叶乐, 郑拥军, 朱紫瑜, 等. 超声引导下射频损毁腰脊神经后内侧支治疗腰椎小关节综合征 [J]. 上海医学, 2012, 35 (6): 476 - 479.

吴氏手法配合中药热敷及功能锻炼改善粘连前期肩周炎疼痛的临床研究

甄朋超　王倩倩　刘　钢　周俊杰　吴　冰

肩周炎是指发生于肩关节周围软组织的无菌性炎症，主要表现为肩关节周围疼痛，尤以粘连前期疼痛为著[1]，肩关节各个方向主动和被动活动度下降[2]。中医学称之为"五十肩""冻结肩""肩凝症"等[3]。如何有效地改善粘连前期肩周炎的疼痛，是判定肩周炎疗效的关键[4]。目前常用的治疗方法有按摩手法、针灸疗法、局部封闭、物理治疗等[5]，综合疗法的疗效多高于单一疗法[6]。本文作者近年来分别采用吴氏手法配合中药热敷及功能锻炼综合疗法与双氯芬酸钠缓释片口服加双氯芬酸二乙胺乳胶剂外用综合疗法治疗肩周炎，并观察两种综合疗法的疗效。现报告如下。

一、资料与方法

（一）诊断标准

肩周炎的诊断标准参照国家中医药管理局颁布的《中医病证诊断疗效标准》[7]。肩周炎的分期参考《康复医学》[1]中的粘连前期标准。

（二）纳入标准

①符合上述诊断标准。②年龄 45～65 岁。③吴氏手法治疗前 2 周内未接受任何治疗者。④自愿参加本研究，并签署知情同意书者。

（三）排除标准

①吴氏手法操作部位附近有皮肤病或皮肤有破损者。②有严重心脑血管、内分泌等系统疾病者。

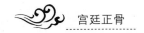

（四）临床资料

选取 2015 年 1 月至 2017 年 1 月我院骨科门诊收治的肩周炎病人 69 例，肩周炎分期均为粘连前期。采用随机数字表法将病人随机分为 A 组与 B 组。两组病人的年龄、性别、病程差异无统计学意义（$P > 0.05$），两组病人的临床资料比较见表 9。

表 9　两组病人的临床资料比较

| 组别 | n | 性别（n） | | 年龄（岁，$\bar{x} \pm s$） | 病程（$\bar{x} \pm s$） |
		男	女		
A 组	35	7	28	54.76 ± 8.55	5.13 ± 1.87
B 组	34	6	28	56.13 ± 7.44	5.33 ± 1.58

（五）治疗方法

1. A 组

采用吴氏手法配合中药热敷及功能锻炼综合疗法。

（1）吴氏手法。吴氏手法操作如下。①推法。肩部行放松手法后，嘱病人肘部屈曲约 30°，医者一手持病人腕部，一手持病人肘部，向前上方推动患肢 36 次，推力宜柔和，从小到大，频率适中，推动过程中注意观察病人的表情，以病人无明显痛苦为宜。②立法。医者一手持病人腕部，一手持病人肘部，将患肢直立，若感觉病人有抵抗时直立速度宜放缓，达到病人最大耐受程度时停止上举，以患肢触碰到病人的耳朵为最佳，坚持 3～5 秒，重复此动作 36 次。③盘法。立法结束时，嘱病人曲肘，手放于脑后，医者一手向后方推患肢肘部，另一手牵患肢腕部向前下方绕过头部做盘状动作，重复此动作 36 次。④旋法。医者一手拇指、其余四指分别拿住病人肩部前后痛点，另一手牵拉病人腕部，同时侧方顺时针旋转 36 次，再令患肢后伸屈肘，牵拉病人腕部向健侧，并逆时针旋转 36 次。上述 4 步手法依次完成，治疗隔日 1 次，共 7 次。

（2）中药热敷。手法治疗结束后，予以中药骨科熥药热敷。骨科熥药[8-9]（主要由伸筋草、透骨草、川续断、海螵蛸、补骨脂、木瓜、鸡血藤、防风各 15 g，乳香、杜仲、红花、独活、羌活、桂枝、牛膝、血竭各 12 g 组成）热敷于肩部，隔日 1 次，共 7 次。

（3）功能锻炼。指导病人进行功能锻炼。①耸肩。病人站立位，患肢屈肘，健侧手掌托住患侧前臂，患肩有力上提，坚持 3～5 秒后复原，重复此动作 36 次。②作揖。十指交叉，互抱成拳，两肘伸直做作揖状，让健手帮助患肢，一上一下，尽量使肩关节抬高。③画圈[10]。病人弯腰垂臂，甩动患臂，以肩为中心，由内向外顺时针划圈 36 次，再由外向内逆时针划圈 36 次，通过臂的甩动带动肩关节活动，动作幅度由小到大。依次完成以上 3 个动作，每日早晚各做 1 次。

2. B 组

口服双氯芬酸钠缓释片（北京诺华制药有限公司，国药准字 H10980297），每次 1 片（75 mg），每日 1 次；外用双氯芬酸二乙胺乳胶剂（北京诺华制药有限公司，国药准字 H19990291），每日早晚各 1 次。症状消失时停止治疗，共计 2 周。

（六）观察项目

于治疗前和治疗后第 1、2、4、12 周进行疼痛及压痛的数据记录。①疼痛评定采用视觉模拟评分法（VAS）[11]，无痛为 0 分，剧痛为 10 分。②压痛的测量[12-13]采用人体压痛力学定量测试仪，压痛程度分为 4 个等级。Ⅰ级：无压痛。Ⅱ级：轻度压痛，压之疼痛。Ⅲ级：中度压痛，压之疼痛，伴有痛苦表情（皱眉）。Ⅳ级：重度压痛，压之疼痛，伴关节退缩（躲闪）。

（七）统计学方法

应用 SPSS 17.0 统计软件处理数据。计数资料采用频数（构成比）进行统计描述，两组治疗前后的变化采用非参数检验，组间比较采用成组设计定量资料的 t 检验，性别等定性资料比较采用 χ^2 检验，以 $P < 0.05$ 为差异有统计学意义。

二、结果

（一）两组病人治疗前后 VAS 评分比较

治疗前两组病人肩关节疼痛 VAS 评分差异无统计学意义（$P > 0.05$）；A 组疼痛评分在治疗后 1 周显著下降（$P < 0.05$），B 组疼痛评分在治疗后第 2

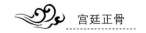

周显著下降（$P < 0.05$），在各访视点 A 组与 B 组的疼痛评分差异均有统计学意义（$P < 0.05$ 或 $P < 0.01$）。两组病人治疗前后 VAS 评分比较见表 10。

表 10　两组病人治疗前后 VAS 评分比较（分，$\bar{x} \pm s$）

组别	n	治疗前	治疗后 1 周	治疗后 2 周	治疗后 4 周	治疗后 12 周
A 组	35	7.56 ± 0.81	4.11 ± 0.53*△	0.86 ± 0.49**△△	1.23 ± 0.38**△	1.55 ± 0.42**△
B 组	34	7.49 ± 0.77	6.83 ± 0.81	2.51 ± 0.63**	3.42 ± 0.58*	3.66 ± 0.39*

　　注：与本组治疗前比较，*$P < 0.05$，**$P < 0.01$；与 B 组治疗后同时间比较，△$P < 0.05$，△△$P < 0.01$。

（二）两组病人治疗前后肩部压痛比较

治疗后两组病人肩部压痛均有改善（$P < 0.05$）；治疗后 2 周、4 周以及 12 周组间差异有统计学意义（$P < 0.05$）。两组病人治疗前后肩部压痛改变情况见表 11。

表 11　两组病人治疗前后肩部压痛改变情况

组别	时间	Ⅰ级	Ⅱ级	Ⅲ级	Ⅳ级
A 组	治疗前	2	5	18	10
（$n = 35$）	治疗后 1 周	3	8	16	8
	治疗后 2 周	10	20	3	2
	治疗后 4 周	12	21	1	1
	治疗后 12 周	18	14	2	1
B 组	治疗前	2	6	17	9
（$n = 34$）	治疗后 1 周	3	7	16	8
	治疗后 2 周	5	13	10	6
	治疗后 4 周	7	14	8	5
	治疗后 12 周	8	16	6	4

三、讨论

吴定寰教授师承清末上驷院绰班处御医夏锡五先生，继承和发扬了上驷院绰班处的正骨手法，提出了"知详备细，心慈术狠"的指导思想，形成了"轻、柔、透、巧"的正骨手法特点[14]。国外也有研究表明，通过软组织按摩，病人的疼痛明显减轻[15]。在粘连前期肩周炎疼痛的按摩手法治疗过程中，肩关节的推、立、盘、旋需要依次完成，医者要准确掌握各步手法力度的大小、时间及动作的幅度，"筋喜柔恶刚"，按摩力量应徐徐渗透于肩部，柔和深透，幅度要由小渐大，循序渐进，不刚不暴，严禁应用暴力手法来恢复肩关节活动度，以免造成医源性伤害[16]。吴氏手法治疗时强调医患配合，注意观察病人的表情状态，做到"法之所施，使患者不知其苦"，医者精湛的技术加上病人的配合，来达到治疗的目的。

粘连前期肩周炎疼痛多发生于中老年人，肝肾不足、气血亏虚为其内因，肝郁脾虚，痰湿内生，流注关节，日久则肩部经络中的气血凝滞，筋脉拘急而导致疼痛[17]。骨科熥药中的杜仲、川续断、牛膝补肝肾、强筋骨；红花、鸡血藤、血竭、乳香、桂枝、补骨脂活血通经、温经通脉、舒筋通络，可治其本。风寒湿邪外扰常为该病的外因，寒湿客于筋肉，寒主收引，湿性重浊，故经脉拘急，关节沉重，病痛难愈。骨科熥药中的独活、羌活、木瓜、透骨草、伸筋草、海螵蛸、防风祛风胜湿、通痹止痛，可治其标。

在治疗期间和治疗后应嘱病人每天坚持做耸肩、作揖、画圈等肩关节功能训练，锻炼肩关节的前屈、后伸、外展、内收、内旋、外旋功能，以巩固治疗效果，起到解除组织粘连、肌肉痉挛，恢复关节活动度的作用。

本研究数据表明，采用吴氏手法配合中药热敷及功能锻炼综合疗法在改善粘连前期肩周炎肩关节疼痛及压痛方面优于双氯芬酸钠缓释片口服加双氯芬酸二乙胺乳胶剂外用综合疗法，并且起效更快。由此可以看出，吴氏手法配合中药热敷及功能锻炼综合疗法疗效确切，是一种值得推广应用的疗法。

参 考 文 献

[1] 南登崑. 康复医学 [M]. 3 版. 北京：人民卫生出版社，2004：279-280.

[2] LEHMANN L J, SCHOLLMEYER A, STOEVE J, et al. Biochemical analysis of the synovial fluid of the shoulder joint in patients with and without rotator cuff tears [J]. Zeitschrift für orthopädie und Unfallchirurgie, 2010, 148 (1)：90-94.

[3] 任咏梅，张琲珏. 中药熏蒸疗法配合气压弹道式冲击波治疗肩周炎 30 例 [J]. 陕西中医，2017，38 (4)：482-483.

[4] 李伟，陆念祖，徐洪亮，等. 无痛松解手法结合痛点封闭治疗重症肩周炎的临床研究 [J]. 中国中医骨伤科杂志，2013，21 (11)：14-17.

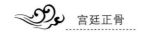

[5] 高昆，朱喜春，岳立辉，等. 体外冲击波配合功能锻炼治疗肩周炎的疗效观察 [J]. 中国骨伤，2013，26（5）：401 - 403.

[6] 刘磊，张茜. 理筋手法联合中频电与练功活动治疗肩周炎 [J]. 中国中医骨伤科杂志，2014，22（6）：53 - 54.

[7] 国家中医药管理局. 中华人民共和国中药行业标准：中医病证诊断疗效标准 [S]. 南京：南京大学出版社，1994：186 - 187.

[8] 甄朋超，王倩倩. 骨科熥药配合经皮激光汽化减压治疗腰椎间盘突出症的临床观察 [J]. 中国中医骨伤科杂志，2013，21（1）：38 - 39，42.

[9] 甄朋超，刘钢，胡勇文，等. 骨科熥药联合骶管点药治疗腰椎间盘突出症神经根炎的临床观察 [J]. 中国中医急症，2014，23（11）：2102 - 2104.

[10] 胡剑华，胡敏华，熊国荣. 肩周炎功能锻炼的强度和时长与疗效关系的研究 [J]. 临床和实验医学杂志，2008，7（3）：116.

[11] WOODFOROE J M, MERSKEY H. Some relationships between subjective measures of pain [J]. Journal of Psychosomatic Research，1972，16（3）：173 - 178.

[12] 朱立国，于杰，高景华，等. 颈肩部压痛的测定及其在神经根型颈椎病诊疗过程中的意义 [J]. 颈腰痛杂志，2008，29（1）：6 - 9.

[13] PERSSON A L, BROGARDH C, SJOLUND B H. Tender or not tender：test - retest repeatability of pressure pain thresholds in the trapezius and deltoid muscles of healthy women [J]. Journal of Rehabilitation Medicine，2004，36（1）：17 - 27.

[14] 徐斌，吴冰，吴定寰. 上驷院绰班处正骨手法之治疗思想及特点 [J]. 中国骨伤，2009，22（1）：63 - 64.

[15] VAN DEN DOLDER P A, ROBERTS D L. A trial into the effectiveness of soft tissue massage in the treatment of shoulder pain [J]. Australian journal of physiotherapy，2003，49（3）：183 - 188.

[16] 徐斌. 上驷院绰班处正骨手法治疗肩周炎临床观察 [J]. 中国骨伤，2008，21（11）：871.

[17] 祝丰奎，王弟红，程鹏. 温针灸结合动态手法治疗肩周炎疗效观察 [J]. 实用中医药杂志，2012，28（12）：1042 - 1043.

宫廷正骨特色疗法治疗桡骨远端骨折临床研究

王 琪 张艳芝 王 岩 刘 钢

桡骨远端骨折是指距桡骨远端关节面 3 cm 之内的骨折，是常见的骨折类型，以中老年人尤为多见，女性发病率高于男性[1]。我院骨科治疗桡骨远端骨折多行宫廷正骨手法的闭合复位、元书纸排子固定，疗效显著。现报告如下。

一、资料与方法

（一）一般资料

选取 2016 年 1 月至 2018 年 3 月我院骨科门诊收治的桡骨远端闭合性骨折病人 120 例。采用随机数字表法将病人随机分为治疗组和对照组，各 60 例。治疗组中，男性 27 例，女性 33 例；年龄 41～85 岁，平均 54.1 岁；Fernandez 分型[2]，Ⅰ型 41 例，Ⅱ型 3 例，Ⅲ型 16 例。对照组中，男性 24 例，女性 36 例；年龄 39～81 岁，平均 51.7 岁；Fernandez 分型，Ⅰ型 39 例，Ⅱ型 4 例，Ⅲ型 17 例。两组一般资料比较差异无统计学意义（$P > 0.05$）。本研究经我院伦理委员会审查批准［2016（05）］。

（二）诊断标准

①有外伤史。②伤后腕部疼痛肿胀，压痛明显，腕部活动功能障碍，有移位者可见畸形，触之有骨擦音。③X 线检查见桡骨远端骨折块向背侧或掌侧移位，或伴有桡骨嵌插、短缩及尺骨茎突骨折。骨折分型参照 Fernandez 分型标准[2]。

（三）纳入标准

①符合桡骨远端骨折的诊断标准，Fernandez 分型为Ⅰ～Ⅲ型者。②自愿参加本研究，并签署知情同意书者。

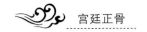

（四）排除标准

①合并血管神经损伤的病人。②患处有皮肤病或破损严重者。③合并严重心脑血管疾病、精神疾病，无法配合者。④陈旧性骨折、病理性骨折者。

（五）治疗方法

1. 治疗组

（1）整复手法。①伸直位骨折。2 名助手分别把持患肢手掌及肘下，缓缓用力做对抗牵引，并嘱病人顺牵拉方向，伸展前臂，矫正嵌插；医者双手拇指并拢，压住骨折远端，其余四指握紧手掌侧，维持牵握，感觉松动、无抵抗后，瞬间折顶以矫正成角，助手维持牵引，医者并行尺桡侧推挤、按压，矫正尺桡侧移位，最后轻摇、轻挤关节面，并捋筋，使筋骨复位，恢复关节面光整。②屈曲位骨折。牵引手法同上，行折顶时，助手维持牵引，医者立于患侧，双拇指相对置于骨折两端背侧，其余四指固定腕掌侧，感觉松动、无抵抗后，瞬间折顶，再行推挤、按压，轻摇、轻挤法。

（2）跌打万应膏外敷。闭合性骨折的病人通过整复手法复位后，在皮肤条件允许的情况下可予以跌打万应膏（含乳香、没药、血竭、当归、川芎、红花、苏木、刘寄奴、土鳖虫、自然铜、制马钱子等，我院院内制剂），跌打万应膏具有活血、散瘀、消肿、舒筋止痛之功[3]。

（3）元书纸排子固定。采用文献[4]所载的方法准备元书纸排子，顺肌纤维走向折叠掌侧、尺侧夹板，根据病人体型，纸排子近端至前臂中部，远端超腕掌关节，背侧纸排子略长，掌侧略短，将纸排子边缘剪成弧形，四边剪成斜口备用。贴敷跌打万应膏后用医用绷带缠绕 2 层，依次放置掌、背侧纸排子，根据骨折成角移位情况放置加压垫，尺、桡侧纸排子，以约束成角、移位畸形，最后寸带固定 3 匝，松紧度以上下活动 1 cm 为宜，颈腕带固定，于固定后 3、7、14、21 天复诊换药，随时调整松紧。

（4）功能锻炼。根据骨折愈合情况，病人 1 周后开始进行主动握拳、手指腕部屈伸练习，3 周后予以被动康复手法，循序渐进，强度由轻及重。

康复手法的操作如下。①弹、抖、震颤。医者左手把握病人前臂，右手拇指按于手腕背侧，余四指握掌侧，行钳捏姿态，顺势发力，做腕部弹、抖、震颤，力度由轻至重，逐步加大腕掌屈、背伸角度。②压掌、推掌。在①的基础上做推掌、压腕，以进一步恢复腕部屈伸功能。③牵旋。医者双手握持患肢手掌，做牵拉，并顺势、逆势大幅度旋转，以恢复关节整体功能。

2. 对照组

手法复位同治疗组。复位后前臂石膏托固定，角度调整至功能位，摘除石膏后行功能锻炼（同治疗组）。

（六）观察指标与疗效标准

1. 临床愈合时间

临床愈合时间按照骨折正常临床愈合时间参考值的中间值计算[5-6]。优：愈合时间较正常愈合时间提前 1/4 及以上。良：愈合时间较正常愈合时间提前 1/5 ~ 1/4。可：愈合时间较正常愈合时间提前 1/6 ~ 1/5。差：愈合时间 ≥ 正常愈合时间。

2. X 线评分

复位后及复位 4 周后复查腕关节 X 线照片，观察固定期间骨折再移位情况。无移位计 0 分，移位 1/4 计 2 分，移位 1/3 计 4 分，移位 1/2 计 6 分[6]。

3. 骨折疗效

根据 Anderson[7] 论文中的前臂骨折效果评价分级标准评定疗效。优愈合：肘或腕关节的伸、屈活动范围丢失 < 10%，前臂旋转丢失 < 25%。良愈合：肘或腕关节的伸、屈活动范围丢失 < 20%，前臂旋转丢失 < 50%。不满意：肘或腕关节的伸、屈范围丢失 > 30%，前臂旋转丢失 > 50%。失败：畸形愈合，不愈合，或发展为难以处理的慢性骨髓炎。

（七）统计学方法

数据采用 SPSS 13.0 统计软件进行分析。计量资料以 $\bar{x} \pm s$ 进行描述，符合正态分布的数据采用 t 检验，非正态分布的数据采用非参数检验；计数资料采用 χ^2 检验。以 $P < 0.05$ 为差异有统计学意义。

（八）不良反应

两组均随访 6 个月，桡骨远端关节无脱落，未见明显不良反应。

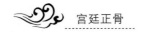

二、结果

（一）两组病人临床愈合时间比较

治疗组的优良率为 60.00%（36/60），对照组为 33.33%（20/60），两组比较，差异有统计学意义（$P<0.05$）。两组病人临床愈合时间比较见表 12。

表 12　两组病人临床愈合时间比较

组别	例数	优	良	可	差	优良率/%
治疗组	60	21	15	14	10	60.00
对照组	60	10	10	15	25	33.33

（二）两组病人骨折疗效比较

随访 6 个月，治疗组的优良率为 98.33%（59/60），对照组为 80.00%（48/60），治疗组明显优于对照组（$P<0.05$）。两组病人骨折疗效比较见表 13。

表 13　两组病人骨折疗效比较

组别	例数	优愈合	良愈合	不满意	失败	优良率/%
治疗组	60	41	18	1	0	98.33
对照组	60	22	26	10	2	80.00

（三）两组病人治疗前后 X 线评分比较

与本组复位后比较，两组复位 4 周 X 线评分升高（$P<0.05$）；两组 X 线评分差值比较，治疗组 X 线位移改变较小（$P<0.01$）。两组病人治疗前后 X 线评分比较见表 14。

表 14　两组病人治疗前后 X 线评分比较（$\bar{x}\pm s$，分）

组别	例数	复位后	复位 4 周	差值
治疗组	60	1.29 ± 0.51	$1.94\pm0.62^{\triangle}$	$0.61\pm0.35^{**}$
对照组	60	1.33 ± 0.65	$2.48\pm0.71^{\triangle}$	1.02 ± 0.51

注：与本组复位后比较，$^{\triangle}P<0.05$；与对照组差值比较，$^{**}P<0.01$。

三、讨论

桡骨远端骨折治疗重点在于恢复正常的掌倾、尺偏角，维持良好的固定，并进行早期功能锻炼。治疗难点在于骨折断端短缩、移位。后期功能与固定方式的选择密不可分。

临床治疗以闭合复位外固定为主，极少数的骨折会影响关节面，若复位后难以维持位置，对腕关节功能影响较大，需行手术治疗。研究显示，用石膏固定的病人在固定期间出现骨折轴向短缩的情况，这与骨折处不能持续对抗肌肉挤压有关[8]。在掌倾、尺偏角度维持上，由于无压垫且调整不便，石膏固定亦不占优势。纸排子特有的黏弹性固定模式，在外伤各阶段可减少骨折治疗过程中纸排子压力过大产生的波动，降低断端移位的概率。

中医骨伤专家在正骨手法、整脊手法、固定器具使用等方面，经过长期的医疗实践中积累了丰富的经验，燕京骨伤科手法流派便是中医骨伤手法传承过程中的重要部分。广义的燕京地区包含京津及河北部分区域，骨伤流派涵盖御医派、医家派、院系派[9]，各派医家特色鲜明[10]。上驷院绰班处正骨医术代表了民族文化融合，集蒙医正骨医术和传统中医正骨医术之大成，传承有序，学术特色鲜明，治疗方法独特，具有完善和严谨的医疗与教学体系，为后世医家留下了宝贵的理论知识与实践经验。我院骨伤科创立至今，传承发展了上驷院绰班处正骨医法，提炼总结了各类骨伤科疾病的治疗理念及方法[11-12]，在遵循夏锡五先生"正、整、接、实"[13]理念的同时，更加细化手法的方案步骤，并应用现代多媒体手段直观再现、展示了上驷院绰班处正骨医术，为进一步研究继承宫廷正骨医学提供了宝贵资料[14]。

上驷院绰班处正骨心法学派学术思想经过历代医家的发展，日臻成熟完善，在桡骨远端闭合性骨折的治疗上形成了集闭合手法复位、元书纸排子固定、跌打万应膏贴敷、后期整复手法锻炼于一体的治疗体系。整复手法重视牵引、拔伸，复位后重视推挤、按压，轻摇、轻挤，康复期间使用弹、抖、震颤，压掌、推掌，牵旋等手法，以恢复肢体功能。

骨折治疗要求"有心，用心"，"无心则无法，心不明则法必乱"，即"以心法统手法"。夏氏理念的"正"即"正拔伸，斜拔伸都是为了正。初以病人为正，中以上骨为正，后以归位为正"。治疗期间强调病人主动配合的重要性，即所谓"十斤硬拔不如一两伸"，一拔一伸密切配合，肌肉容易松弛，且不易发生附加损伤。"整"，指关节骨折复位时，先要使远近骨折端尽量接近，形成整体后再矫正骨折旋转与成角。"接"，即接骨，是各种复位手法的目的，医者一旦施术，要大胆、准确、迅速、彻底，即《医宗金鉴·正骨心法要旨》所记载的"故必素知其体相，识其部位，一旦临证，机触于外，巧生于内，手随心转，法从手出……使患者不知其苦，方称为手法也"。"实"，一是指使用各种手法都要"善其法，尽其法"；二是指骨折重叠、旋转，骨折复位要确实，一丝不苟。

元书纸排子固定法，即将数张元书纸，根据骨折部位和类型，伤处肌肉的张力、牵拉力，反复折叠成长方形或长条状，剪圆四角，周边成犬牙状，一般骨折用大排子2个，小排子4~6个。其特点为纸轻且柔，有一定弹性和韧性，与人体表面皮肤的弹性情况较为接近，很少发生压伤；对肌肉有益的收缩活动影响较小，便于把造成骨折再移位的消极因素转换为维持固定、矫正残余畸形的积极因素；大小纸排子分2层使用，既能保证固定强度，又因小排子所留空隙较多，对肢体血液循环影响较小；轻柔和具弹性的纸排子，可随骨折后肢体粗细的变化自动塑形，即"随骨随行"；根据骨折愈合情况，可随时增减纸排子的层数和应用纸排子的数目，绑扎亦可随时调整松紧度，即"随紧随松"[13]。

本研究显示，治疗组平均临床愈合时间、骨折复位情况、腕关节功能恢复与对照组比较，优势明显，这与手法复位固定后，元书纸排子非超关节固定及纸排子弹性固定的形式有关，这种形式便于腕、手指关节微动，促进消肿，防止僵硬粘连，应力刺激又促进了断端骨折愈合。固定3~4周，骨折处已初步稳定，医者应视病情指导病人进行主动、被动康复锻炼，这对骨折愈合、功能恢复的意义重大。

参 考 文 献

［1］王亦璁. 骨与关节损伤［M］. 北京：人民卫生出版社，2007：913.

［2］FERNÁNDEZ D L. Fractures of the distal radius：operative treatment［J］. Instructional Course Lectures，1993（42）：73–88.

［3］刘钢. 宫廷正骨外用药的临床应用［J］. 北京中医，1999（2）：61.

［4］刘钢. 宫廷正骨夏氏传人吴定寰［J］. 北京中医，1996（2）：7–9.

［5］陈福林，齐越峰，田宁宁，等. 桡骨远端伸直型骨折纸夹板外固定治疗的比较研究［J］. 中国中医骨伤科杂志，2004，12（4）：12–15.

［6］陆裕朴，胥少汀，葛宝丰，等.实用骨科学［M］.北京：人民军医出版社，
1991：57.

［7］ANDERSON L D, SISK D, TOOMS R E, et al. Compression-plate fixation in acute diaph-
yseal fractures of the radius and ulna［J］. The Journal of bone and joint surgery, 1975, 57
（3）：287 – 297.

［8］齐越峰，陈福林，田宁宁，等.桡骨远端伸直型骨折纸夹板外固定治疗的X线比较分
析［J］.中国骨伤，2004，17（9）：546 – 547.

［9］赵勇，张宽，高云，等.燕京骨伤科手法流派的思考［J］.北京中医药，2011，30
（7）：505 – 507.

［10］丁继华.现代中医骨伤科流派菁华［M］.北京：中国医药科技出版社，1990：5，
240 – 241，249 – 250.

［11］叶海东.宫廷正骨手法治疗神经根型颈椎病［J］.中国民间疗法，2013，21（1）：
15 – 16.

［12］王琪，张艳芝，孙实，等.宫廷正骨特色治疗膝关节骨性关节炎的临床观察［J］.
中国中医急症，2016，25（5）：907 – 909.

［13］郭宪和，佟乐康.清宫秘法——伤筋、错缝的手法治疗［M］.北京：华文出版社，
1994：13 – 15.

［14］刘钢，吴冰，徐斌.吴定寰宫廷正骨手法的计算机多媒体展示与研究［J］.北京中
医，2007，26（3）：154 – 156.

基于神经电生理观察宫廷正骨手法对腰椎间盘突出症病人下肢神经传导影响

戚晴雪　甄朋超　刘　华　王　琦　赵环宇

腰椎间盘突出症是伤科常见的腰腿痛疾病，据报道，该病的发病率为 20% ~ 30%[1]。典型表现为病人腰痛伴下肢痛，患肢皮肤感觉变化和肌力下降，最终造成患肢功能减退。有效的保守治疗难以改变病人腰部影像学的变化，因为此类影像学检查不能判断受累神经的功能变化，仅能够明确节段性神经根与脊髓病变；肌电图检查则可以弥补这一不足，肌电图检查通过对所检神经功能状态的评估，判断疾病的发生部位，明确其病变程度[2]。腰椎间盘突出症病人受累神经的电生理变化是腰椎间盘突出症重要的发病机制，保守治疗可能通过影响该发病机制发挥疗效。临床上血瘀气滞型腰椎间盘突出症病人较为多见，骨伤科的手法按摩、牵引等手段广泛应用于临床。宫廷正骨手法在我院使用历史悠久，可以显著减轻病人疼痛，改善患肢功能，本文作者基于病人下肢神经传导功能的变化，观察该疗法的临床疗效。

一、临床资料

（一）病例来源及分组

病例来源于 2017 年 6 月至 2019 年 6 月我院骨科门诊收治的符合血瘀气滞型腰椎间盘突出症的病人。入组病例随机分为手法治疗组和牵引治疗组。

（二）诊断标准

腰椎间盘突出症的诊断标准参照国家中医药管理局颁布的《中医病证诊断疗效标准》[3]。

（三）纳入标准

①病人临床符合血瘀气滞型腰椎间盘突出症的诊断标准。②L4 ~ L5 和

（或）L5～S1 椎间盘突出者。③年龄 30～70 岁。④视觉模拟评分法（VAS）≥4。⑤患肢表现为放射痛或麻木，可伴下肢皮肤感觉及肌力异常。⑥自愿签署知情同意书者。

（四）排除标准

①伴心血管疾病、肝肾功能异常等内科疾病者。②腰椎结核、肿瘤和腰椎滑脱者。③马尾神经受压需手术治疗者。④2 周内使用过其他药物治疗腰椎间盘突出症的病人。⑤孕产妇和精神异常者。⑥依从性差的病人。⑦糖尿病神经病变等外周神经疾病病人。

二、方法

（一）观察指标

1. 下肢神经传导

治疗前、治疗后、治疗后 1 个月应用肌电图仪对患肢腓总神经、胫神经、腓浅神经和腓肠神经的神经传导相关指标进行检测。

2. H 反射

治疗前、治疗后、治疗后 1 个月检测并记录病人 H 反射出现的人次及潜伏期时间。

3. 临床有效率

临床有效率参照《中医病证诊断疗效标准》[3]制定。治愈：病人腰腿痛和异常体征消失，患肢功能正常，可正常生活。显效：病人腰腿痛和异常体征显著减轻，患肢功能明显好转，生活基本不受影响。有效：病人疼痛及异常体征减轻，患肢功能部分恢复，部分生活质量受到影响。无效：病人疼痛及异常体征无缓解，生活质量明显下降。

（二）治疗操作方法

1. 手法治疗组

本组病人采用我院宫廷正骨特色手法进行治疗[4]。

（1）放松手法。病人取俯卧位，医者用手掌从 T12 棘突两侧向下按揉至八髎穴，双手拇指在腰椎棘突两侧做弹拨分筋手法，再由 T10 棘突两侧向下按压至骶部八髎穴，共 5 次。

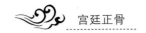

（2）治疗手法。医者用一指禅手法点按承山、阿是穴、委中、环跳等穴位；再令病人侧卧，放松肌肉，上部髋腰屈曲，下腿伸直，医者肘部分别抵在病人肩前和骶髂处，双肘同时发力至最大程度，再突然加大推力，起到对腰椎小关节的调整作用。

（3）结束手法。医者应用牵引抖腰法，令病人俯卧，双手抓住扶手，医者双手持握病人足踝，再向后上方牵引抖动，牵抖的力度不宜过大，防止加重损伤；最后医者从 L1 棘突平面沿膀胱经向下至踝部行 3 次推法。整个手法操作需轻柔和缓，以病人不觉痛苦为度，且力度需深透至病位，达到减轻病痛的目的。每次 15 分钟，每天 1 次，疗程 3 周。

2. 牵引治疗组

本组病人应用 JYZ – Ⅲ 型牵引床进行治疗，重量为体质量 1/7 ~ 1/6。每次 15 分钟，每天 1 次，疗程 3 周。

（三）统计学方法

数据采用 SPSS 17.0 统计软件进行分析。以 $P < 0.05$ 为差异有统计学意义，采用双侧检验，统计数据用 $\bar{x} \pm s$ 进行描述。采用配对 t 检验比较组间、组内治疗前后差异。

三、结果

（一）两组病人一般资料检测

两组病人在年龄、性别、病程和病变节段等方面符合正态分布，可以进行统计分析。

（二）两组病人治疗前后下肢神经传导比较

手法治疗组单侧肢体病变者 50 例，双侧肢体病变者 12 例，患肢数 74；牵引治疗组单侧肢体病变者 52 例，双侧肢体病变者 10 例，患肢数 72。

1. 下肢运动神经传导

手法治疗组病人治疗后及治疗后 1 个月，腓总神经和胫神经的波幅增高（$P < 0.05$），优于牵引治疗组（$P < 0.05$）；但传导速度和潜伏期无变化（$P > 0.05$）。两组病人治疗前后下肢运动神经传导功能比较见表 15。

表 15　两组病人治疗前后下肢运动神经传导功能比较 ($n = 146$, $\bar{x} \pm s$)

下肢神经	组别	潜伏期/s			传导速度/ms			波幅/mV		
		治疗前	治疗后	治疗后1个月	治疗前	治疗后	治疗后1个月	治疗前	治疗后	治疗后1个月
胫神经	手法治疗组	4.09±1.18	4.11±1.07	4.07±1.14	44.78±5.15	45.03±5.23	44.86±5.19	12.45±2.15	13.52±3.07*△	13.67±2.46*△
	牵引治疗组	3.95±1.04	3.92±0.93	3.86±1.09	43.42±5.98	44.76±6.28	43.93±5.89	13.01±1.98	12.86±2.00	13.14±2.13
	t值	0.568	0.932	1.146	0.249	0.396	0.401	0.974	1.982	2.342
腓总神经	手法治疗组	4.16±0.89	3.96±0.76	4.12±0.82	44.52±5.72	45.17±5.53	45.16±5.67	12.94±2.48	14.07±2.98*△	14.19±2.27*△
	牵引治疗组	4.13±1.17	4.01±1.22	4.13±1.09	43.45±6.23	44.86±5.94	43.87±6.58	12.47±2.13	13.15±1.88	13.03±2.21
	t值	0.328	0.667	0.215	0.599	0.768	1.124	0.455	1.960	1.450

注：与治疗前比较，*$P < 0.05$；与牵引治疗组比较，△$P < 0.05$。

下肢神经传导见下图。

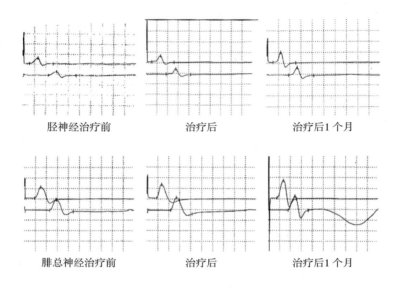

胫神经治疗前　　　　　治疗后　　　　　治疗后1个月

腓总神经治疗前　　　　　治疗后　　　　　治疗后1个月

2. 两组病人治疗前后下肢感觉神经传导功能比较

手法治疗组病人治疗后及治疗后 1 个月，腓肠神经和腓浅神经波幅增高，与治疗前相比存在差异，优于牵引治疗组（$P < 0.05$）；但传导速度无明显变化（$P > 0.05$）。两组病人治疗前后下肢感觉神经传导功能比较见表 16。

3. 两组病人治疗前后 H 反射比较

手法治疗组 13 例病人治疗前无 H 反射，治疗后 1 个月 4 例病人重新出现 H 反射；手法治疗组病人治疗后及治疗后 1 个月 H 反射潜伏期较治疗前缩短，与牵引治疗组相比，差异有统计学意义（$P < 0.05$）。两组病人治疗前后 H 反射比较见表 17。

（三）两组病人临床疗效比较

手法治疗组 64 例，总有效率 89.06%，治愈、显效、有效和无效的病例数分别为 8、20、29 和 7 例，临床疗效显著优于牵引治疗组（$P < 0.01$）。两组病人临床疗效比较见表 18。

表 16 两组病人治疗前后下肢感觉神经传导功能比较 （$n = 146$，$\bar{x} \pm s$）

下肢神经	组别	传导速度/ms			波幅/μV		
		治疗前	治疗后	治疗后 1 个月	治疗前	治疗后	治疗后 1 个月
腓肠神经	手法治疗组	42.29 ± 5.68	41.89 ± 6.03	42.16 ± 5.87	13.75 ± 2.43	15.11 ± 3.54 *△	14.93 ± 2.46 *△
	牵引治疗组	43.10 ± 5.35	42.36 ± 5.94	43.17 ± 5.66	14.10 ± 1.55	14.33 ± 2.04	13.97 ± 2.86
t 值		0.477	0.821	0.328	0.668	2.560	2.770
腓浅神经	手法治疗组	42.08 ± 6.25	42.87 ± 5.94	43.07 ± 6.12	14.97 ± 3.31	15.95 ± 2.28 *△	16.20 ± 2.19 *△
	牵引治疗组	43.25 ± 6.33	42.64 ± 5.87	42.86 ± 6.13	14.04 ± 4.22	14.42 ± 3.56	14.28 ± 3.59
t 值		0.328	0.155	0.834	0.212	2.410	2.660

注：与治疗前比较，* $P < 0.05$；与牵引治疗组比较，△ $P < 0.05$。

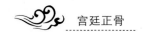

下肢感觉神经传导见下图。

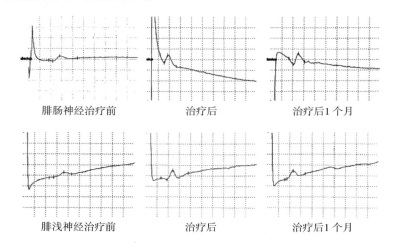

腓肠神经治疗前　　　　治疗后　　　　治疗后1个月

腓浅神经治疗前　　　　治疗后　　　　治疗后1个月

表 17　两组病人治疗前后 H 反射比较（$n = 128$，$\bar{x} \pm s$）　　　　单位：ms

组别	治疗前	治疗后	治疗后 1 个月
手法治疗组	32.36 ± 3.66	29.96 ± 2.87 [*△]	30.15 ± 3.18 [*△]
牵引治疗组	33.08 ± 3.12	33.27 ± 3.94	33.14 ± 4.26
t 值	0.337	2.219	2.445

注：与治疗前比较，[*]$P < 0.05$；与牵引组比较，[△]$P < 0.05$。

下肢神经传导见下图。

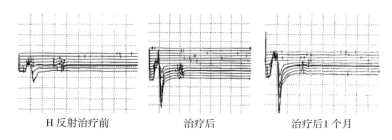

H 反射治疗前　　　　治疗后　　　　治疗后1个月

表 18　两组病人临床疗效比较（$n = 128$）

组别	例数	治愈/例	显效/例	有效/例	无效/例	有效率/%
手法治疗组	64	8	20	29	7	89.06 [**]
牵引治疗组	64	3	14	36	11	82.81
χ^2 值						4.472

注：与牵引治疗组比较，[**]$P < 0.01$。

四、讨论

腰椎间盘突出症在中医骨伤科中又称为"腰腿痛"和"腰痛"等[5-6]。该病多见于青壮年，经脉瘀滞，不通则痛为其病机。《素问·痹论》云："风寒湿三气杂至，合而为痹也。"病人肝肾不足，或扭挫外伤，或遭受寒湿后邪气困于机体，腰腿部血脉壅滞，经络不畅，故痛有定处，患肢可见放射痛等，血瘀气滞是该病的关键病机，临床上血瘀气滞型腰椎间盘突出症较为多见，故临床多以活血行气化瘀为治疗该病的主要治法[7]。

正骨手法作为治疗腰椎间盘突出症重要的治疗手段[8]，是伤科的一大特色。本文作者所采用的手法源于国家级非物质文化遗产项目"中医正骨疗法（宫廷正骨）"，宫廷正骨临床应用至今已有数百年历史，其理论依托于《医宗金鉴》，"轻、柔、透、巧"是该手法的治疗特点，病人接受宫廷正骨手法治疗时无明显痛苦。我院应用宫廷正骨手法治疗腰椎间盘突出症有 50 余年，尤其在减轻病人疼痛和改善功能方面，宫廷正骨手法具有令人满意的效果[9-10]。宫廷正骨手法轻巧柔和，针对人体腰背部不同的肌肉、筋膜、韧带和小关节进行松解纠正，调整脊柱生物力学，纠偏达全；由于力学上的平衡，在手法作用下，突出的组织与受压神经根位置发生相对变化，相比治疗前，压迫减轻，压力的减小进一步改善局部血液循运，减轻神经根的炎性刺激和水肿，达到治疗的目的，这也与多数推拿医师的看法一致[11]。

与多数手法不同，在保证"轻、柔、透、巧"的基础上，宫廷正骨手法并不过分拘泥于手法治疗的步骤、力度以及形式，讲究因人制宜，结合病人年龄、病变程度和耐受程度，再借助影像学和查体，找出病人病变的重要特征，判断具体的病变节段，以及病人腰腿部痛点、条索等重点，进行不同手法治疗。同时，由于宫廷正骨手法在操作时有轻柔的特点，病人更容易减轻心理负担，也更能接受后续治疗；本研究中，病人的依从性较高也证实了这点。

典型的坐骨神经痛以及日后残留的患肢功能障碍是腰椎间盘突出症最重要的临床表现，而神经根受压后局部缺血和长期刺激所导致的神经功能变化是引发该病的最直接原因。许多病程较长的病人下肢功能严重障碍，生活质量下降，这均可归结于神经纤维的严重损害。肌电图检查可以明确病变神经的损伤程度，弥补了传统检查手段的不足。有学者认为，神经电生理技术可

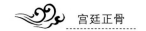

以明确诊断出坐骨神经痛，尤其能够反映出神经功能的变化[12]。

腰椎间盘突出症病人在发病一定时间后，受损神经的失神经电位消失，因此，再生运动单位的募集和电位减少，神经电生理检查表现为神经的潜伏期发生不同程度的延长；突出的组织所压迫的只是神经根完整根束的一部分，并不能完全影响其所支配的外周神经，因此病程较长的病人外周神经的波幅可出现降低，而病情严重的病人才偶尔可见神经传导速度的变化[13]，由于神经存在退行性的改变，因此一些老年病人亦可出现神经传导速度减慢的情况，这与本研究的结果一致，病人下肢神经的潜伏期延长，而只有少数老年病人的下肢神经才出现轻度的传导速度的变化。本研究中，病人运动神经的潜伏期与传导速度均无明显改变，腓总神经及胫神经的脱髓鞘变化导致自近端向远端发展的神经传导阻滞[14]，而神经脱髓鞘需要较长的时间恢复，由于本研究时间较短，因此入组病人的运动神经传导功能未发生明显改变，感觉神经的传导速度也无变化。腰椎间盘突出症病人的感觉神经一般无明显的传导异常，而只有节后纤维损害才能导致神经的电位发生变化，这也与感觉神经节的解剖位置有关[15]；因此，多数病人下肢虽出现不同程度的感觉变化，但神经传导却正常。病程较短的病人，其下肢神经的波幅由于失神经电位的变化而降低，随着电位逐步减弱和消失，波幅较正常的波幅高。本研究入组的多数病人病程较短，经宫廷正骨手法有效治疗后，其压低的波幅均有不同程度的抬高，即电生理逐步恢复正常状态，表现为病人下肢皮肤感觉及肌力恢复。

H反射的潜伏期长短变化可以反映神经传导通路的功能，H反射作为胫神经的单突触反射，能够明确判断S1神经根的功能状态[16]，本研究中，S1神经根受压病人79例，手法治疗组中4例未引出H反射的病人，经治疗后重新引出H反射；而多数病人H反射的潜伏期经治疗后变短，这证明S1神经根的电生理状态得到了改善。

对于多数腰椎间盘突出症病人，保守治疗可取得良好的疗效，该病具有一定的自愈性，多数病人可经保守治疗得到缓解或痊愈[17]。在课题组前期的研究中，本文作者发现宫廷正骨手法能够明显减轻血瘀气滞型腰椎间盘突出症病人的疼痛，改善肢体功能，同时具有简便验廉的优势，更易被病人接受。但病人临床症状及体征的改善，以及临床疗效的判定和下肢神经传导功能不同指标的变化是否具有相关性，相关性如何，依然缺乏相关的研究；且本研究的时间较短，未能观察病人下肢神经电生理的长期变化，本课题组将从该角度出发，进一步探讨腰椎间盘突出症病人下肢神经传导功能与不同临床表现的相关性，及对病人的下肢神经电生理进行长期观察，以期为临床诊疗提供一定思路。

参 考 文 献

［1］ ORIEF T, ORZ Y, ATTIA W, et al. Spontaneous resorption of sequestrated intervertebral disc Herniation ［J］. World Neurosurgery，2012，77（1）：146－152.

［2］ 王茜茜. 肌电图检查在腰椎间盘突出症临床诊断中应用价值分析 ［J］. 现代诊断与治疗，2017，28（9）：1712－1713.

［3］ 国家中医药管理局. 中华人民共和国中医药行业标准：中医病证诊断疗效标准 ［S］. 北京：中国医药科技出版社，2012：214.

［4］ 赵环宇. 手法治疗腰椎间盘突出症疗效观察 ［J］. 陕西中医，2011，32（8）：977－978.

［5］ 雷雪，杨希，魏礼红，等. 蜡疗联合中药熏蒸治疗寒湿痹阻型腰椎间盘突出症 ［J］. 河南中医，2019，39（2）：284－287.

［6］ 张旭，李文雄，李小群，等. 盘龙七片配合中药外敷治疗腰椎间盘突出症的临床研究 ［J］. 中国中医骨伤科杂志，2018，26（7）：54－57.

［7］ 王冠军，梁晖，解纪惠，等. 活血化瘀法治疗血瘀型腰椎间盘突出症 ［J］. 吉林中医药，2016，36（10）：1016－1019.

［8］ 陈长贤，曹旺烽，吴志强，等. 正骨推手手法治疗腰椎间盘突出症的临床研究 ［J］. 中国中医骨伤科杂志，2016，24（12）：23－28.

［9］ 王丰. "宫廷正骨术"治疗寒湿痹阻型腰椎间盘突出症临床观察 ［J］. 长春中医药大学学报，2013，29（1）：152－153.

［10］ 孙实，王琪，王岩，等. 周玉宗背法治疗腰椎间盘突出症50例 ［J］. 河南中医，2015，35（7）：1576－1577.

［11］ 周楠，房敏，朱清广，等. 脊柱微调手法治疗腰椎间盘突出症的腰背肌生物力学性能评价 ［J］. 中国康复医学杂志，2012，27（2）：115－119.

［12］ 张磊，王心刚，李旭芬. 腰椎间盘突出症致坐骨神经痛康复前后肌电图分析 ［J］. 中国康复，2001，16（3）：143－144.

［13］ 黄开梅，刘兵，赵中. 60例腰椎间盘突出症患者的肌电图分析 ［J］. 现代电生理学杂志，2016，23（2）：84－86.

［14］ 黄菲，王爱民. 神经肌电图在腰椎间盘突出症诊断中的应用价值分析 ［J］. 中国现代手术学杂志，2019，23（2）：122－125.

［15］ 李金凤，逯成音，何远宏，等. 肌电图应用于辅助诊断腰椎间盘突出症的临床分析

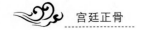
[J]. 实用医技杂志, 2017, 24 (10): 1116-1117.

[16] 党静霞. 肌电图诊断与临床应用 [M]. 北京: 人民卫生出版社, 2005: 321.

[17] HSIEH C Y, ADAMS A H, TOBIS J, et al. Effectiveness of four conservative treatments for subacute low back pain: a randomized clinical trial [J]. Spine, 2002, 27 (11): 1142-1148.